Du même auteur :

- *Le Sucre et la nutrition*
- *Le Malade enchaîné*
- *Les Chemins de la souveraineté individuelle*
- *OGM, farines animales et autres vacheries*
- *Découvertes interdites, l'affaire Beljanski*
- *Être heureux, le théâtre de la vie*
- *L'Amorce d'un changement se dessine*
- *Ne soyons pas dupes*

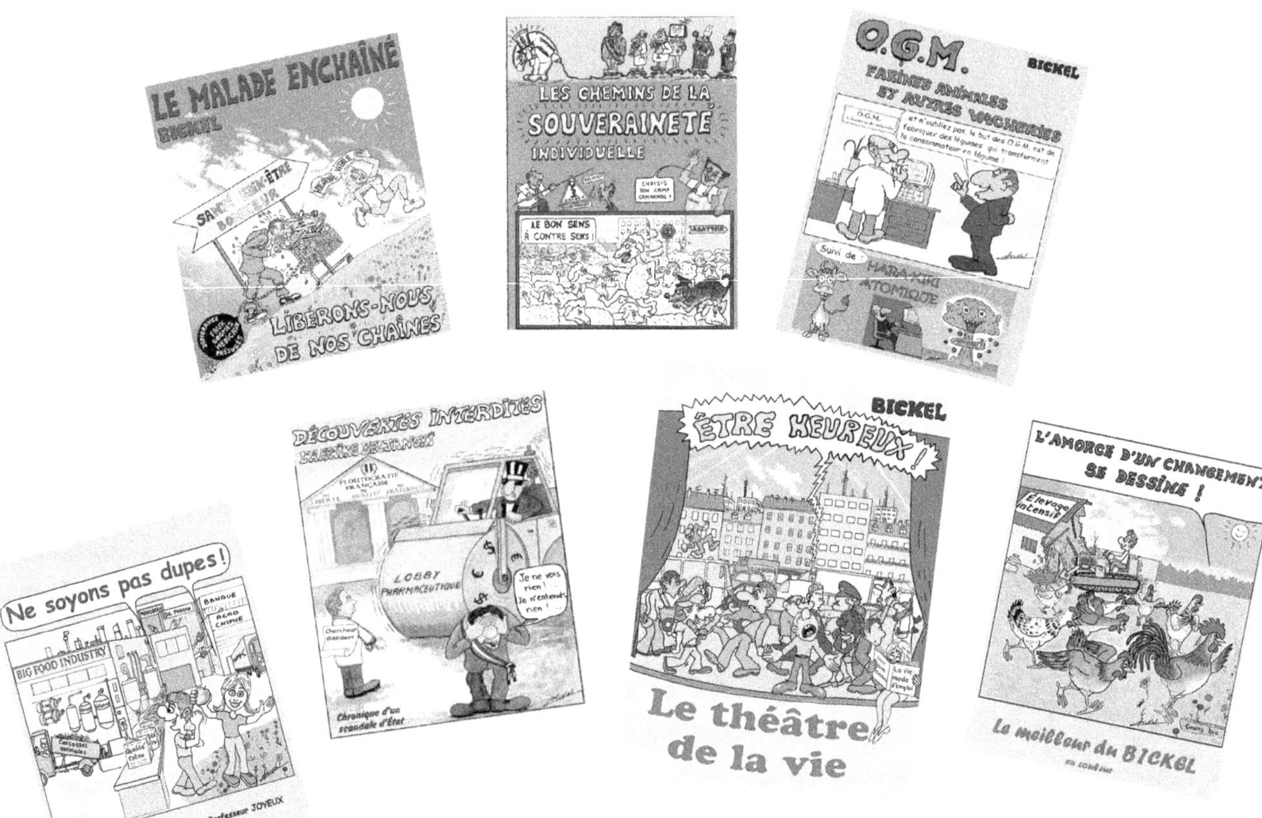

Talma Studios
111, avenue Victor-Hugo
75784 Paris cedex 16 – France
www.talmastudios.com
info@talmastudios.com

ISBN: 979-10-96132-55-3
EAN : 9791096132553

Autre livre sur le thème de la vaccination :

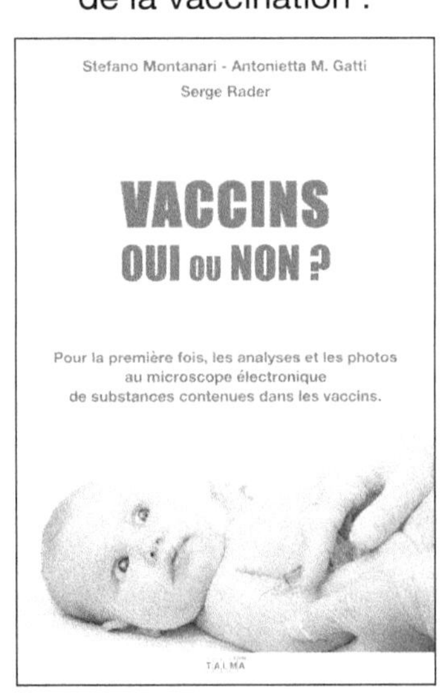

Bickel

Vaccination : la Grande Illusion

Quatrième édition

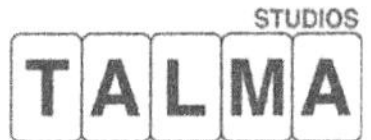

Commentaire

Le sens commun et le sens de l'humour sont la même chose, se déplaçant à des vitesses différentes. Le sens de l'humour n'est que du bon sens, de la danse.

William James (1842-1910)
Médecin et philosophe américain

Vaccination, la Grande Illusion met en lumière les falsifications grotesques que pratique l'industrie pharmaceutique. Si nous appliquons la citation du Dr James en tant qu'allégorie, ce livre superbement illustré de René Bickel sur l'histoire des vaccins « danse » et même « secoue ». L'ingénieux emploi des dessins humoristiques traduit l'évolution des lobbies pharmaceutiques sur les vaccins en histoires étonnamment amusantes et pleines de bon sens. En tant qu'auteure et chercheuse dans le domaine de la santé, je suis heureuse que l'on m'ait demandé d'être la conseillère pour la traduction anglaise des illustrations exceptionnelles de cet artiste français.

Utilisant l'art et l'humour, il relate les mesures médicales les plus gravement faussées et soi-disant préventives des temps modernes.

Catherine J. Frompovich
www.catherinefrompovich.com

Préface

En tant que praticien ayant exercé la médecine pendant cinquante ans, j'ai vu de nombreux cas de patients ayant subi des effets indésirables résultants sans aucun doute de la vaccination, et non reconnus comme tels par d'autres praticiens. Dès mes premiers pas en médecine, j'ai constaté les dégâts que les vaccins causaient aux enfants. J'ai donc consacré mon énergie à effectuer des recherches sur la vaccination, et ce que j'ai découvert révéla les informations désastreuses que les fabricants de vaccins ne publiaient pas dans leurs études. Étant donné le résultat de mes expériences personnelles à la fois avec les patients et la science, je pris la décision délibérée de devenir un médecin militant pour la sécurité des vaccins et le droit à l'information des patients et des parents sur ce sujet.

Je fus l'un des précurseurs à publier des articles et écrire de nombreux livres sur les dommages des vaccins. Même si j'aborde mon travail d'un point de vue scientifique, je peux apprécier et recommander les efforts que le dessinateur René Bickel met en avant dans son livre. Il dessine avec humour l'histoire des vaccins et de la vaccination, dont la médecine et l'industrie pharmaceutique ont étouffé les dangers.

J'applaudis M. Bickel pour ses efforts à tenter d'apporter un semblant de réalité à un sérieux problème de santé : les vaccins, leur inefficacité et, surtout, leurs effets secondaires.

J'espère que les lecteurs apprécieront ses dessins autant que moi.

Harold E. Buttram, MD
Board Certified,
Environmental Medicine (USA)

Avant-propos de l'auteur

Cela fait presque un demi-siècle que je m'intéresse de près aux problèmes de la vaccination. En effet, je fus confronté au drame vaccinal dès le début de l'année 1966 dans le cadre de la Marine nationale : un contingent de jeunes recrues venait d'être vacciné de la méningite, et il se déclara pourtant une épidémie. Elle se solda par deux décès. Cette affaire me marqua profondément : comme tout le monde, je croyais aux bienfaits des vaccins.

En 1967, je fus moi-même malade suite à un rappel de vaccin « fièvre jaune » en Afrique. Heureusement que je déclenchai une forte fièvre, elle m'évita probablement de graves séquelles.

En rentrant de la Marine, début 1970, je commençais par me documenter sur le sujet. Je découvris le livre captivant de Fernand Delarue, *Les Vaccinations n'ont pas fait régresser les épidémies*. Depuis, je n'ai cessé d'explorer la sphère vaccinale sous tous ses angles.

Je fus également marqué par la rencontre de parents dont l'enfant était devenu handicapé à la suite d'une vaccination, tragédie d'autant plus intolérable que médecins et autorités médicales nient généralement le lien de cause à effet.

Combien d'enfants meurent ou sont lourdement handicapés dans le silence médiatique le plus total ?

Dans nos pays dits « démocratiques », il n'est pas acceptable que l'on impose l'injection de substances scientifiquement contestables. Pour y parvenir, les décideurs s'appuient sur l'ignorance du grand public. Cependant, malgré la propagande et les mensonges officiels, la prise de conscience sur l'imposture vaccinale grandit.

Serons-nous un jour suffisamment nombreux pour contrer la dictature vaccinale, qui, elle aussi, grandit ?

René Bickel

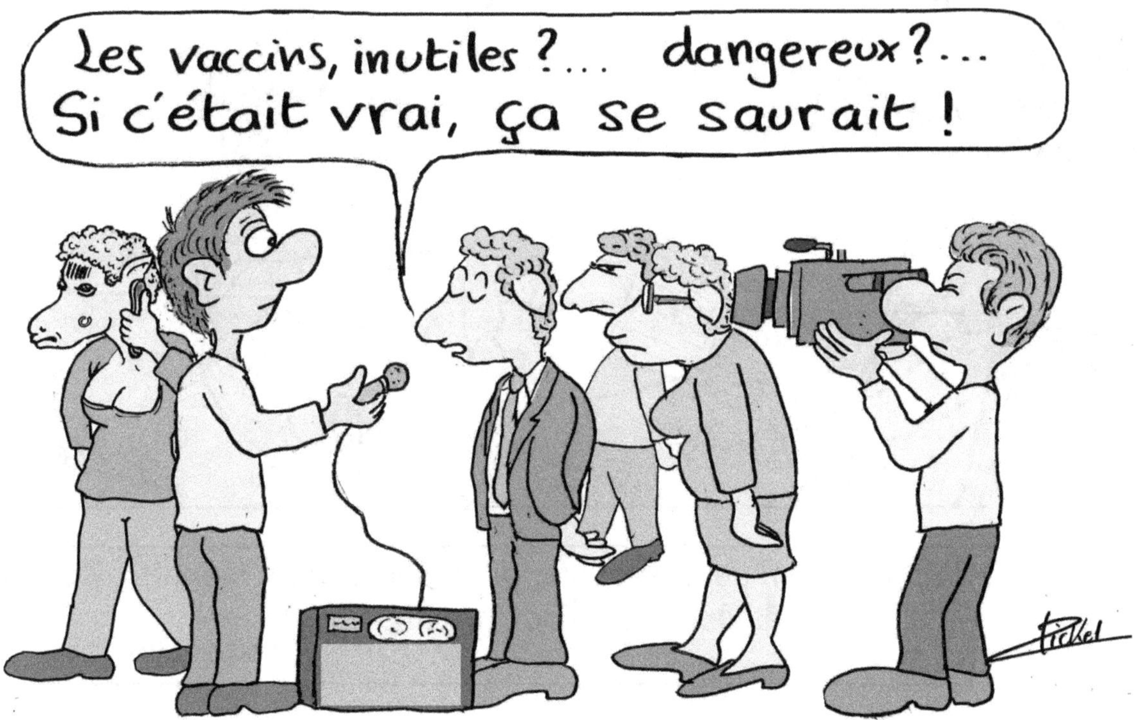

Pour atteindre à la vérité, il faut, une fois dans sa vie, se défaire de toutes opinions que l'on a reçues, et reconstruire à nouveau.

René Descartes

Il est magnifique votre petit !
Et je tiens à ce qu'il le reste ! Je vais lui faire le plus beau cadeau qu'une maman puisse offrir à son enfant !...
Calendrier des vaccinations

Celui de ne pas le faire vacciner !
Calendrier des vaccinations

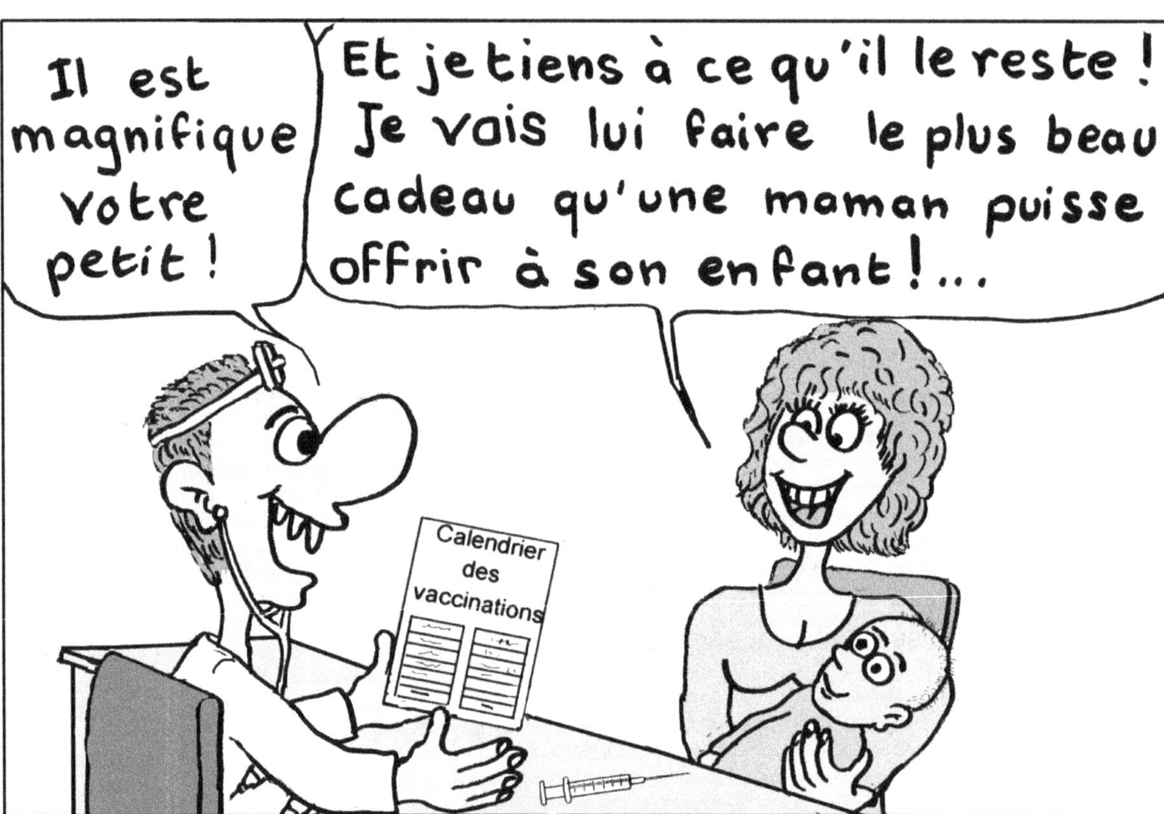

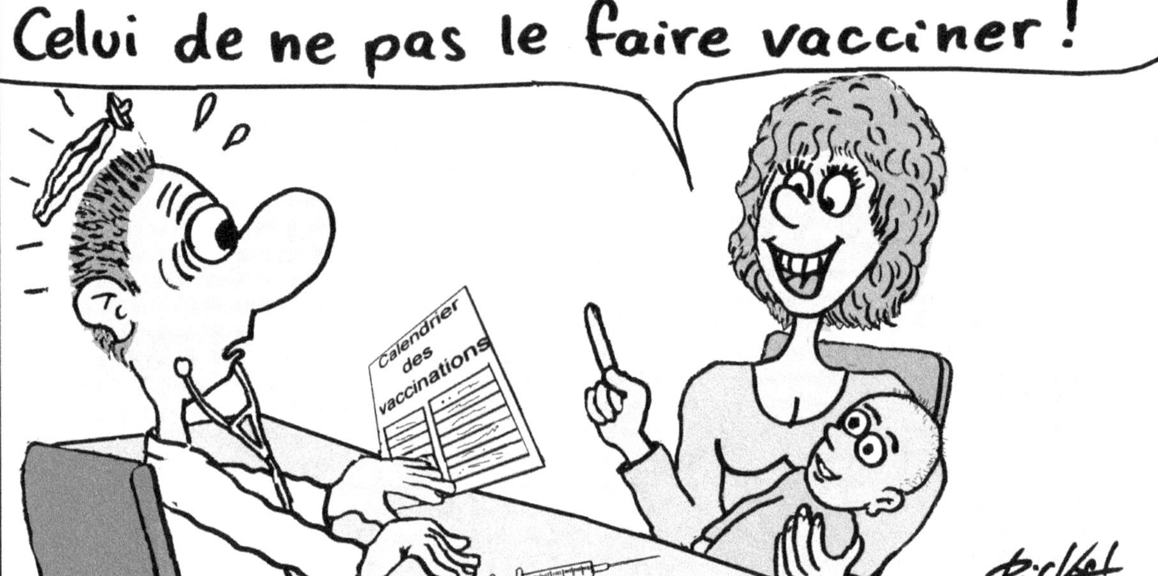

C'est toujours au nom de la sécurité, de la santé et du bien-être social que les tyrans modernes ont saisi le pouvoir absolu.

Pierre Gilbert

Dans les journaux, les encyclopédies, les écoles et les universités, partout l'erreur se chauffe au soleil, consciente qu'elle est d'avoir pour elle la majorité.

Goethe

Présentation

Je m'appelle Santérix, avec mon amie Libertix, je présente cet ouvrage qui apporte des informations d'une importance capitale pour votre vie et votre santé.

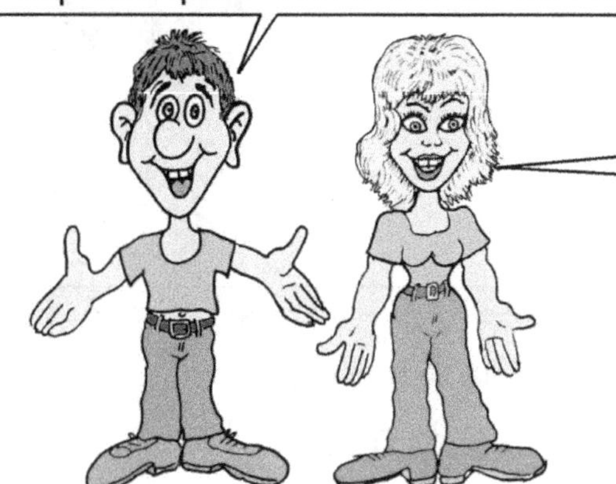

Un livre à reconnaître d'utilité publique et à mettre entre toutes les mains.

Pour ne pas surcharger la présentation, les références ne sont pas indiquées systématiquement Toutes les informations données dans ce livre sont vérifiables historiquement et scientifiquement.

Une bibliographie complète la première approche donnée par cet ouvrage.

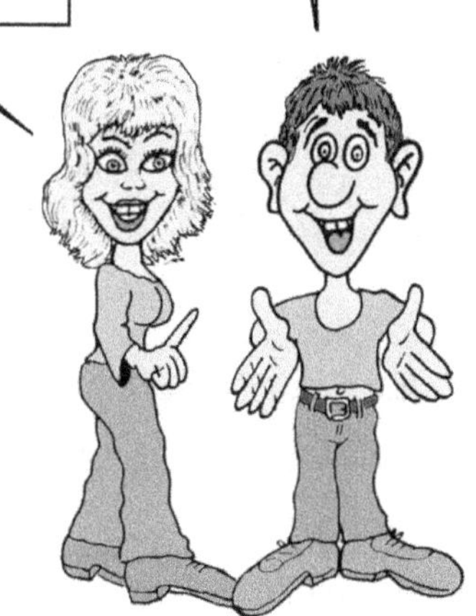

Les charlatans ne veulent pas que l'on découvre la vérité, car elle ruinerait leurs artifices, empêcherait leur profit, étalerait leur honte.

Lanza del Vasto

Nous avons été conformés à croire que les vaccins nous évitent des maladies et sauvent des vies.

En étudiant les vaccinations avec une information impartiale, une question, qui pour beaucoup d'entre nous semble inimaginable surgit :

et si c'était l'inverse ?

C'est quand même rassurant de se laisser guider par le bon Pasteur !

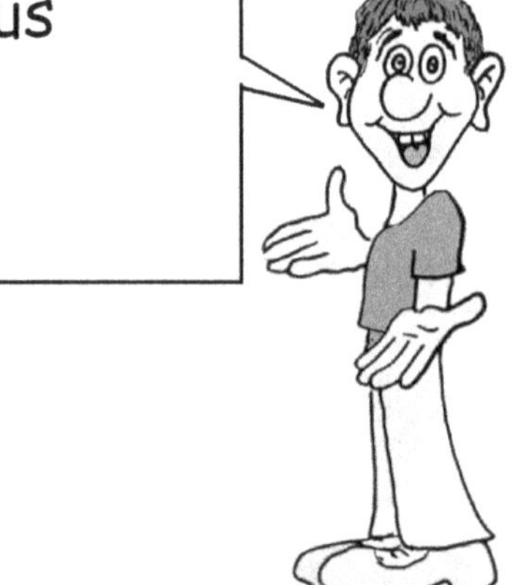

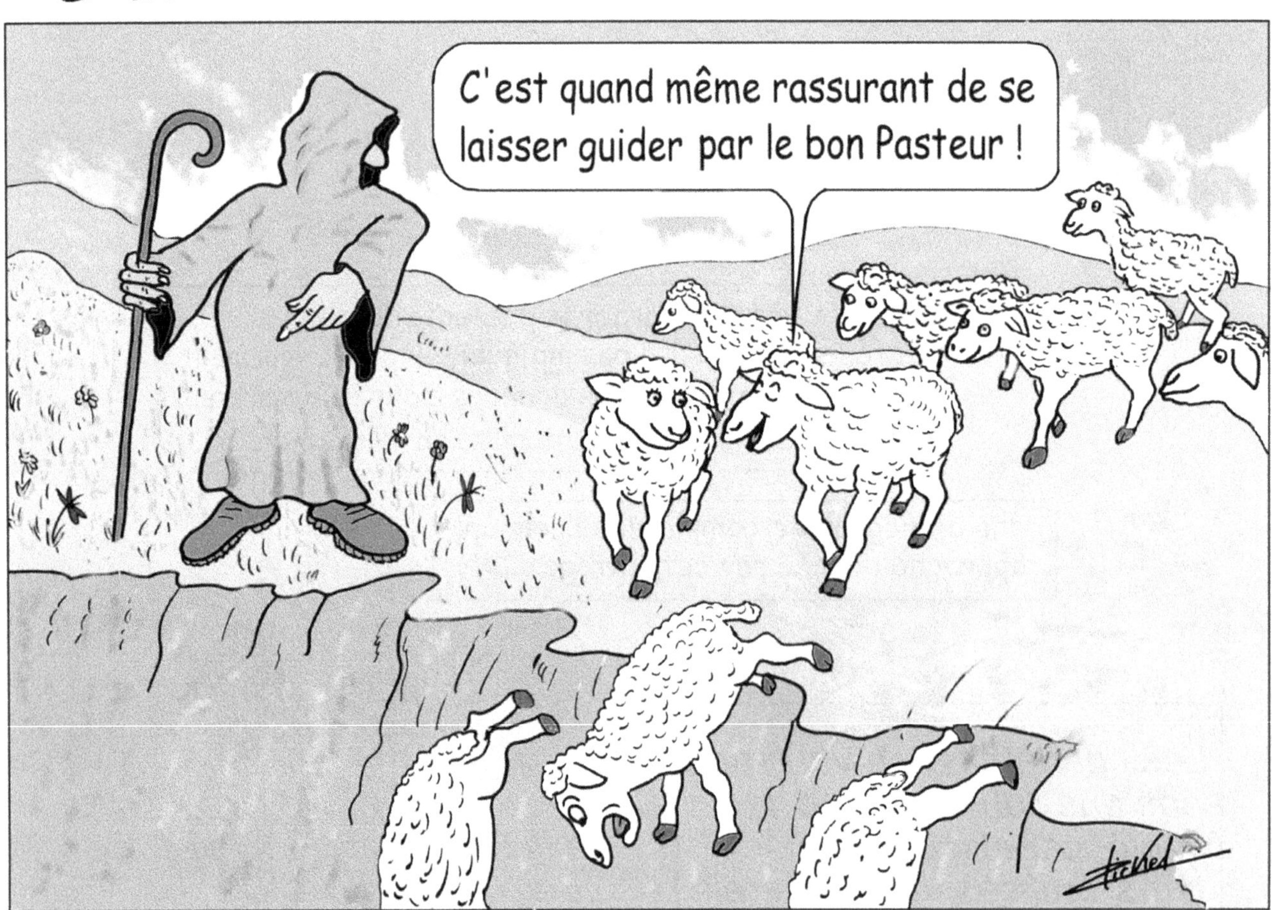

Une mode domine chaque époque sans que la plupart des gens soient capables de voir les tyrans qui imposent leur volonté. Einstein

Nous t'invitons à ouvrir les yeux sur un mythe solidement ancré dans notre société.

Celui de la croyance collective aux bienfaits des vaccins.

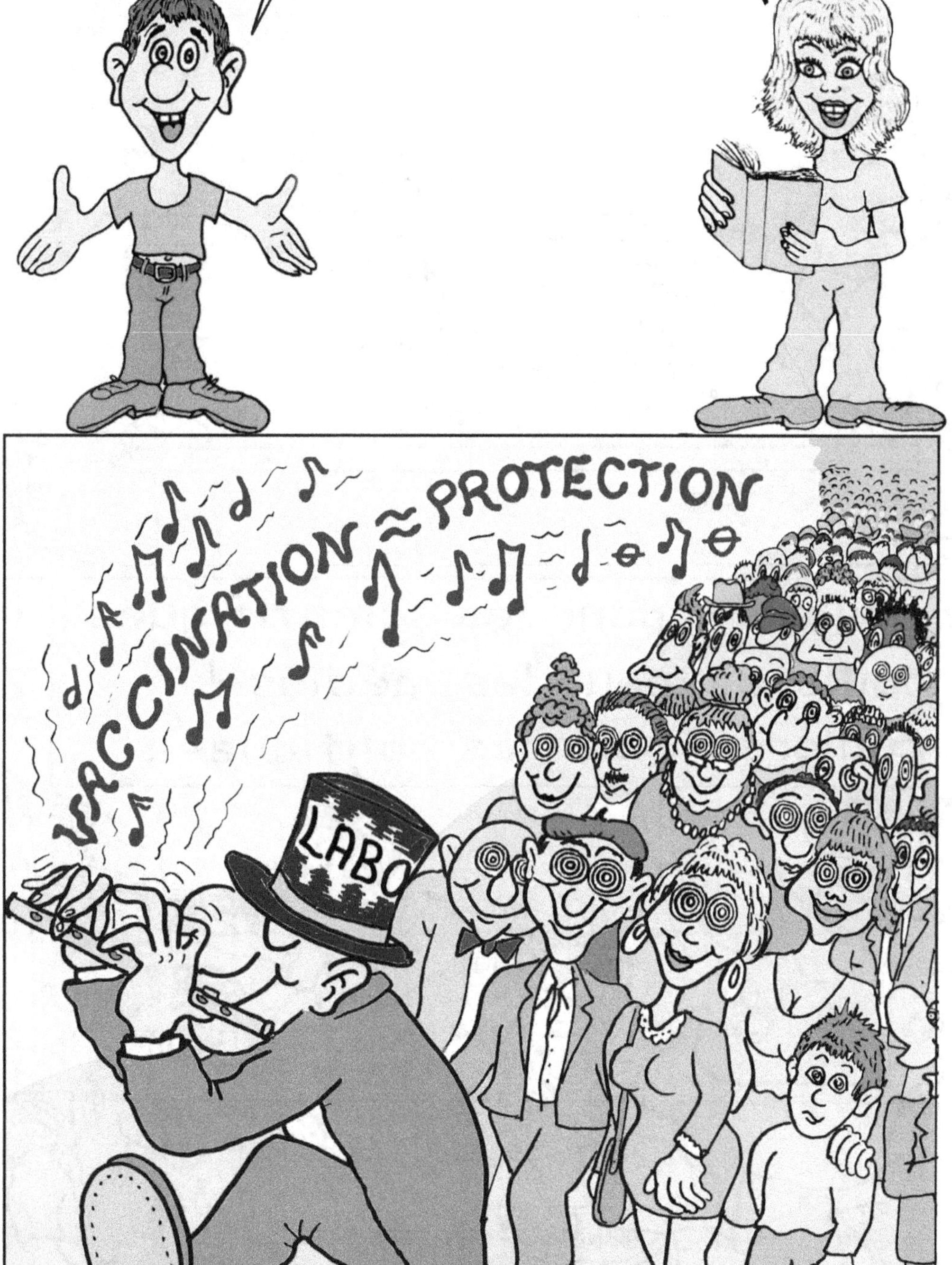

Bien qu'étant une absurdité scientifique, le dogme vaccinal est soigneusement entretenu depuis plus d'un siècle.
Si ce dogme continue à nous être imposé, c'est qu'il n'est pas absurde pour tout le monde !
BICKEL
Le Malade Déchaîné
LA MAFIA MEDICALE
L'intoxication vaccinale
Pour en finir avec Pasteur

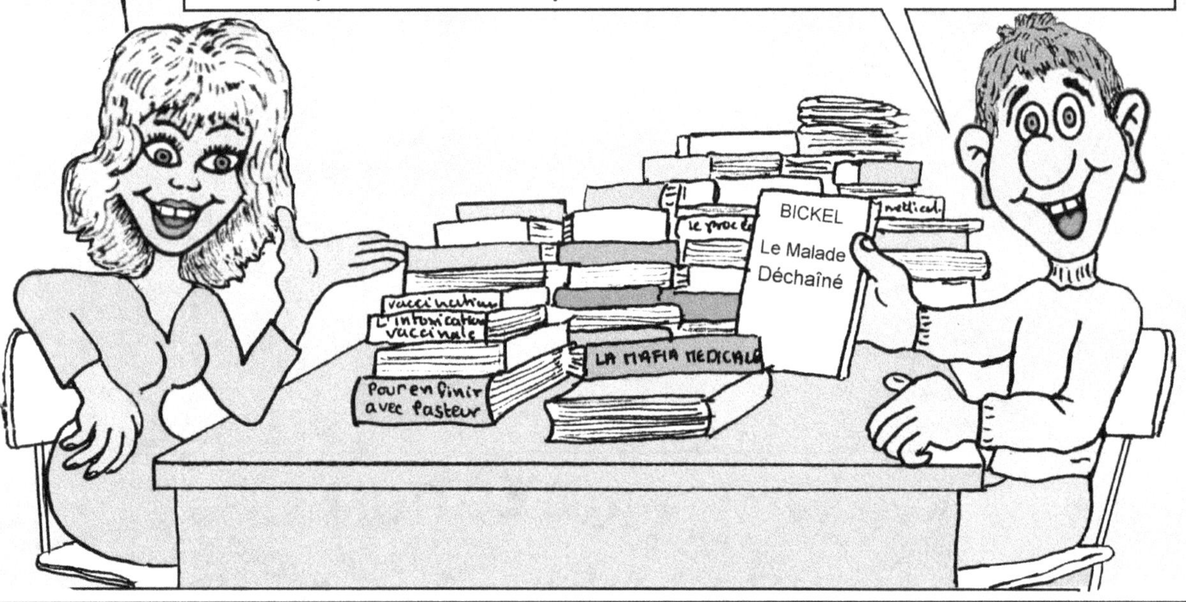

Une cuillerée pour les scientifiques !
Une cuillerée pour les médias !
Une cuillerée pour les politiques !

LABO

TRÉSOR

$ + €

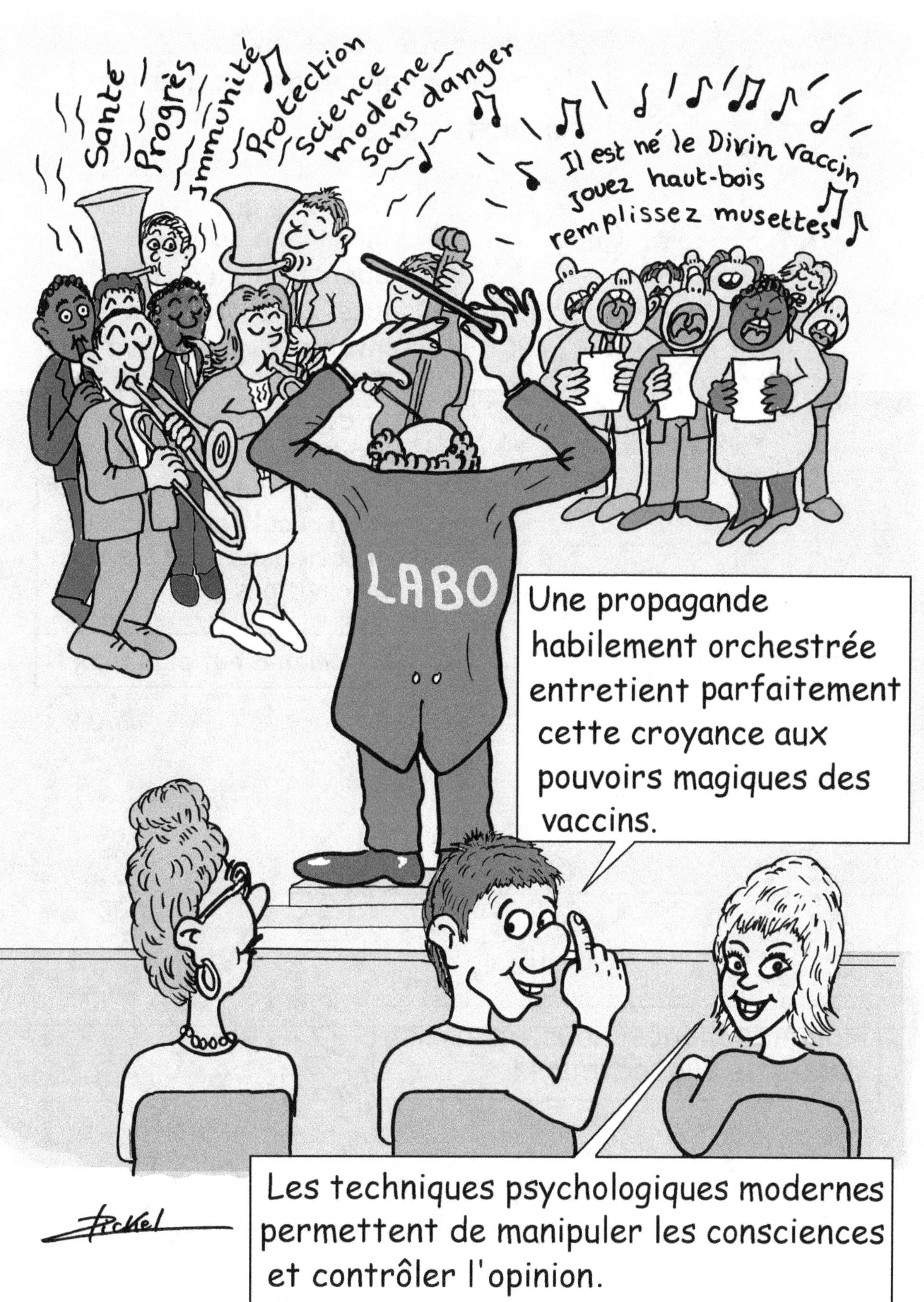
Santé
Progrès
Immunité
Protection
science
moderne
sans danger
Il est né le Divin vaccin
Jouez haut-bois
remplissez musettes
LABO
Une propagande habilement orchestrée entretient parfaitement cette croyance aux pouvoirs magiques des vaccins.
Les techniques psychologiques modernes permettent de manipuler les consciences et contrôler l'opinion.
Pickel

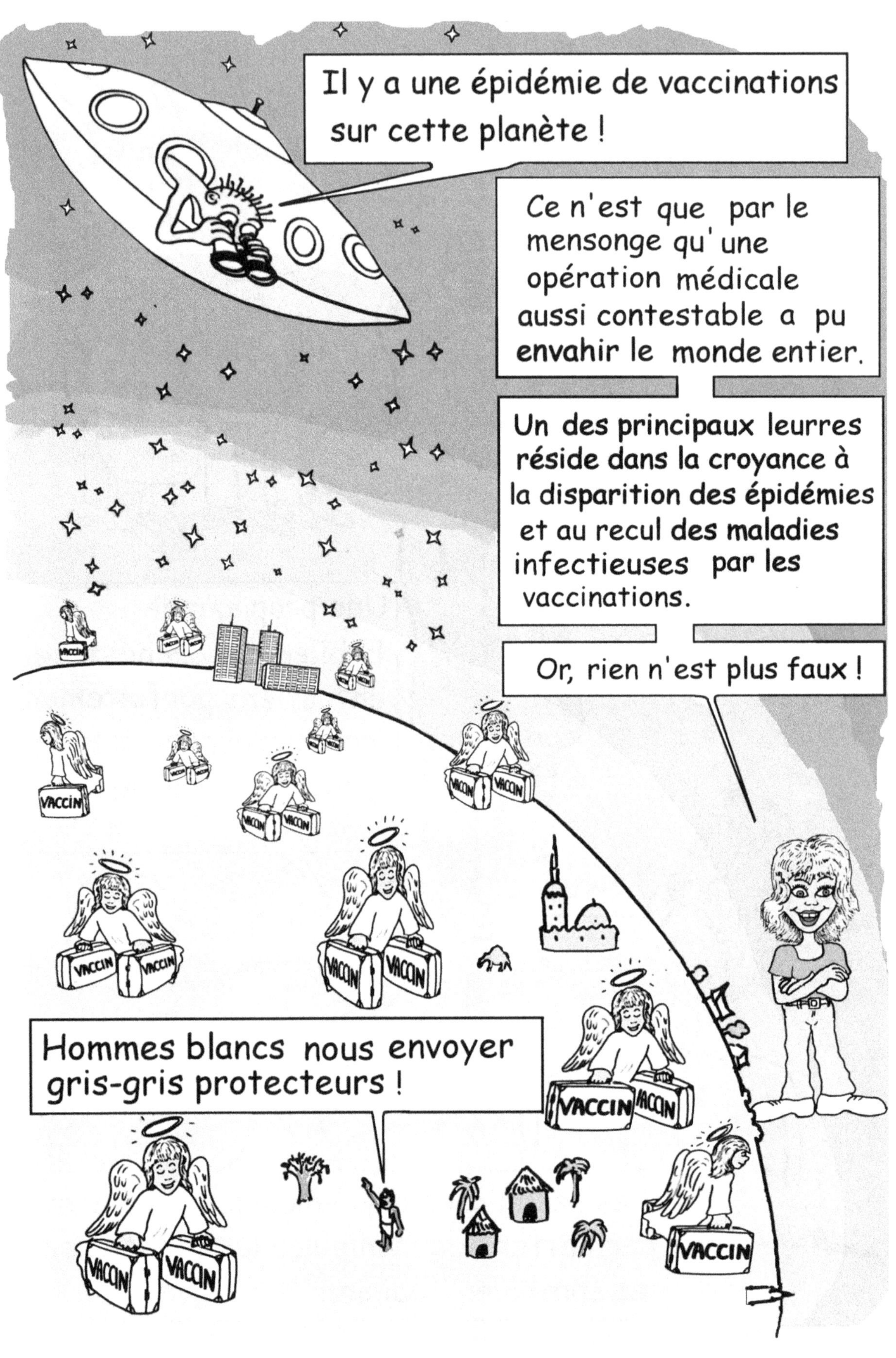
Il y a une épidémie de vaccinations sur cette planète !
Ce n'est que par le mensonge qu'une opération médicale aussi contestable a pu envahir le monde entier.
Un des principaux leurres réside dans la croyance à la disparition des épidémies et au recul des maladies infectieuses par les vaccinations.
Or, rien n'est plus faux !
VACCIN
Hommes blancs nous envoyer gris-gris protecteurs !

CAUSES DES ÉPIDÉMIES ET DES MALADIES INFECTIEUSES

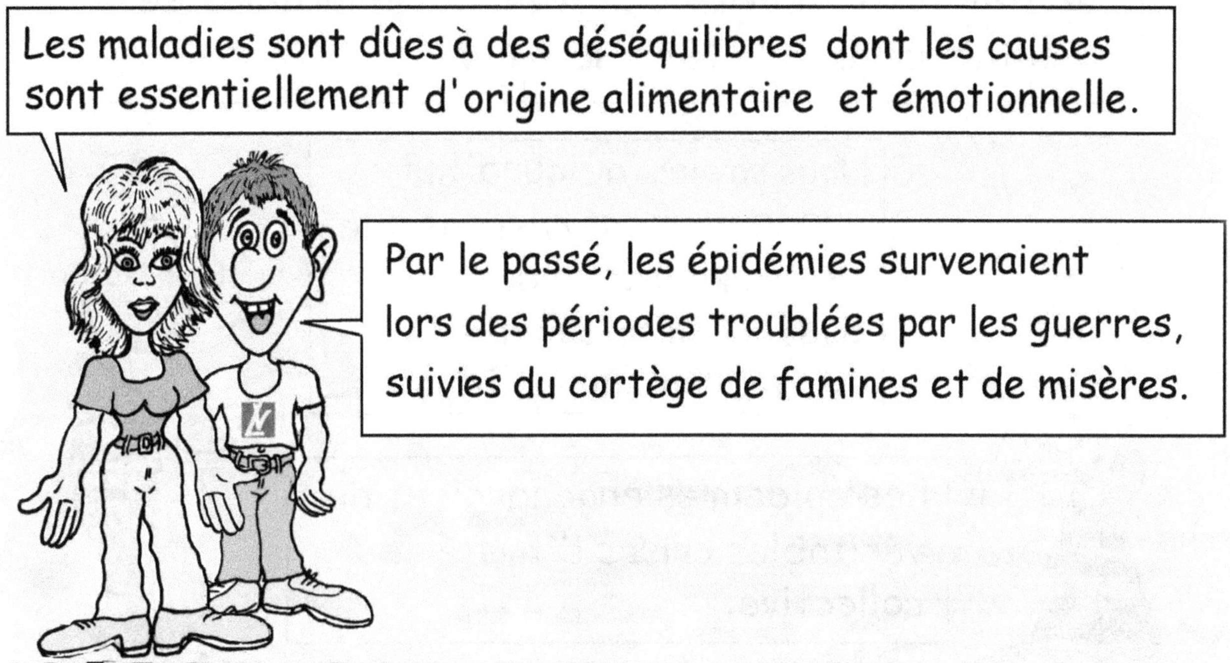

Les maladies sont dûes à des déséquilibres dont les causes sont essentiellement d'origine alimentaire et émotionnelle.

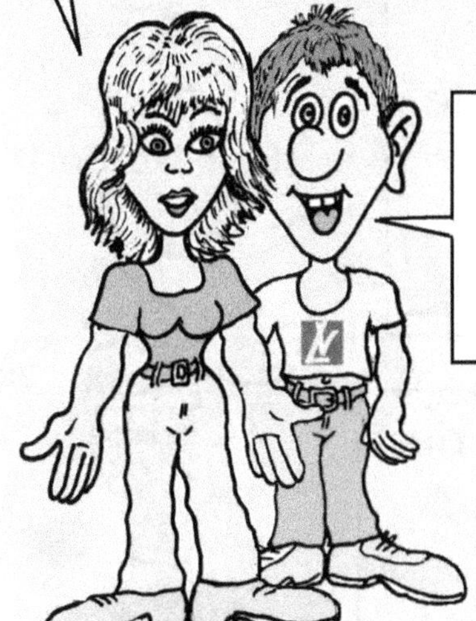

Par le passé, les épidémies survenaient lors des périodes troublées par les guerres, suivies du cortège de famines et de misères.

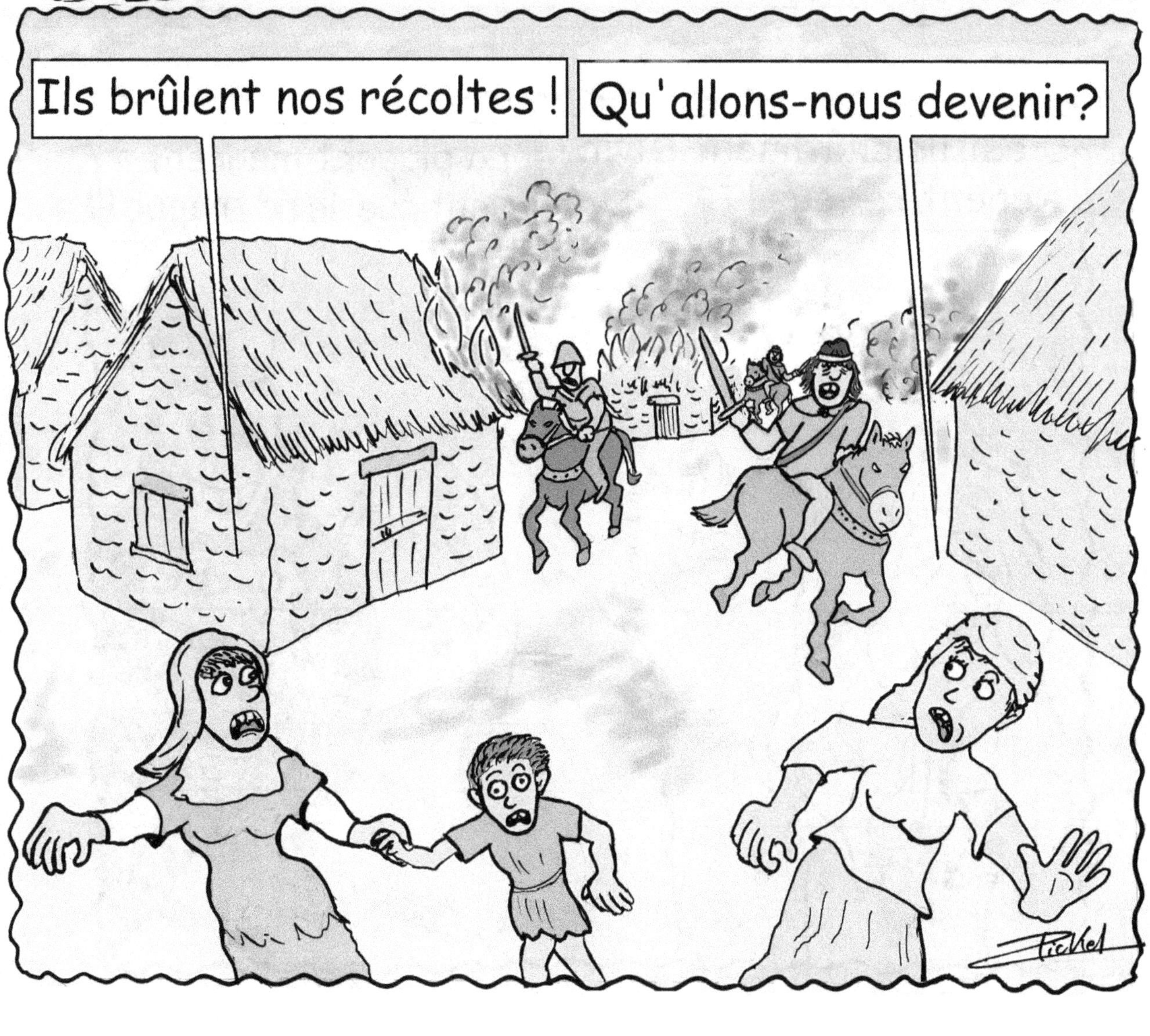

Ils brûlent nos récoltes !

Qu'allons-nous devenir?

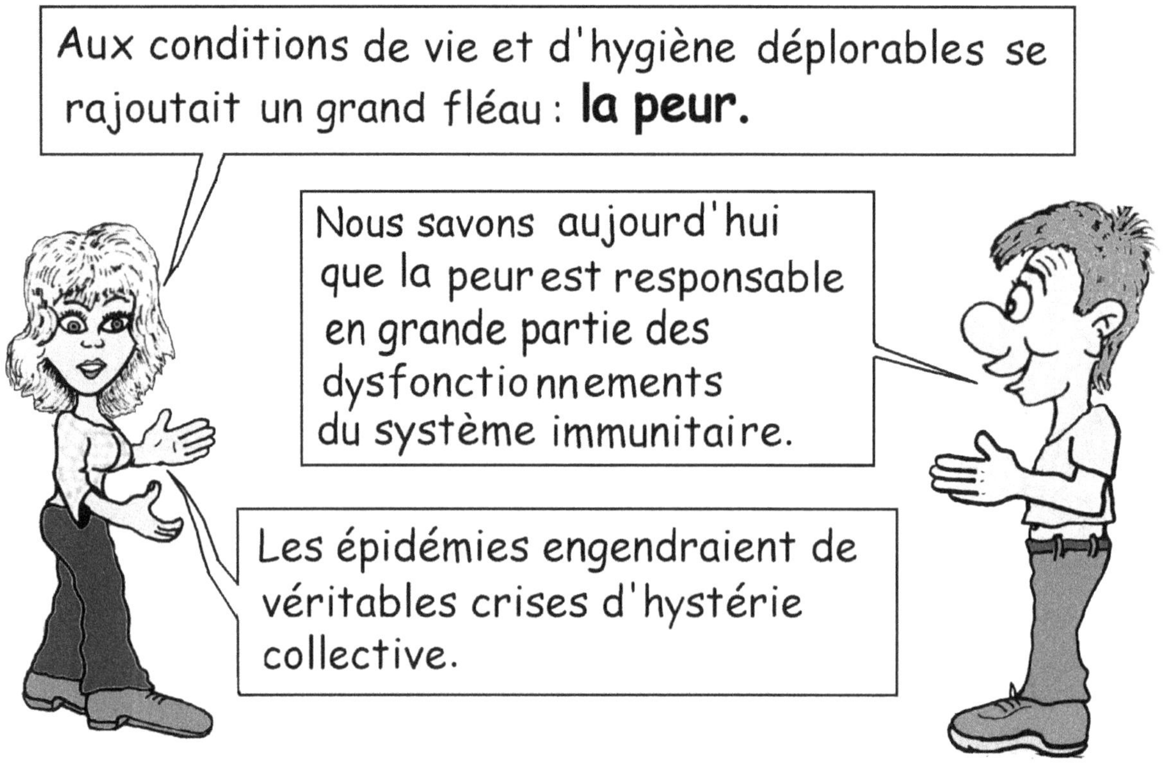

Aux conditions de vie et d'hygiène déplorables se rajoutait un grand fléau : **la peur.**

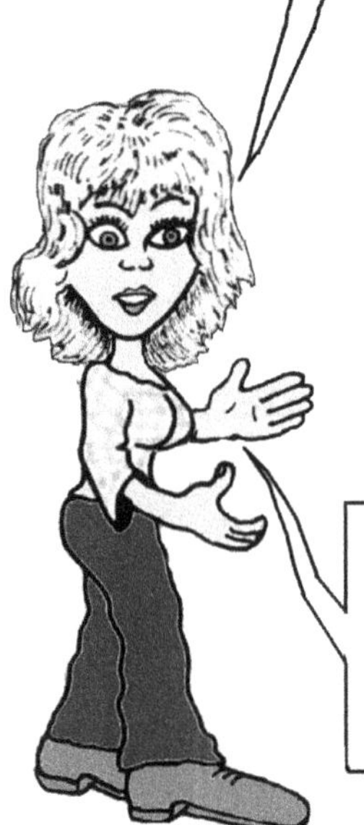

Nous savons aujourd'hui que la peur est responsable en grande partie des dysfonctionnements du système immunitaire.

Les épidémies engendraient de véritables crises d'hystérie collective.

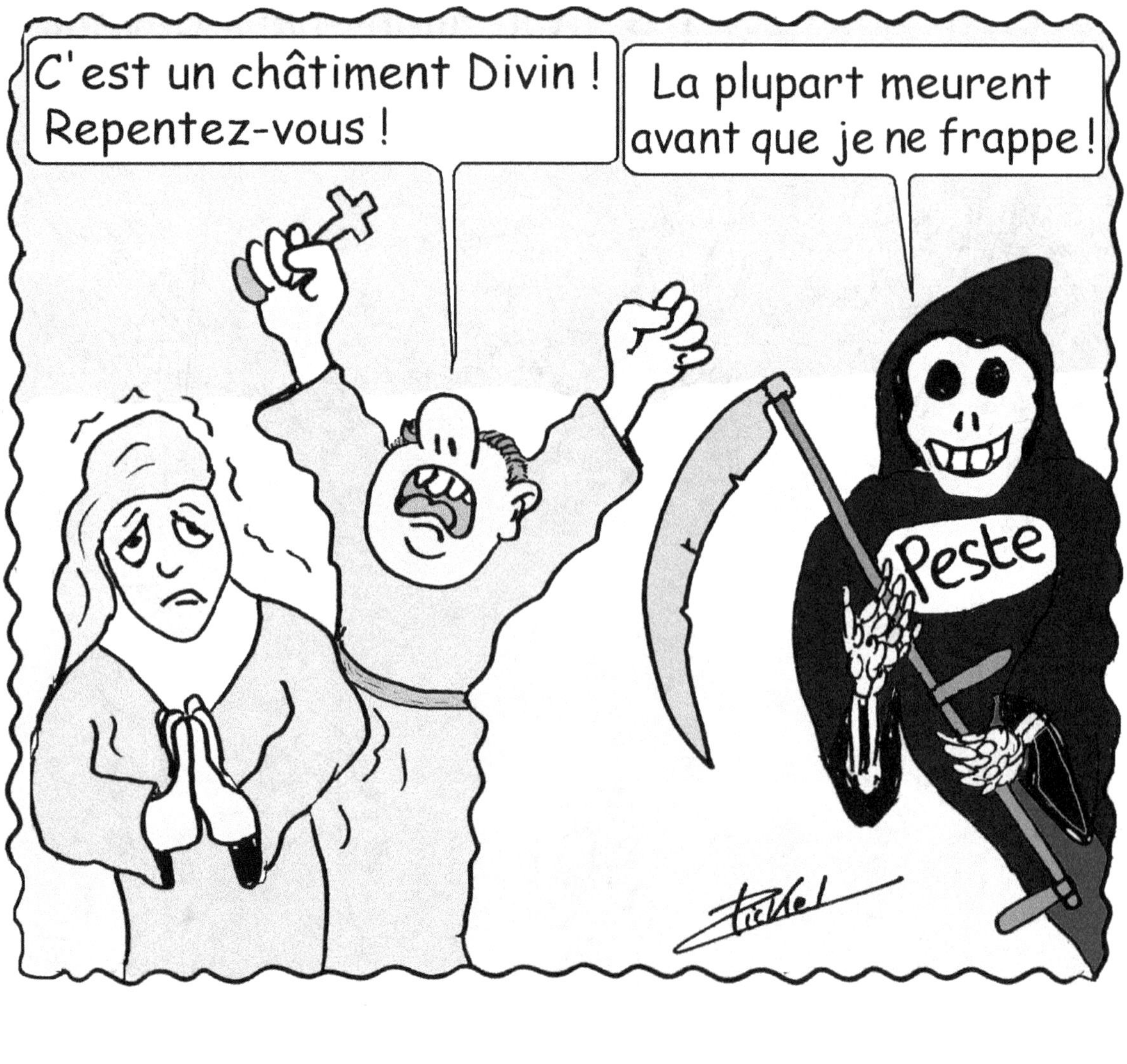

C'est un châtiment Divin ! Repentez-vous !

La plupart meurent avant que je ne frappe !

Peste

Les esclaves du début de l'ère industrielle

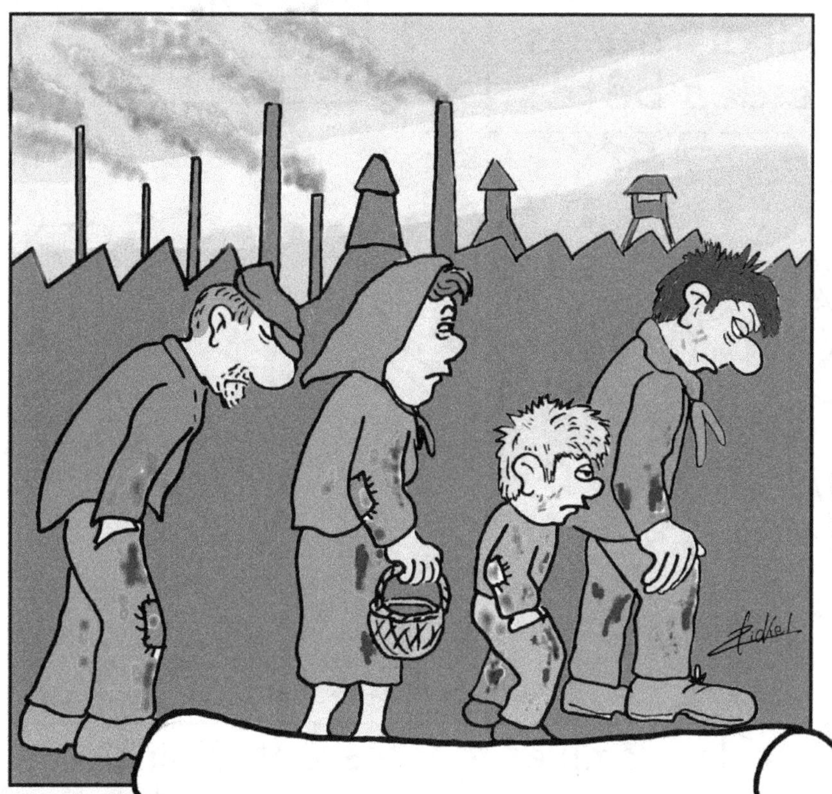

Il faut les voir arriver chaque matin en ville et en partir chaque soir. Il y a parmi eux une multitude de femmes pâles, maigres, marchant pieds nus au milieu de la boue ... et un nombre plus considérable de jeunes enfants non moins sales, non moins hâves, couverts de haillons tout gras de l'huile des métiers.

Dr Villermé
(1840)

On nous parle de morale de la vie; on n'a pas le droit de se suicider; le suicide est une lâcheté ...
Pourtant tous les jours nous nous suicidons partiellement.
-Je me suicide lorsque je consens à demeurer dans un local où le soleil ne pénètre jamais.
-Je me suicide lorsque je fais des heures d'un travail que je sais inutile.
-Je me suicide lorsque je ne contente pas mon estomac par la quantité et la qualité d'aliments qui me sont nécessaires.
-Je me suicide chaque fois que je consens à obéir à des hommes et à des lois qui m'oppriment.

Libertad (1907)

De 12 à 16 heures de travail quotidien, parfois depuis l'enfance. Les conditions d'existence de la classe ouvrière étaient inhumaines !

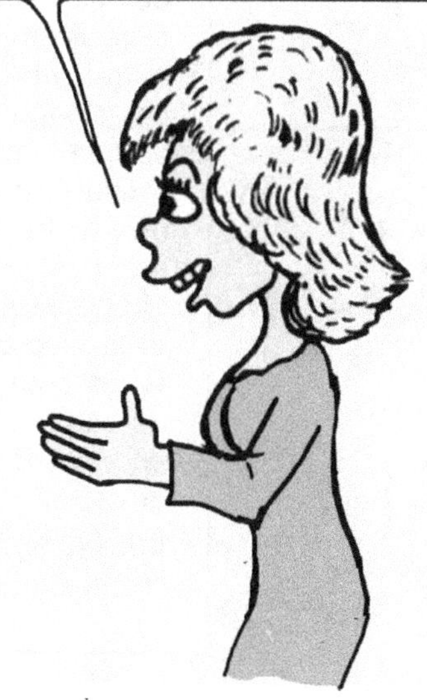

Un ami a visité les quartiers ouvriers, il parait qu'ils vivent comme des bêtes !
Pire que ça, Madame !

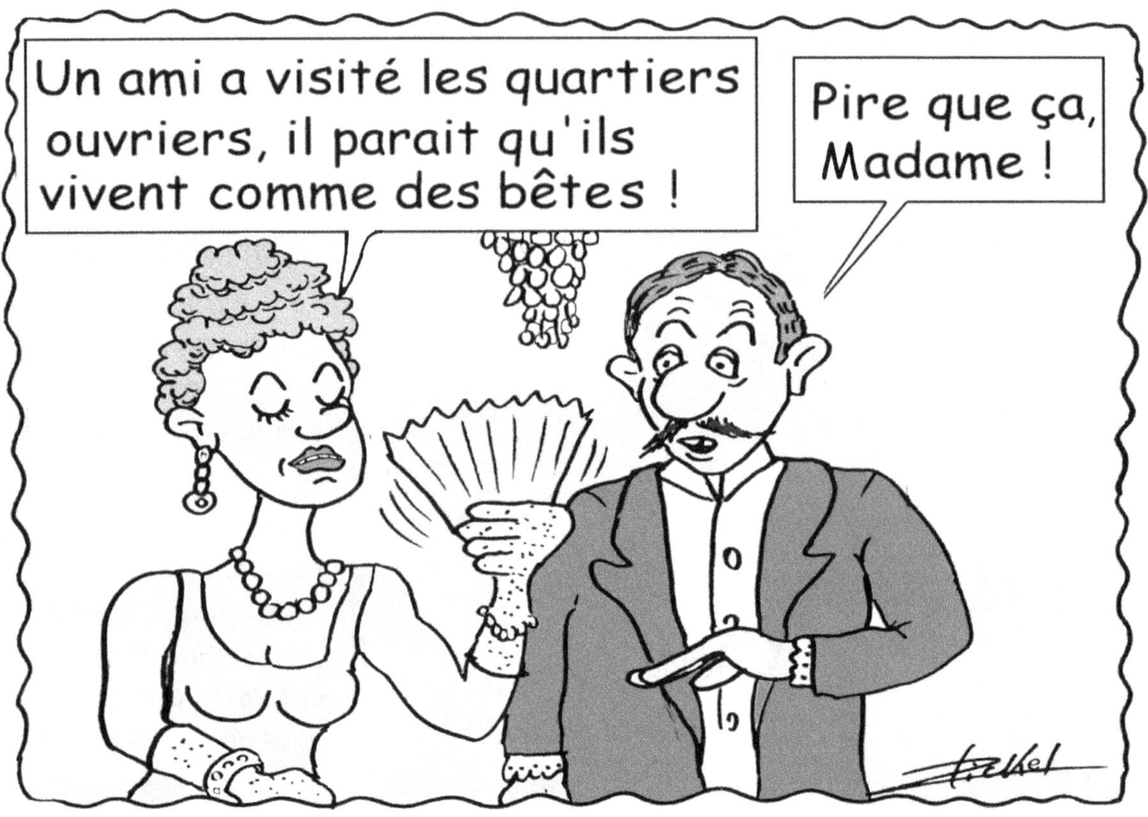

Par manque de moyens, les familles s'entassent à plusieurs dans des taudis insalubres, sans eau courante, sans latrines où le soleil ne pénètre jamais !

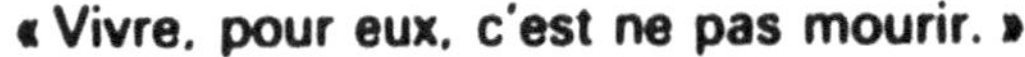

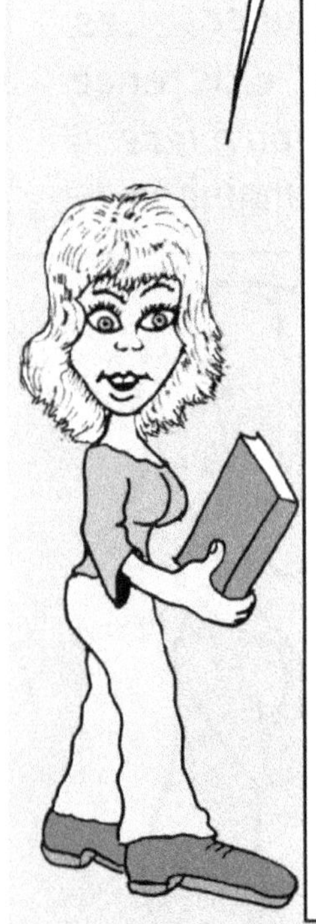

« Vivre, pour eux, c'est ne pas mourir. »

Ce mot tragique est celui du docteur Guépin, décrivant en 1835, la vie, à Nantes, du tisserand à domicile :

« Si vous voulez savoir comment il se loge, allez par exemple à la rue des Fumiers, qui est presque exclusivement occupée par cette classe ; entrez, en baissant la tête, dans un de ces cloaques ouverts sur la rue et situés au-dessous de son niveau. Il faut être descendu dans ces allées où l'air est humide et froid comme une cave ; il faut avoir senti son pied glisser sur le sol malpropre et avoir craint de tomber dans cette fange pour se faire une idée du sentiment pénible qu'on éprouve en entrant chez ces misérables ouvriers.

Entrez, si l'odeur fétide qu'on y respire ne vous fait pas reculer. Prenez garde, car le sol inégal n'est ni pavé ni carrelé, ou du moins les carreaux sont recouverts d'une si grande épaisseur de crasse qu'on ne peut nullement les apercevoir.

Et vous voyez ces trois ou quatre lits, mal soutenus et penchés, car la ficelle qui les fixe sur leurs supports vermoulus n'a pas elle-même bien résisté. Une paillasse, une couverture formée de lambeaux frangés rarement lavée parce qu'elle est seule. C'est là que souvent sans feu l'hiver, sans soleil le jour, à la clarté d'une chandelle de résine le soir, des hommes travaillent pendant quatorze heures pour un salaire de 15 à 20 sous. »

Les ouvriers des manufactures, parmi lesquels on comptait beaucoup de femmes et d'enfants, étaient tout aussi malheureux. »

Vivre en état d'esclavage et de soumission affaiblit l'immunité.

L'alcool causait d'énormes ravages chez les ouvriers résignés.
ZOLA
L'assommoir

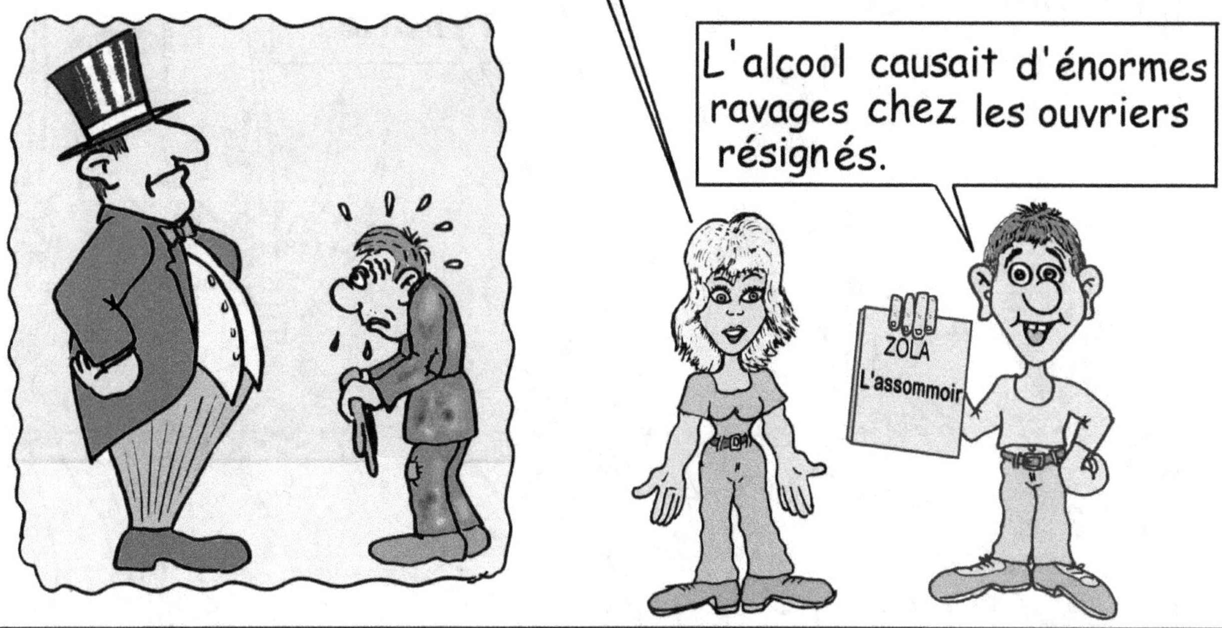

A cela se rajoutait une alimentation carencée en éléments vitaux comme la vitamine **C**(1) et les protéines. Toutes les conditions étaient donc réunies pour entraîner une forte mortalité par maladies infectieuses ou viellissement prématuré.

De nos jours, même s'ils sont parfois pollués, nous trouvons des produits frais en toutes saisons.

Le maigre budget des ouvriers les pousse à n'acheter que du pain et des pommes de terre ! Les fruits et légumes étant considérés comme peu nourissants !

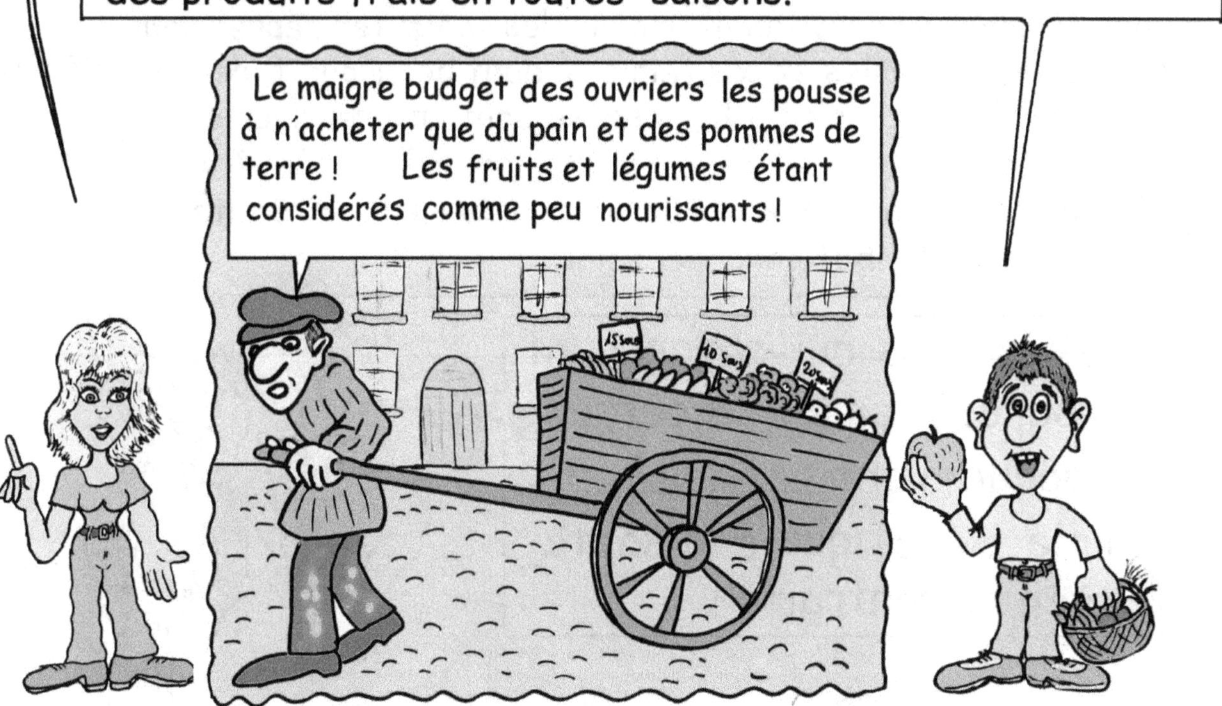

(1) La vitamine **C** joue un rôle capital dans le métabolisme de l'organisme.

Du pain pour nos enfants !
A bas les tyrans !

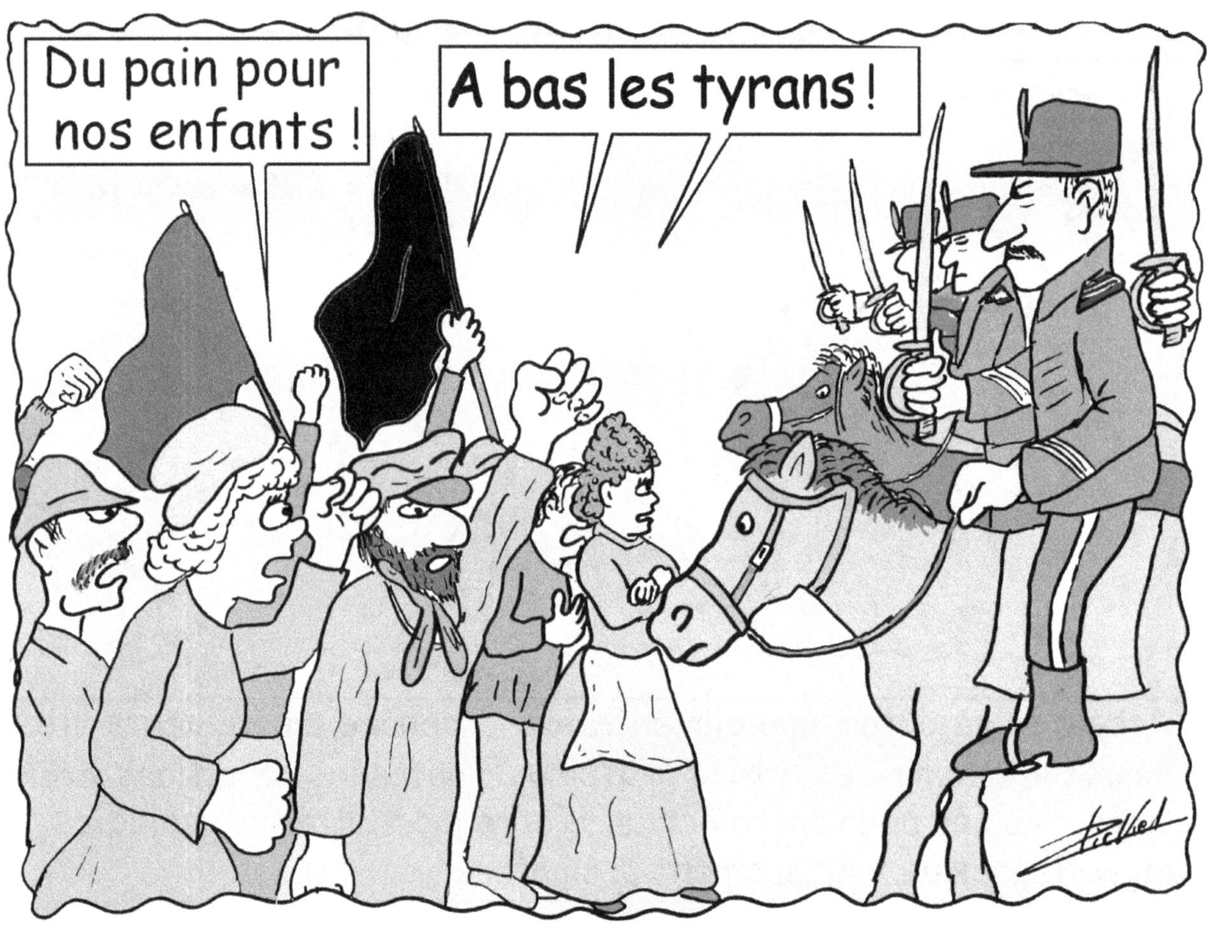

Face à des patrons impitoyables soudoyant les autorités politiques, des ouvriers se révoltaient malgré les violentes répressions.
Grâce à ces hommes et ces femmes, dont beaucoup furent sacrifiés, les conditions de vie et d'hygiène se sont progressivement améliorées.
Ceci a permis une nette amélioration du niveau de santé faussement attribuée à la médecine.

Les vaccins qui apparurent progressivement à cette époque n'ont pas joué un rôle bénéfique à la santé, bien au contraire !

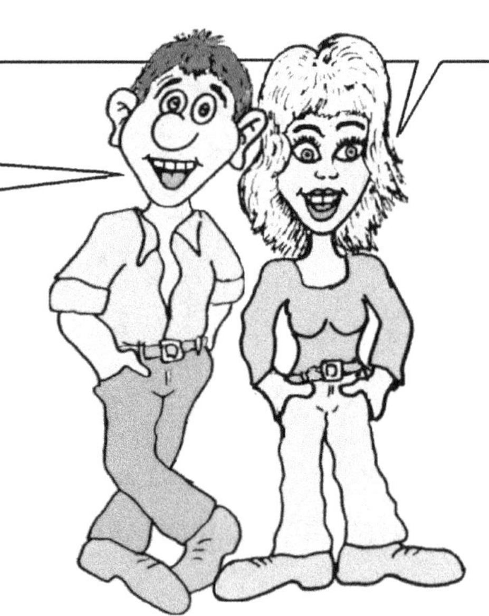

Seigneur ! Vous pouvez redescendre, l'épidémie s'est arrêtée !
Sans vaccins ? Impossible !
Les épidémies du passé ont toujours eu des causes précises et lorsque les causes ont disparu, les épidémies se sont arrêtées d'elles-mêmes.

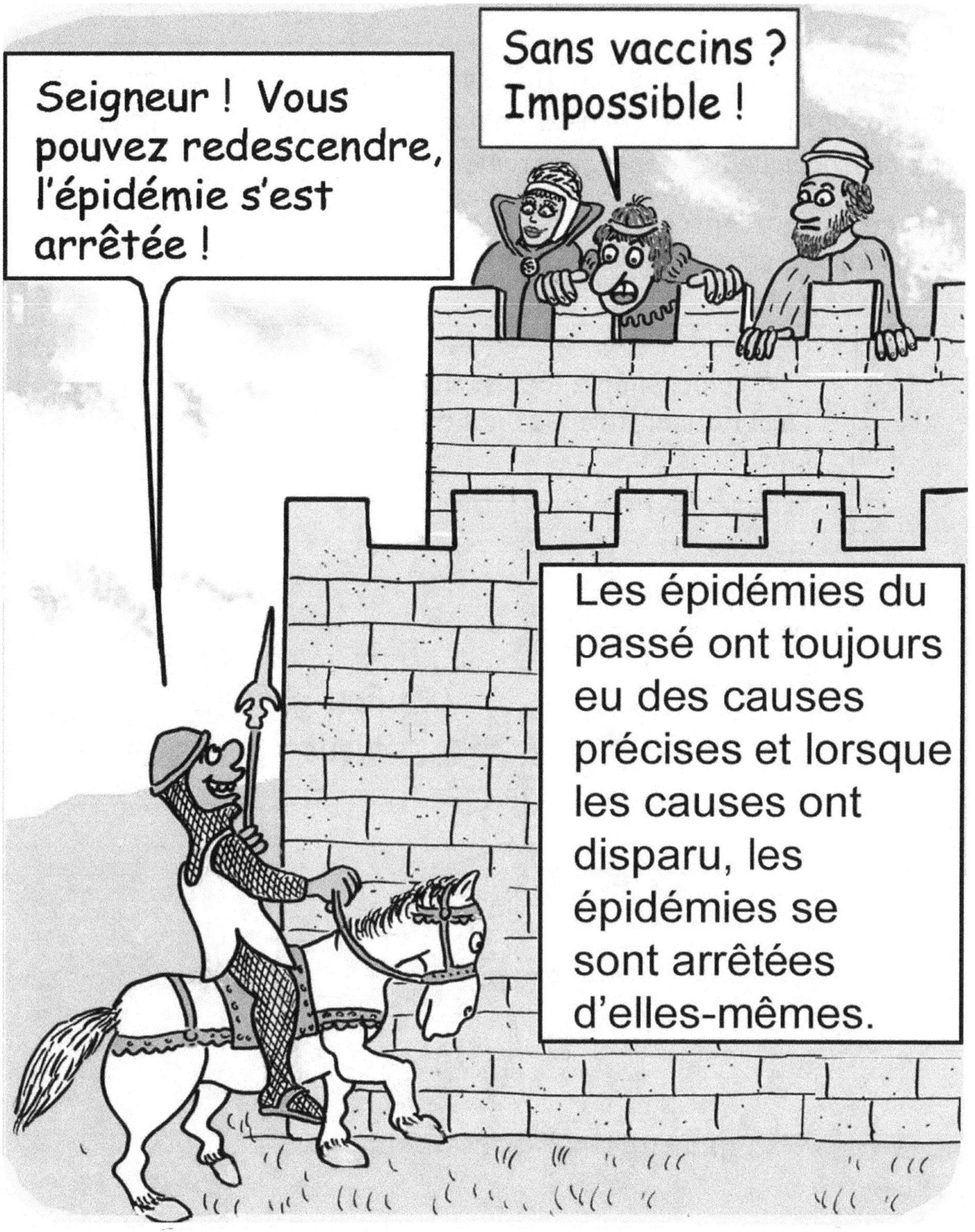

Les scientifiques et les médecins s'attribuent la gloire d'une évolution qui est due en réalité aux plombiers et aux paysans ! C'est grâce à eux que s'est développée une meilleure hygiène et que l'on a pu avoir une meilleure nourriture. (...) Avec une bonne nutrition, vous vous assurez un bon système immunitaire et vous n'êtes plus la proie des maladies.

Peter Duesberg

Professeur de biologie moléculaire et cellulaire à l'université de Berkeley

La théorie vaccinale

L'acte vaccinal consiste à stimuler le système immunitaire par l'introduction dans le corps d'un agresseur microbien, atténué, tué ou fabriqué par génie génétique.
En réagissant contre l'agent infectieux, le système immunitaire est supposé en garder la mémoire pour une certaine (ou plutôt une incertaine) durée.
A priori simple, cette théorie est battue en brèche par l'observation et les découvertes de l'immunologie moderne.
Fais gaffe ! Nous t'avons à l'oeil !
ANTIGÈNE

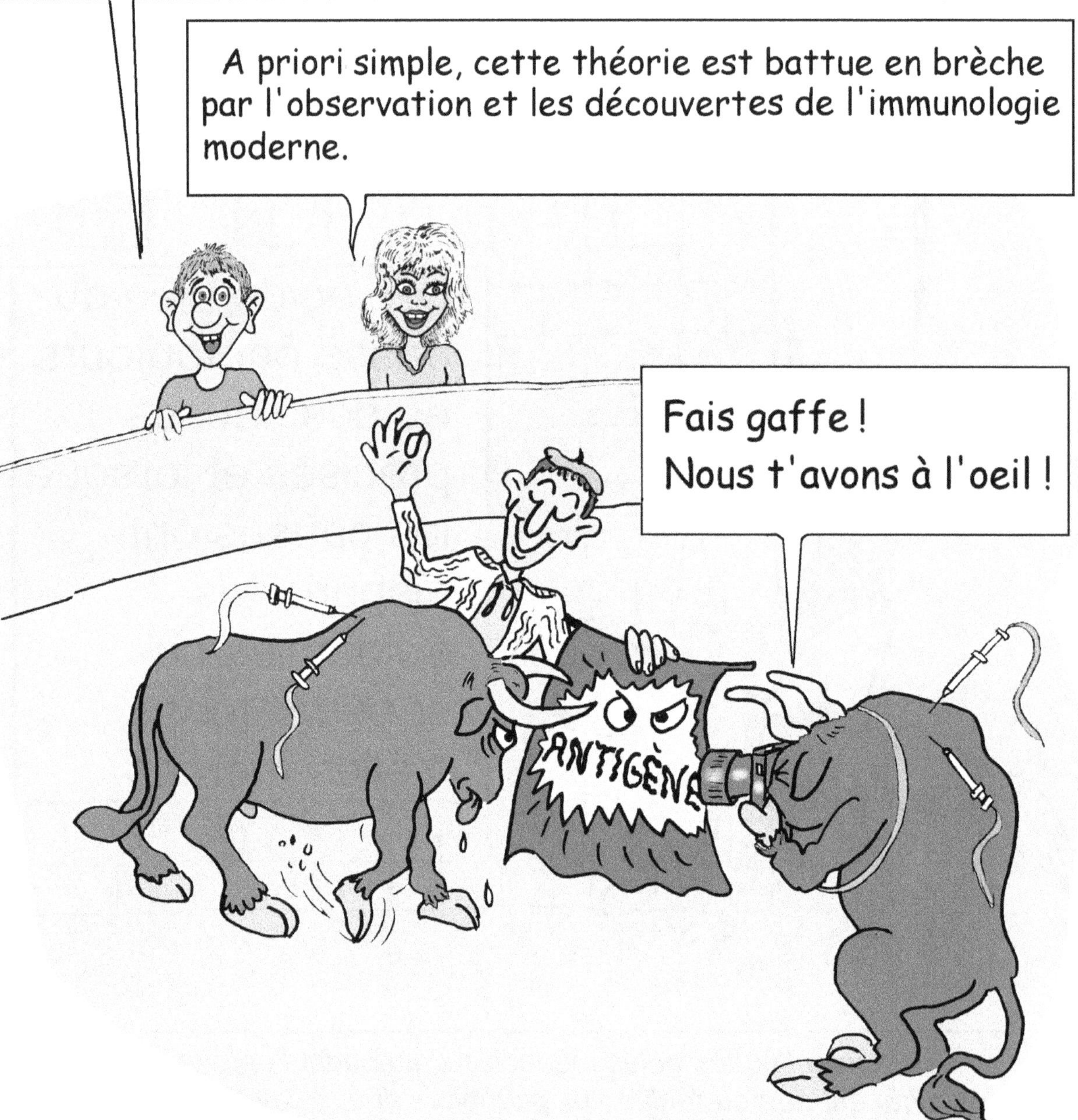

Le microbe n'est pas la cause de la maladie. Nous ne devrions pas être emportés par ces rêves allopathiques inactifs et des imaginations vaines, mais nous devons corriger l'Élan vital.

Dr James Tyler Kent

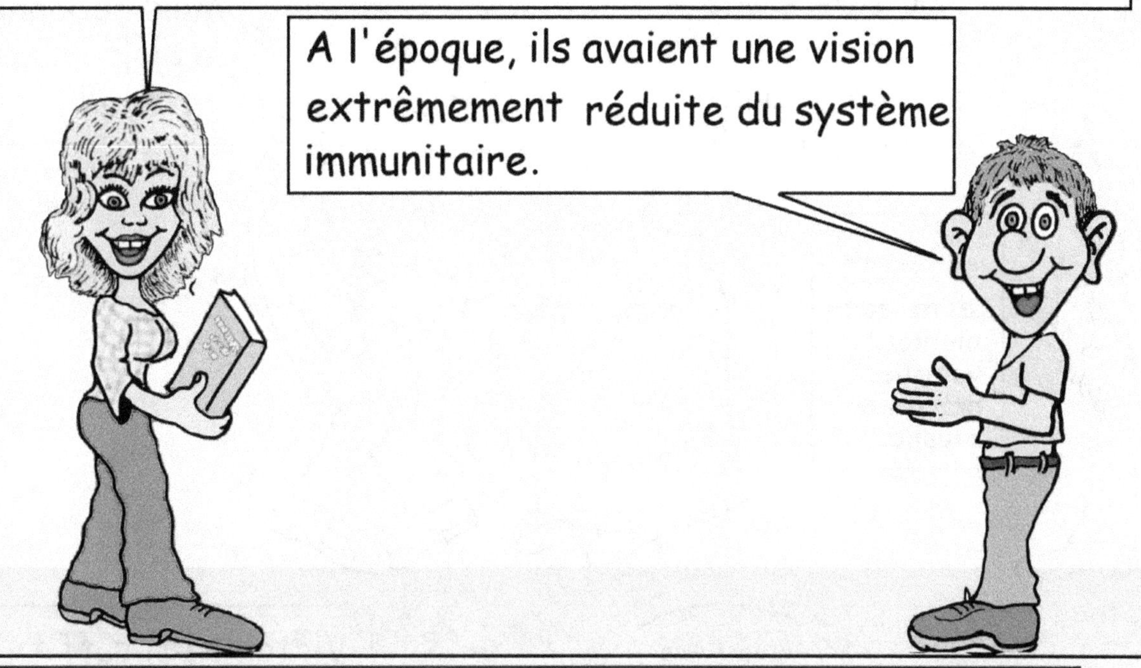
Au départ, ce furent des scientifiques sérieux et honnêtes qui cherchaient à faire face à une forte mortalité liée aux maladies infectieuses.
A l'époque, ils avaient une vision extrêmement réduite du système immunitaire.

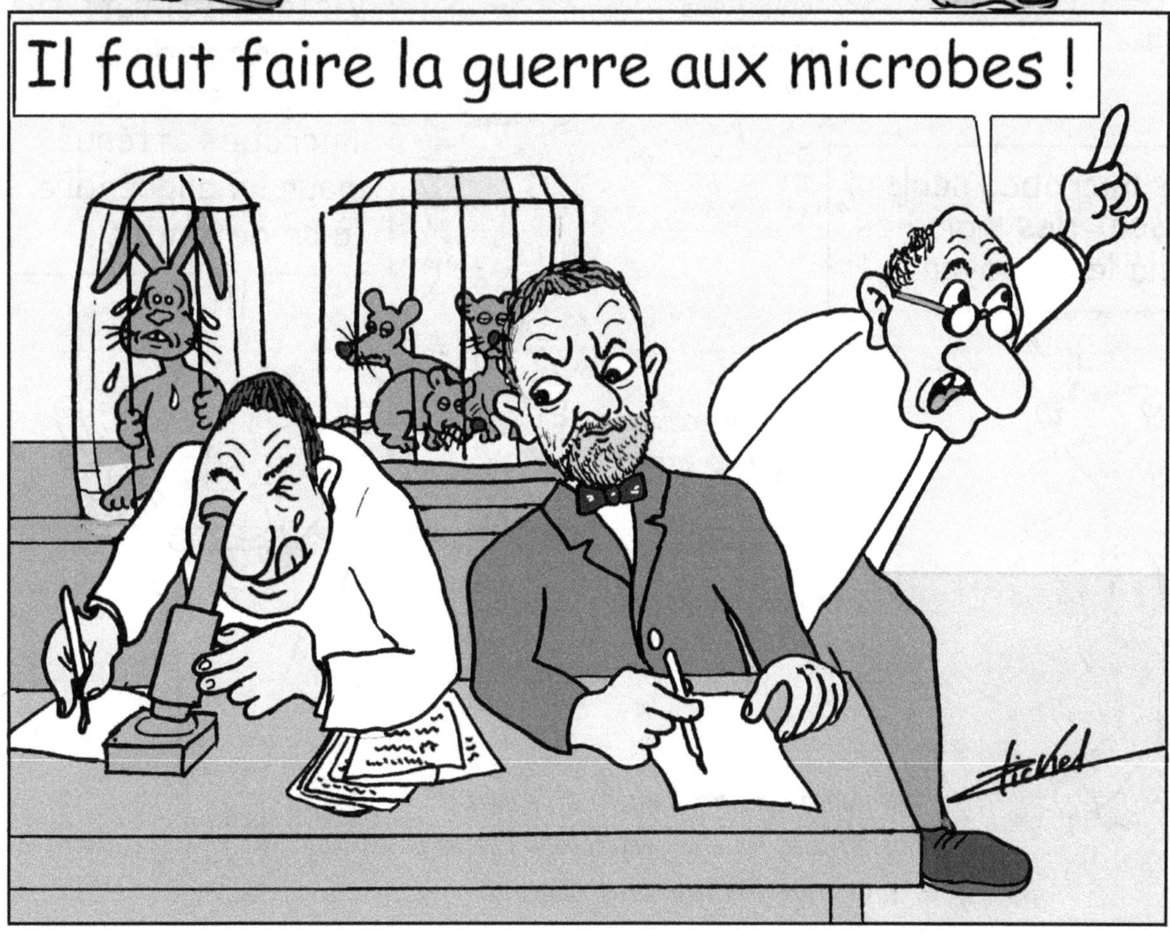
Il faut faire la guerre aux microbes !

La rage de vaincre

Par la suite, il y eut des dérapages.
La gazette
Les maladies bientôt vaincues grâce aux savants
Qu'est-ce que tu as encore raconté aux journalistes ?
Mais bobonne la gloire nous attend !
"Les microbes seuls causent des maladies," voilà leur croyance !
Ils sont miro ! Je suis encore en pleine forme ! (1)
Je suis encore capable de changer de forme ! (2)
En nous mariant, nous serons plus forts ! (3)
Victoire ! Il suffit d'injecter dans l'organisme des microbes atténués pour lui apprendre à se défendre !

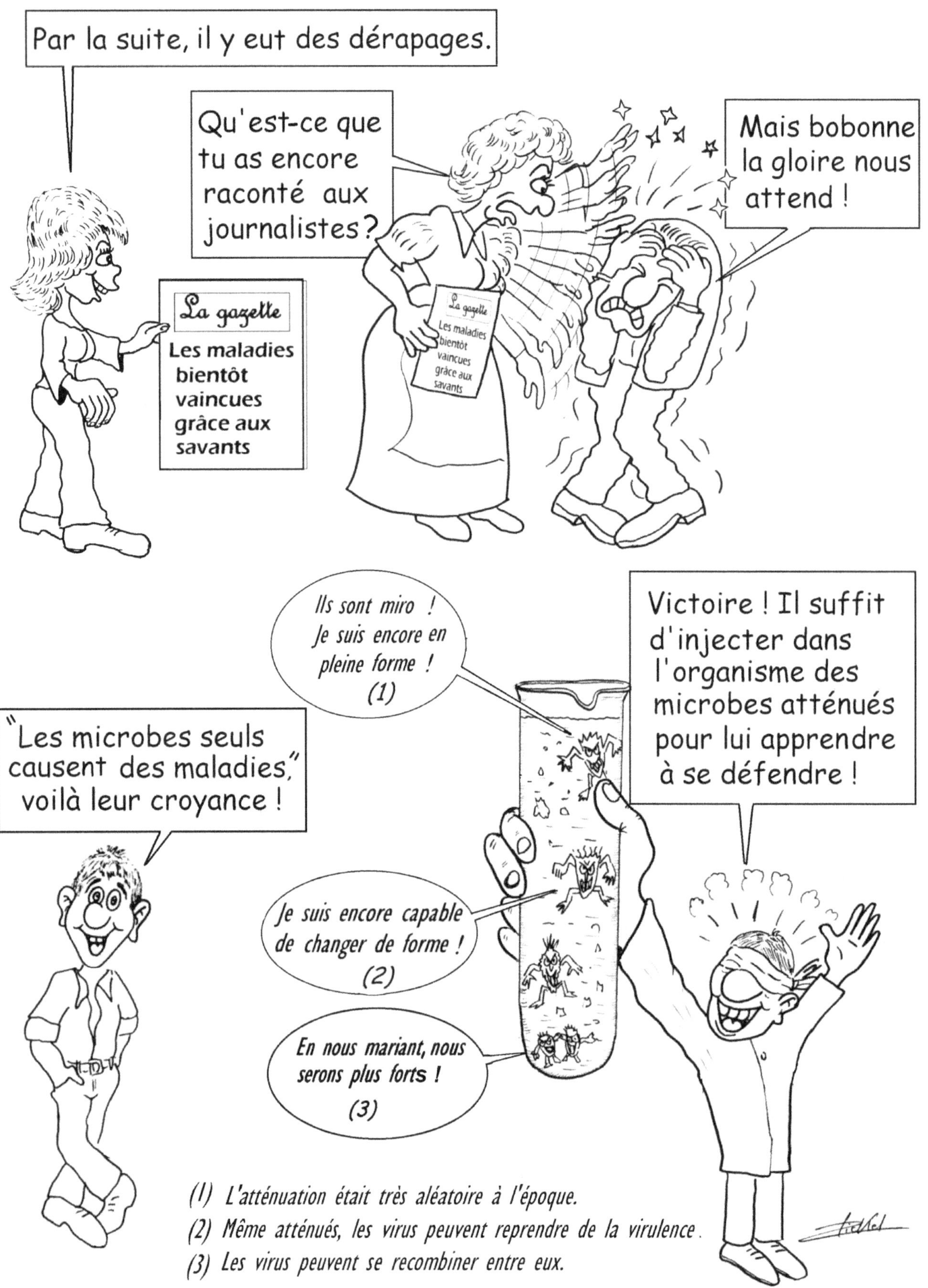

(1) L'atténuation était très aléatoire à l'époque.

(2) Même atténués, les virus peuvent reprendre de la virulence.

(3) Les virus peuvent se recombiner entre eux.

La vachisation

La vaccination est issue d'une ancienne technique qui consistait à transmettre du pus de varioleux atteint de forme bénigne. Elle a été abandonnée car elle réactivait et amplifiait les épidémies.

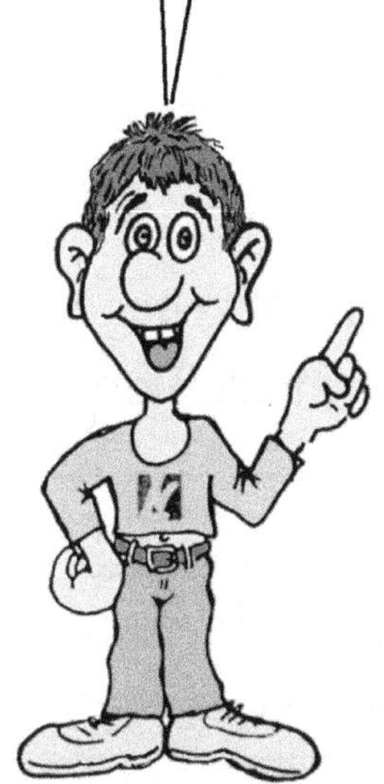

Jenner, un médecin anglais du 18ème siècle appliqua une nouvelle méthode en employant du pus de vache malade.

J'ai toujours pensé que la vaccination était une vacherie !

Ils veulent se prémunir de leurs maladies en s'infectant avec mon pus ?!
Ils sont complètement à la masse !

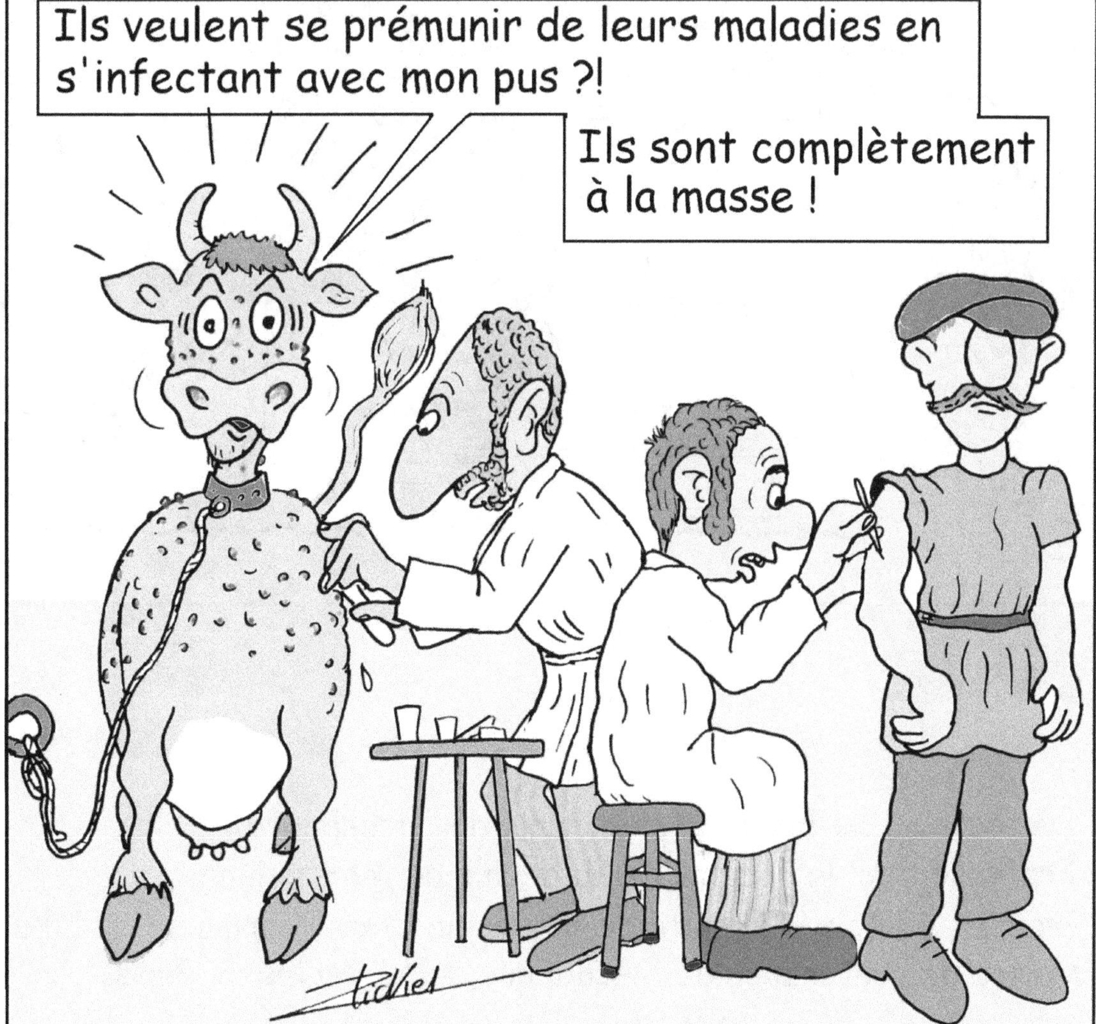

Vers les années 1880, un chimiste, Louis Pasteur se rendit célèbre en plagiant des travaux du Pr Béchamp. (1) L'oeuvre de ce savant est considérable, mais méconnue car dérangeante pour les affairistes de la maladie.

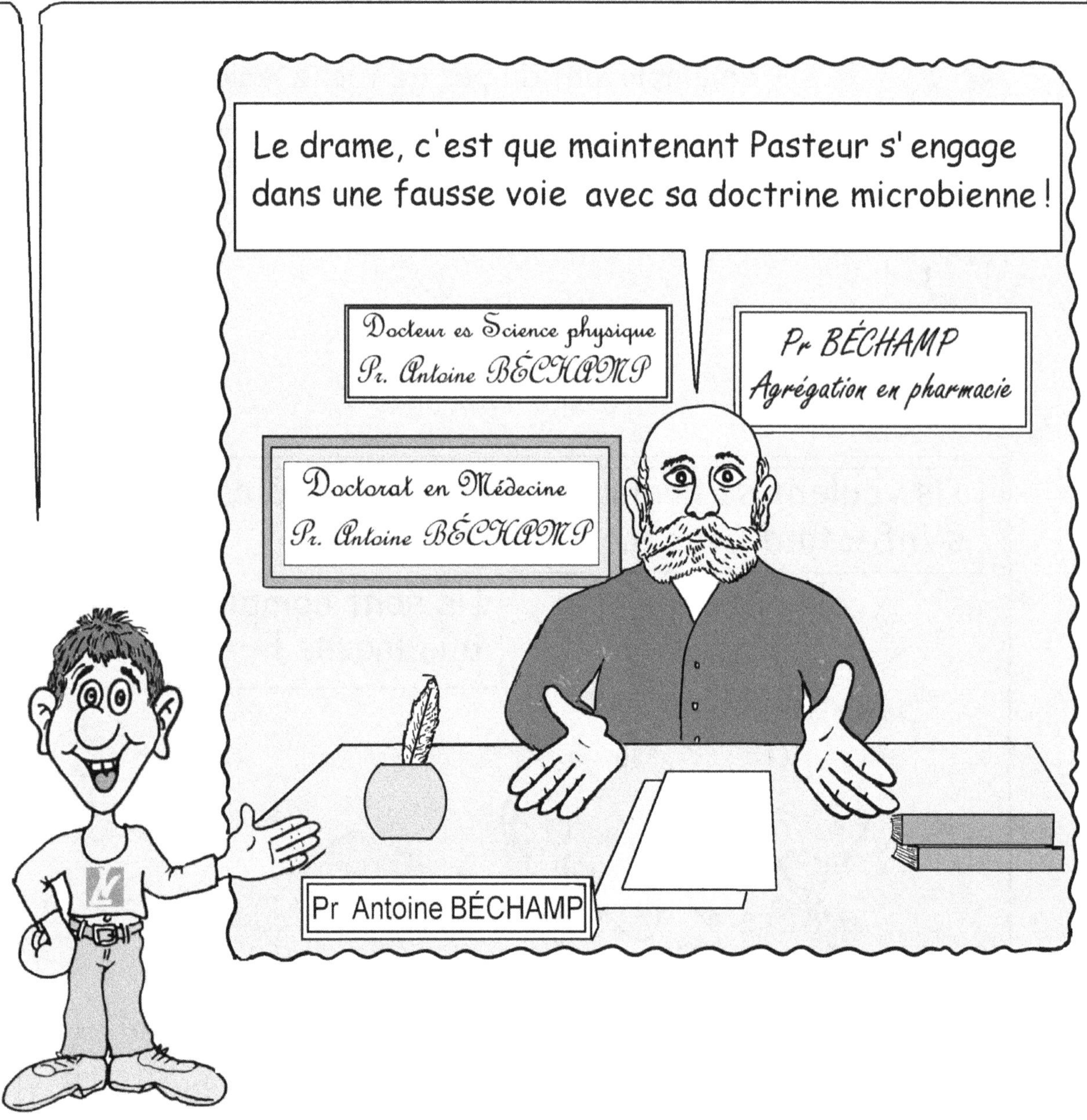

(1) Professeur à l'Ecole de pharmacie de Strasbourg.
Professeur à la Faculté de Médecine de Montpellier.
Premier doyen à la Faculté de Médecine et de Pharmacie de Lille.
Maître de conférence de l'Académie de Médecine de Paris.

Notre organisme fonctionne grâce à une multitude de micro- organismes qui changent de forme en fonction du milieu.
Rien n'est la proie de la mort, tout est la proie de la vie !
Si les microbes étaient vraiment nos ennemis, nous serions déjà tous morts !
Pr Antoine BÉCHAMP

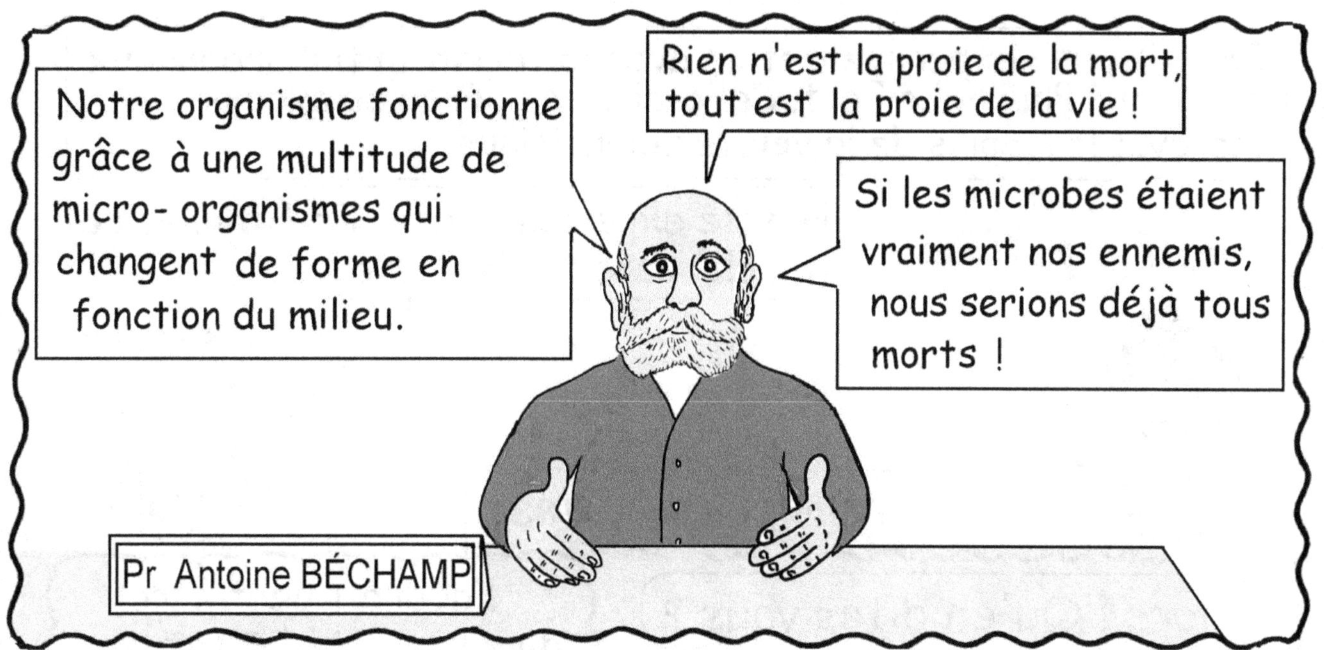

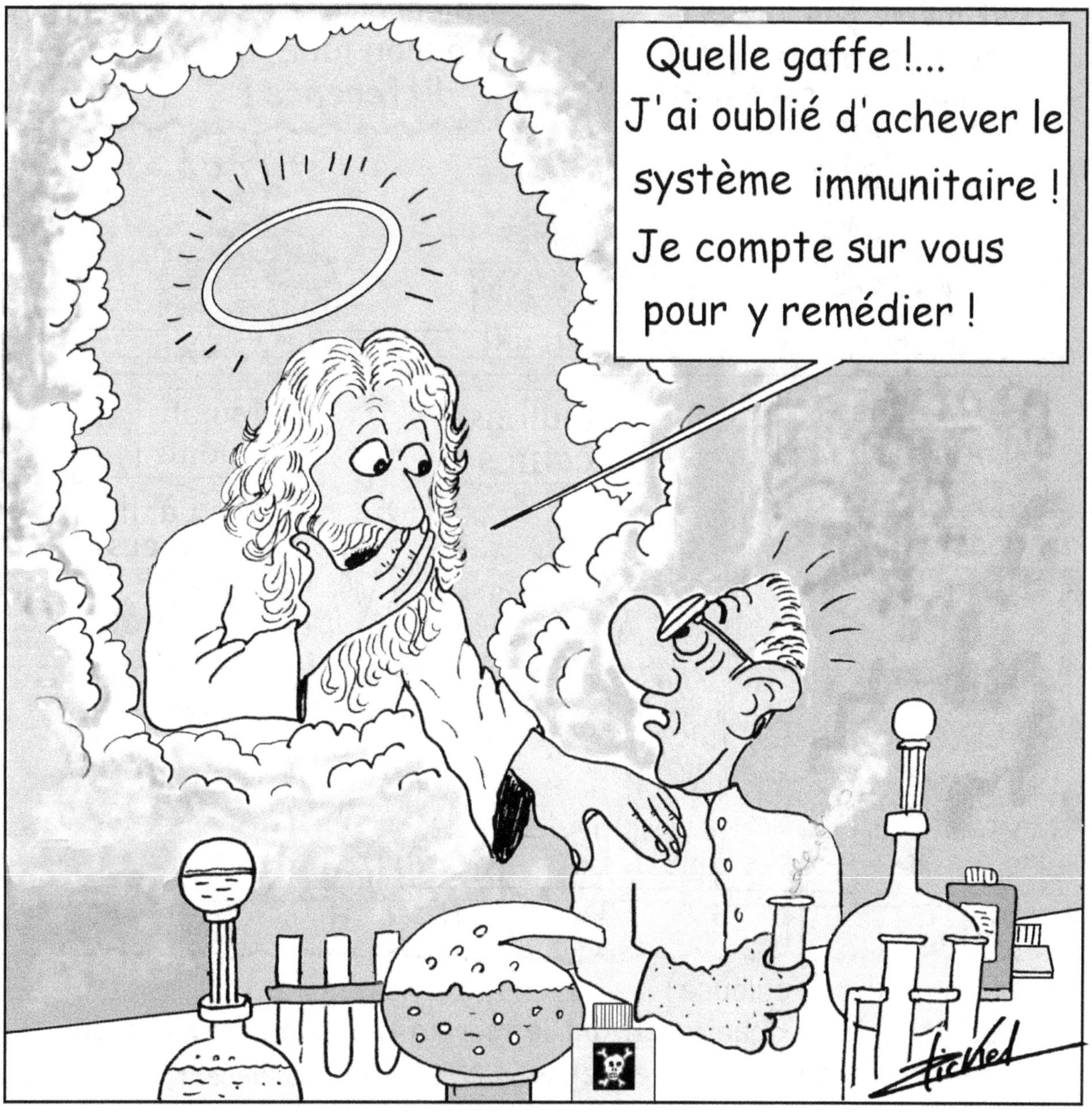

Quelle gaffe !...
J'ai oublié d'achever le système immunitaire !
Je compte sur vous pour y remédier !

En 1881, une expérimentation avec le vaccin anticharbonneux eut lieu à Pouilly Le Fort. Celle-ci s'est déroulée avec un incroyable mépris de la vérité scientifique.

Cette expérience truquée fit la gloire du chimiste Louis Pasteur.

Pouilly Le Fort, 1881
Alors ! Qu'en dites-vous ?
C'est même pas lui qui a trouvé le vaccin ! (1)
Faudrait peut-être dire la vérité ! C'est le bichromate de potassium (2) à mon idée, qui fait la différence !
Dr CHAMBERLANT
PASTEUR
Dr ROUX
Moutons non vaccinés
Moutons vaccinés
Moutons témoins
Pas possible !
Là, il nous a eus !

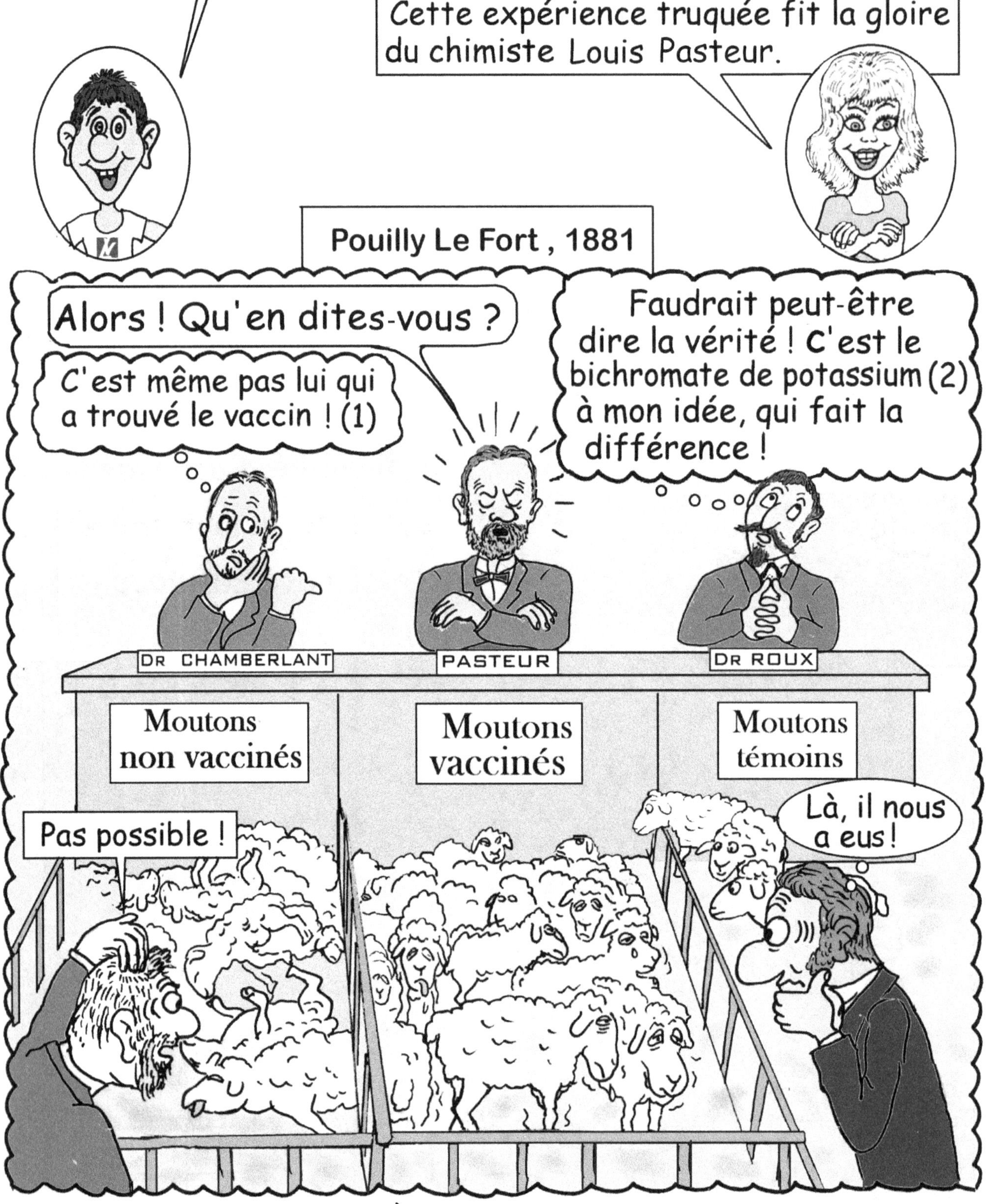

(1) Dr Toussaint (Toulouse)

(2) Produit très toxique modifiant le terrain à plus ou moins longue échéance vers la dégénérescence (Pr Louis-Claude Vincent)

Après l'expérience de Pouilly Le Fort, d'autres pays se sont lancés dans la vaccination contre le charbon. Ce fut l'échec total, environ 200 000 moutons périrent des suites du vaccin selon la formule Pasteur. Mais ce n'était pas le vaccin atténué utilisé à Pouilly Le Fort. (1)

Rembousez !
Da ! Mouton Ruski tous crevés !
Scandale !
Moutons kaput !
Vous, les journalistes vous ne parlez pas de cette affaire ! Compris ?

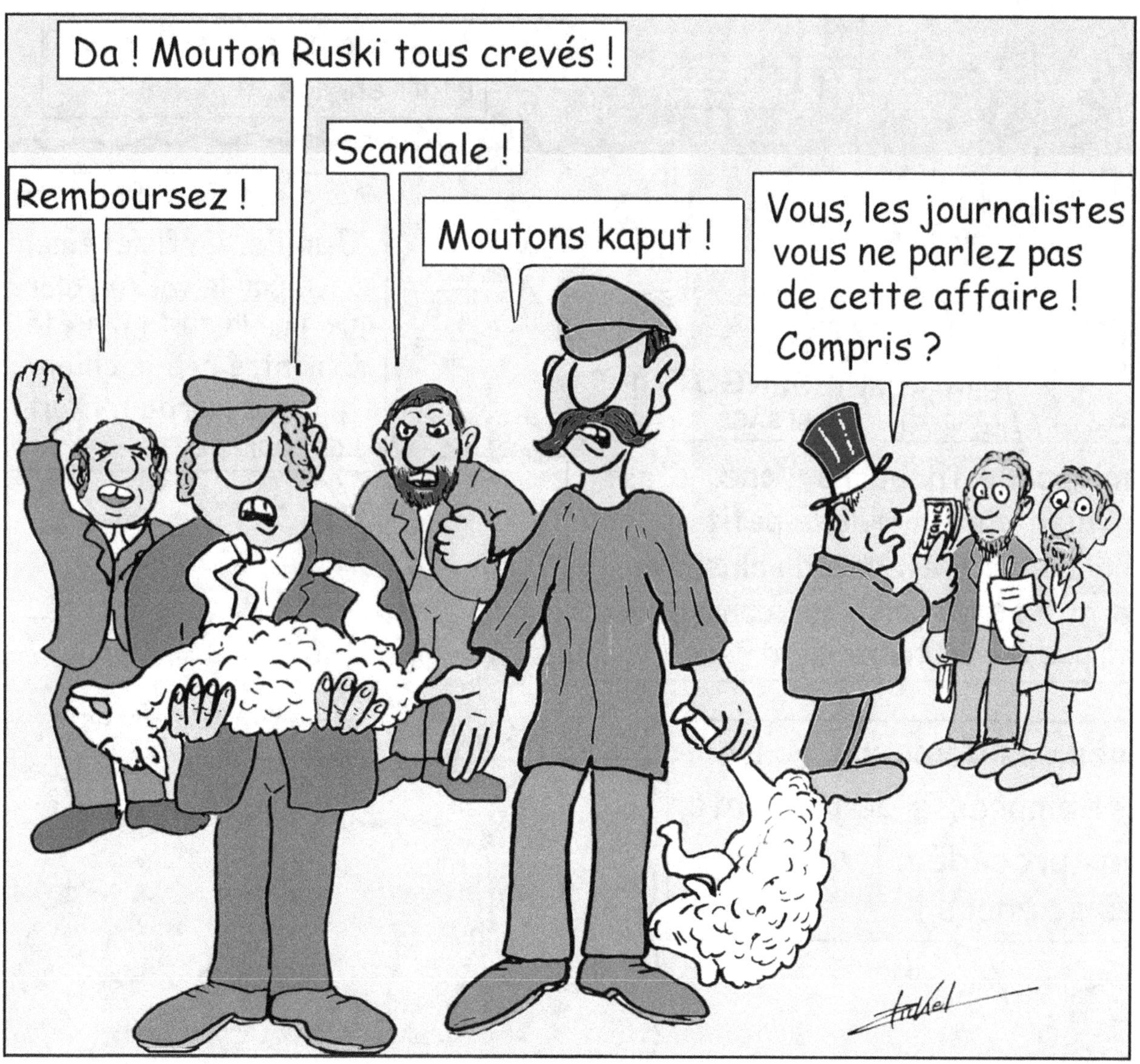

(1) Louise Lambrich, « Les Vérités médicales »

Cobayes chanceux

Le soir du 6 juillet 1885, Pasteur expérimenta le vaccin contre la rage selon le procédé du Dr Galtier de Lyon sur Joseph Meister un enfant de 9 ans venu d'Alsace.

J'ai été mordu par un chien le matin du 4 juillet à Maisongoutte en cherchant de la levure pour mon père boulanger à Steige.

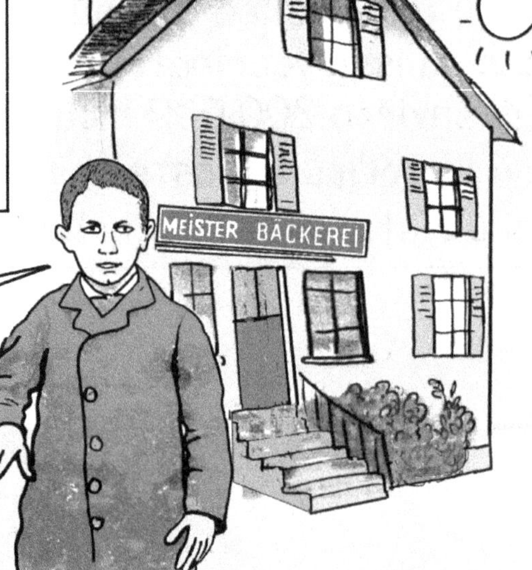

Personne ne sait si le chien était enragé.

MEISSENGOTT
ELSASS

Je m'appelle Théodore Voné. C'est mon chien qui a mordu le petit Joseph. J'ai également été mordu ainsi que deux autres garçons, qui, comme moi, n'ont pas eu de traitement.

Moi, c'est Jean-Baptiste Jupille. Officiellement sauvé par le vaccin, alors que par la suite il a été démontré que le chien qui m'a mordu n'était pas enragé.

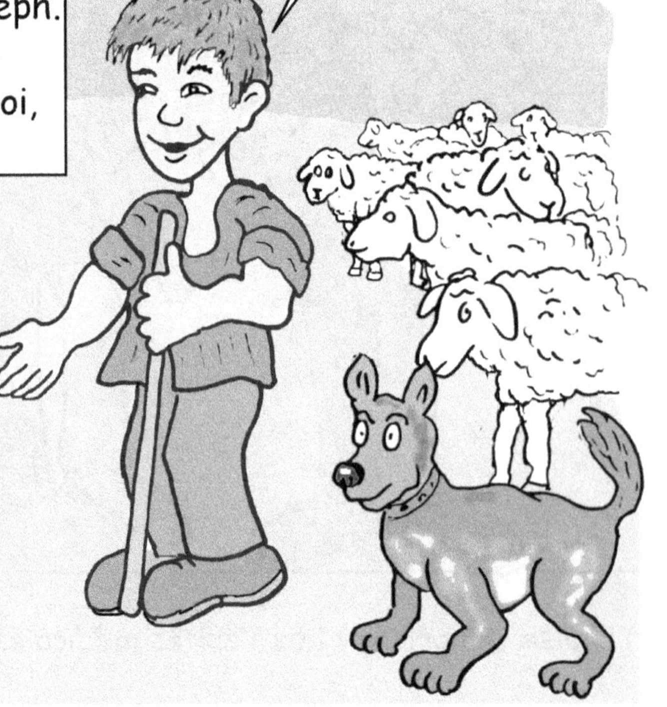

Après ces deux cas, Pasteur s'est empressé de présenter «son» procédé à l'Académie des sciences !

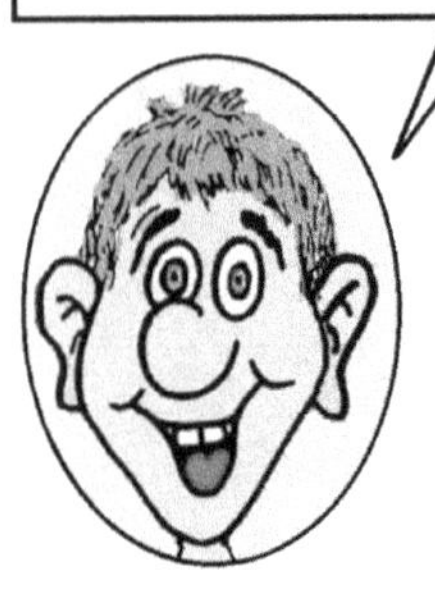

Faux témoignage

Affaire
ROUYER

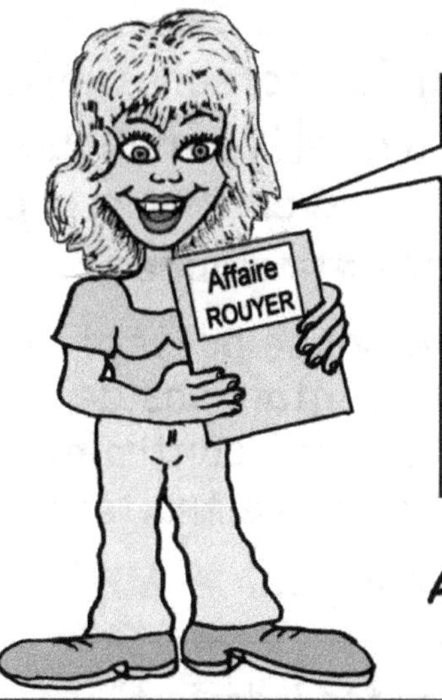

Alors que la nouvelle de «la victoire sur la rage» commence à faire le tour du monde, Pasteur traite un troisième enfant mordu par un chien inconnu. L'enfant décède avec les symptômes de la rage, appelés «rage des laboratoires». Les parents portent plainte.

Adrien Loir (**Neveu et collaborateur de Pasteur**) :
« A l'ombre de Pasteur, souvenirs personnels »

Alors Professeur Brouardel, (1) le jeune Jules Rouyer est bien décédé des suites du traitement antirabique ?
Hé oui ! ... Mais dans le rapport d'autopsie, j'ai noté «Décès suite à une crise d'urémie» ! ... Que voulez- vous, autrement c'est le recul immédiat de 50 ans dans l'évolution de la science ! Il faut empêcher celà !
C'est tout l'avenir de la vaccination qui est en jeu !
Salle d'autopsie
Défense d'entrer
(1) Un ami de Pasteur

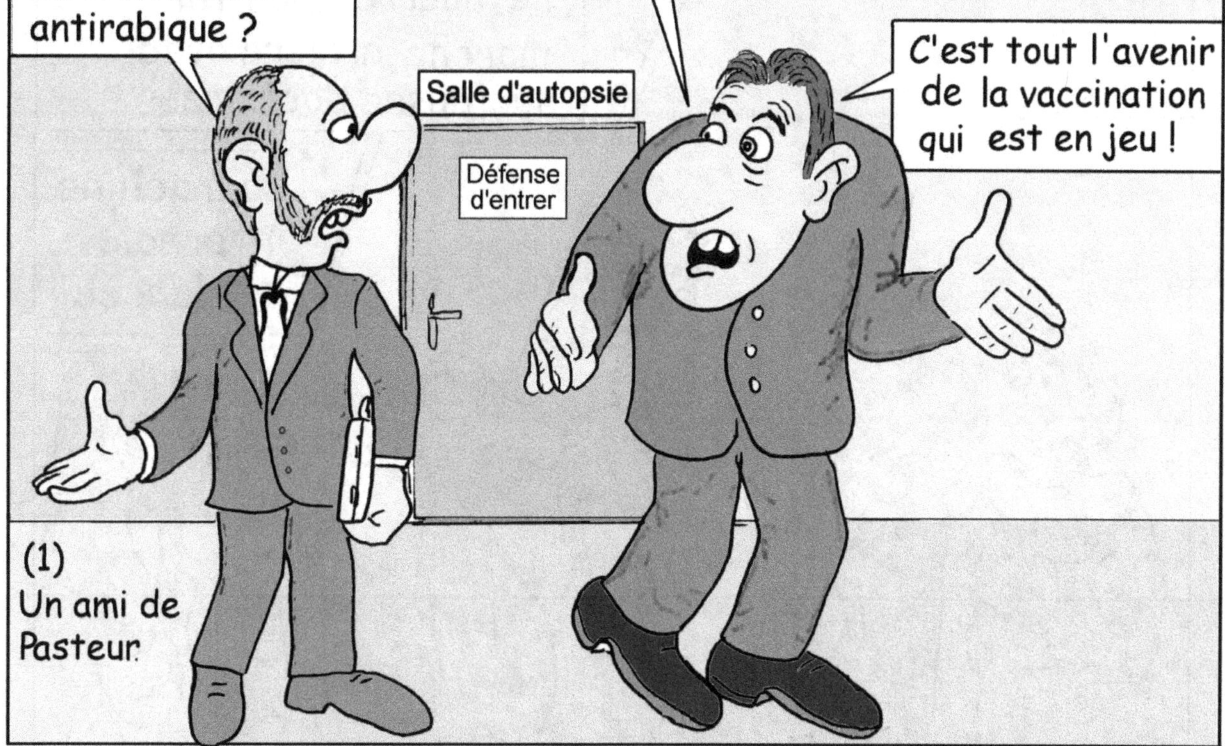

Monsieur Pasteur ne guérit pas la rage, il la donne.

Dr Lutaud (Étude sur la rage et la méthode Pasteur)

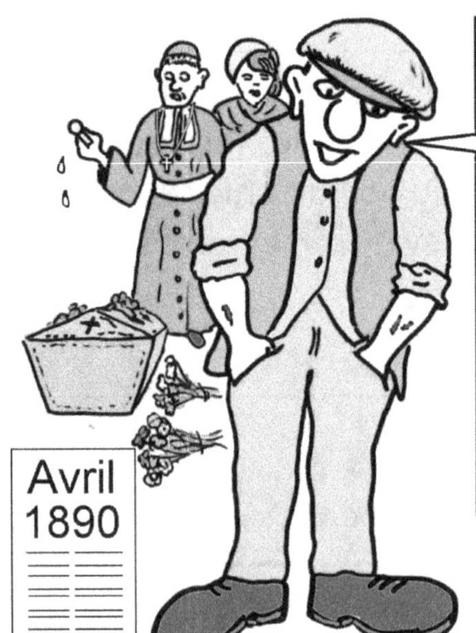

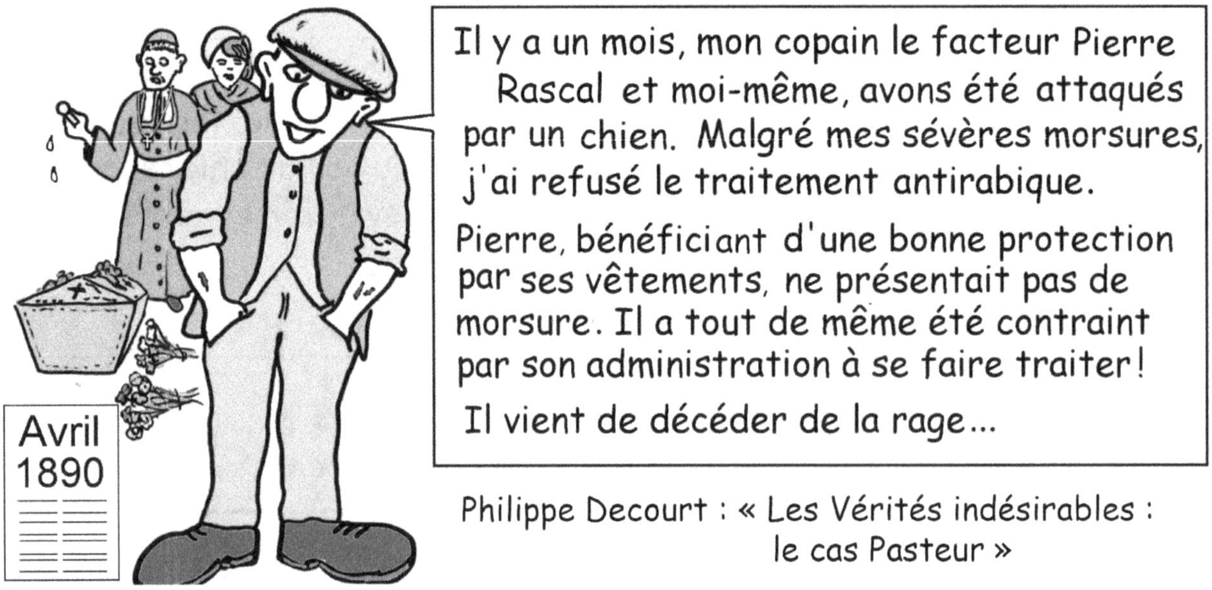

Il y a un mois, mon copain le facteur Pierre Rascal et moi-même, avons été attaqués par un chien. Malgré mes sévères morsures, j'ai refusé le traitement antirabique.

Pierre, bénéficiant d'une bonne protection par ses vêtements, ne présentait pas de morsure. Il a tout de même été contraint par son administration à se faire traiter !

Il vient de décéder de la rage...

Philippe Decourt : « Les Vérités indésirables : le cas Pasteur »

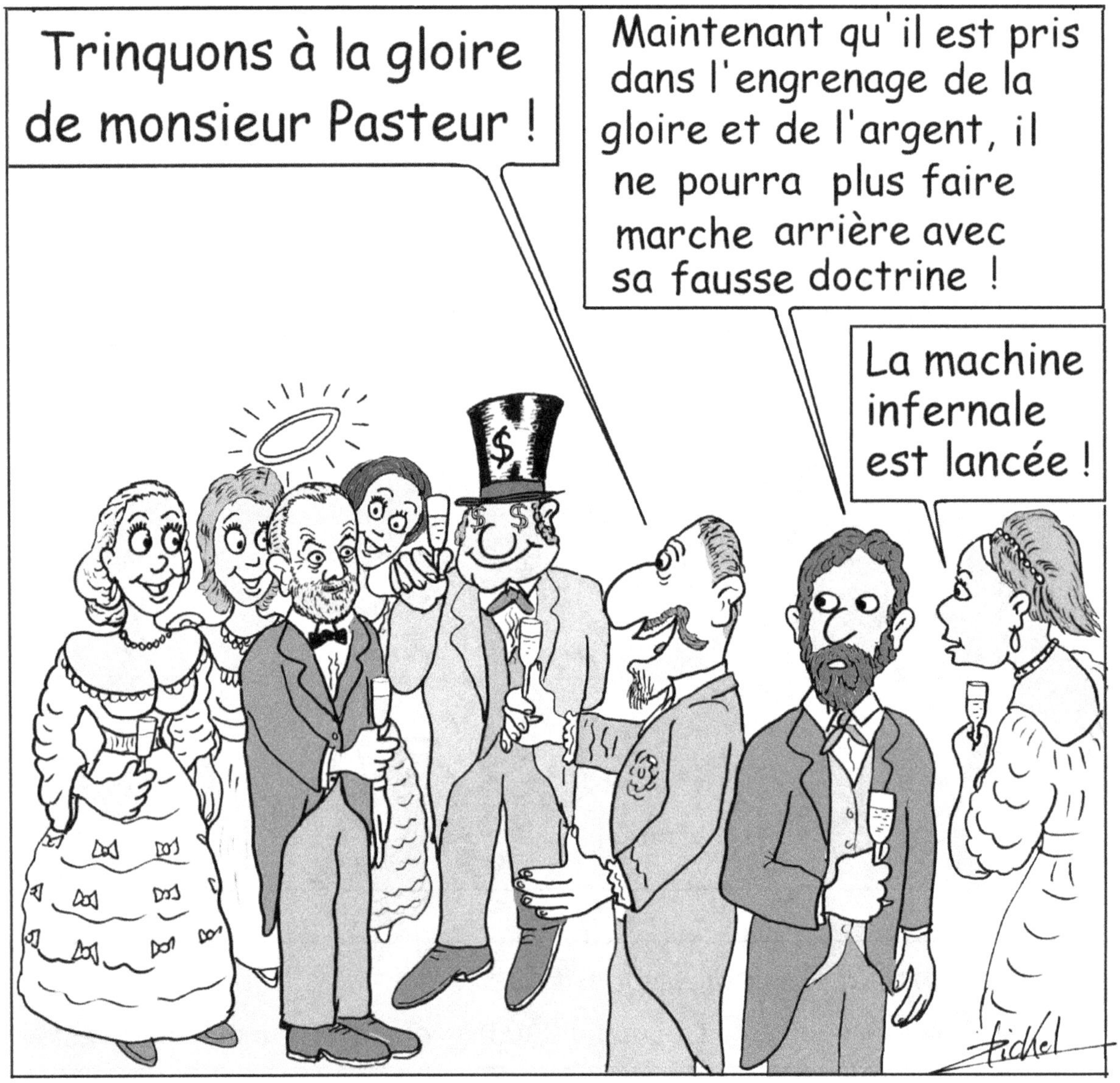

Trinquons à la gloire de monsieur Pasteur !

Maintenant qu'il est pris dans l'engrenage de la gloire et de l'argent, il ne pourra plus faire marche arrière avec sa fausse doctrine !

La machine infernale est lancée !

Xavier Raspail : « Raspail et Pasteur, trente ans de critiques médicales et scientifiques »

Par la suite, Pasteur eut de nombreux décès à son actif. Il bénéficiait de protections tandis que la presse faisait la sourde oreille aux protestations du Pr Béchamp.
Prévenir la rage en inoculant de la moelle de lapin mort de la rage à des individus mordus par des chiens que l'on supposait enragés ?
Quelle folie !
Ça ne tient pas debout !
Pr Antoine BÉCHAMP
Dr Nancy Appleton,
« The Curse of Louis Pasteur »

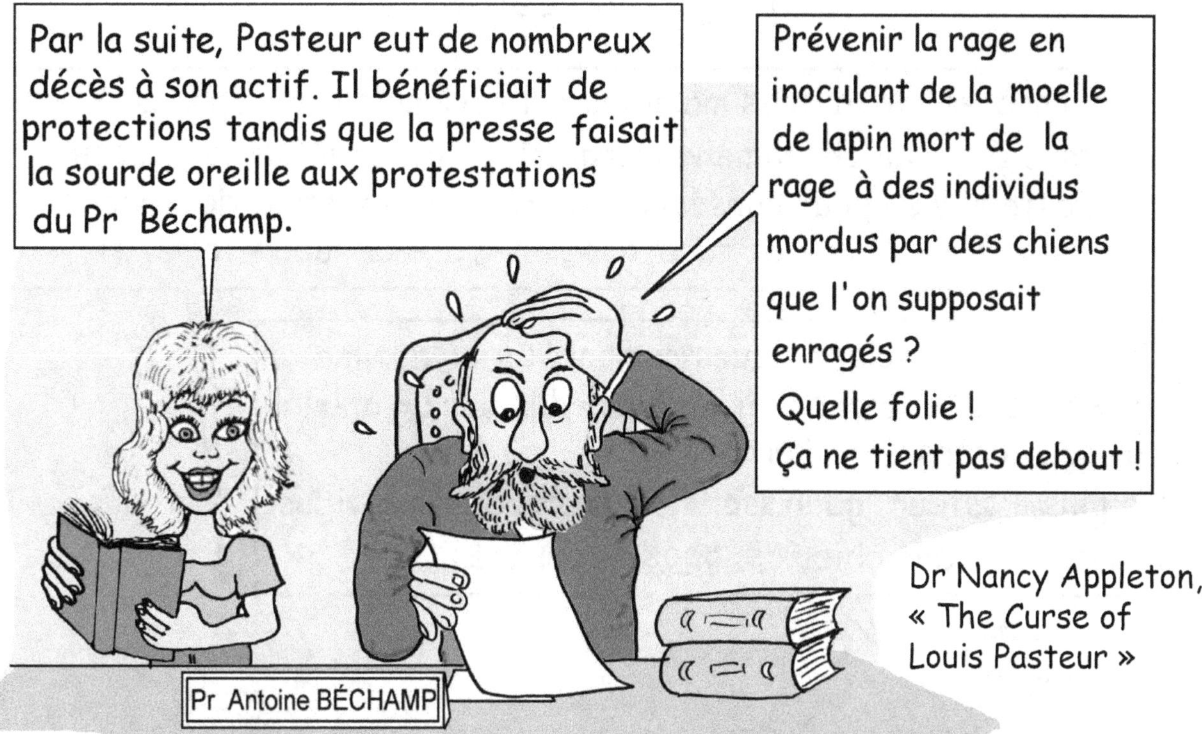

Meister, vacciné 60 heures après avoir été mordu par un chien supposé enragé

Imaginons la logique.
A ma gauche, le virus T.G.V. vaccinal magique qui va prévenir la maladie !
A ma droite, le dangereux virus sauvage avec plusieurs jours d'avance !

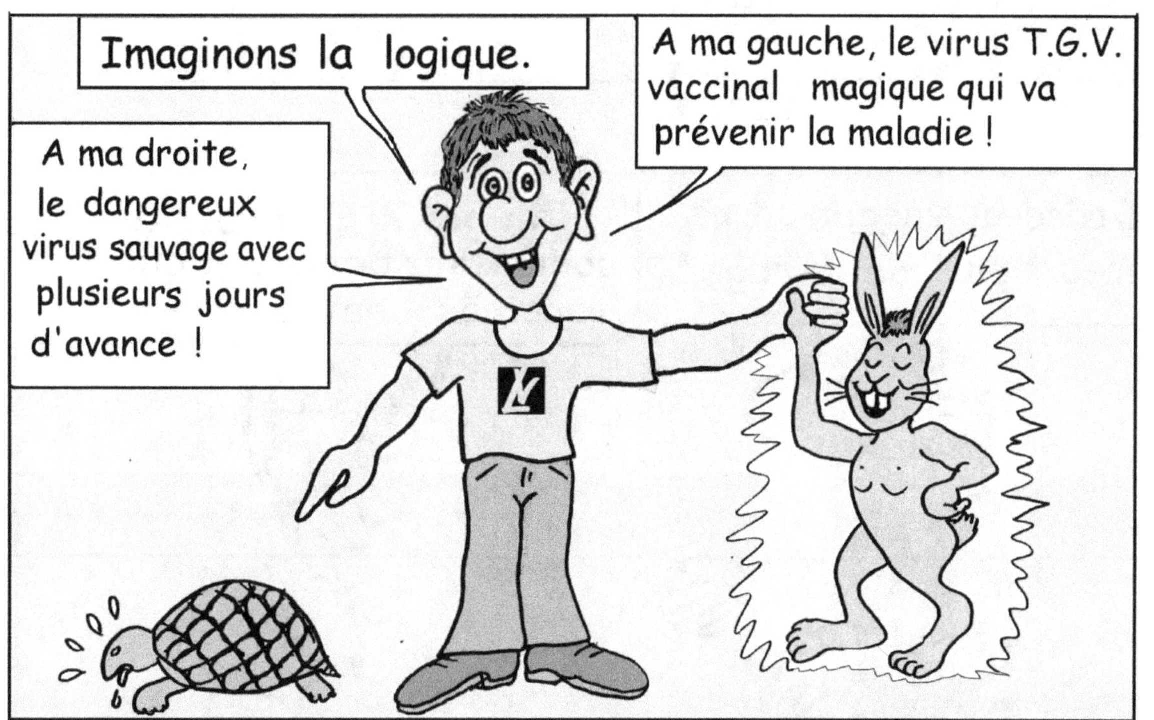

Les idées pasteuriennes propagées et enseignées comme un catéchisme d'enfant de chœur font reculer l'intelligence et donc la civilisation.

Dr René Dufilho

La rage, un fléau ?

Comparée aux autres maladies qui sévissaient à l'époque, la rage était un phénomène marginal. L'introduction du vaccin Pasteur a eu pour conséquence une augmentation des décès suite à une forme de rage, appelée "rage de laboratoire" (1)
Toutes études scientifiques comparées, on estime que seul 5 à 16 % des individus mordus par un animal enragé contractent la rage.
De plus, Pasteur "guérissait"(ou tuait) des individus mordus par des chiens **supposés** enragés.

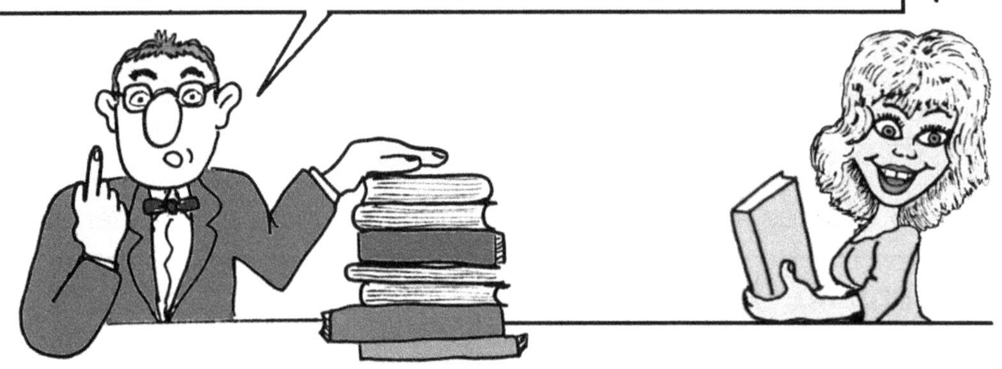

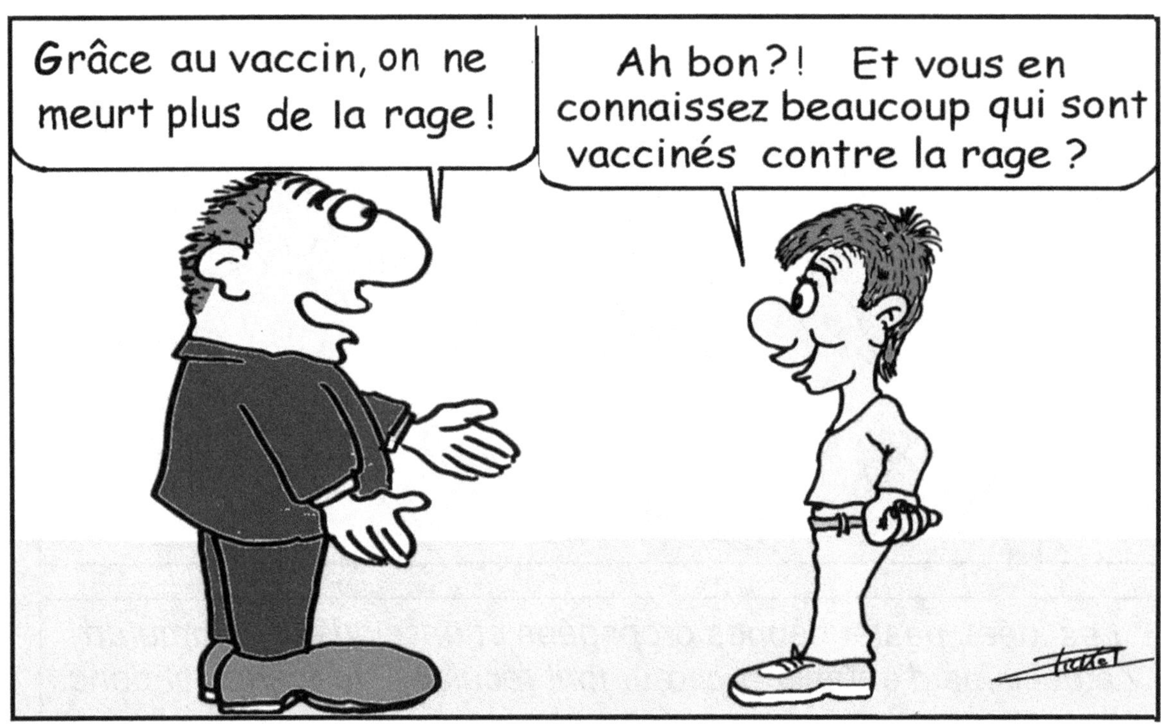

(1) Douglas Hume : « Béchamp ou Pasteur »
Dr Eric Ancelet : « Pour en finir avec Pasteur »

Les vaccinations ne sont que d'abominables mystifications hygiéniques qui ont déconsidéré la science et la pratique de l'art de guérir en décimant l'humanité pour enrichir les vaccinateurs.

Dr Hubert Boens

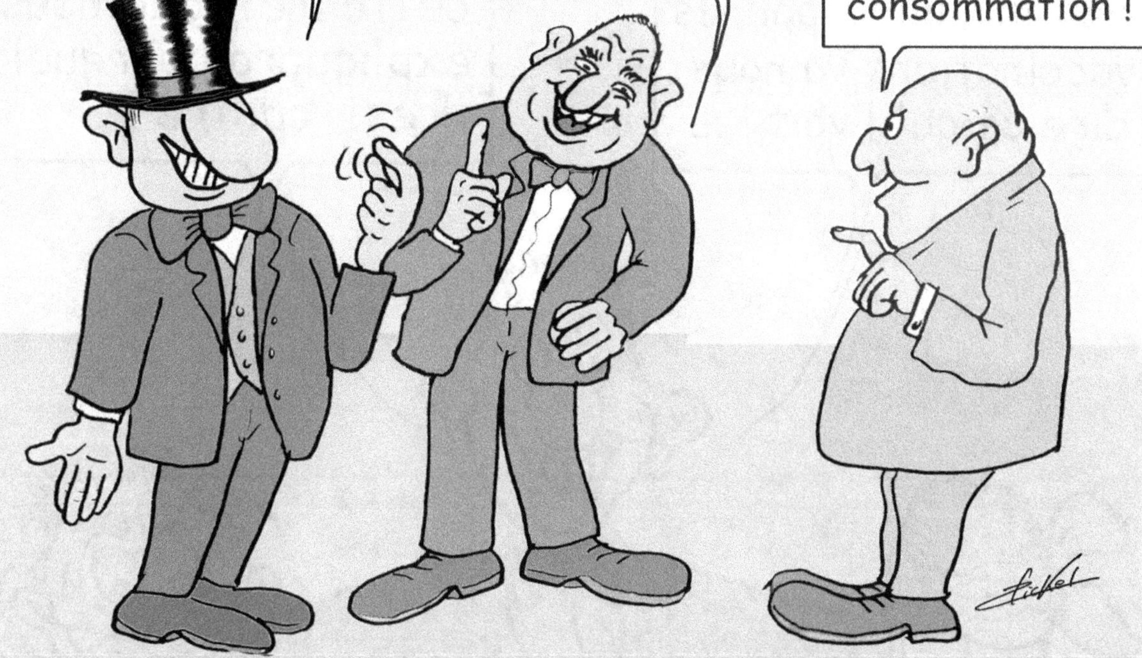

Nous sommes mis en demeure de consommer, avec une manipulation scientifique à la clé. Dr Didier Tarte

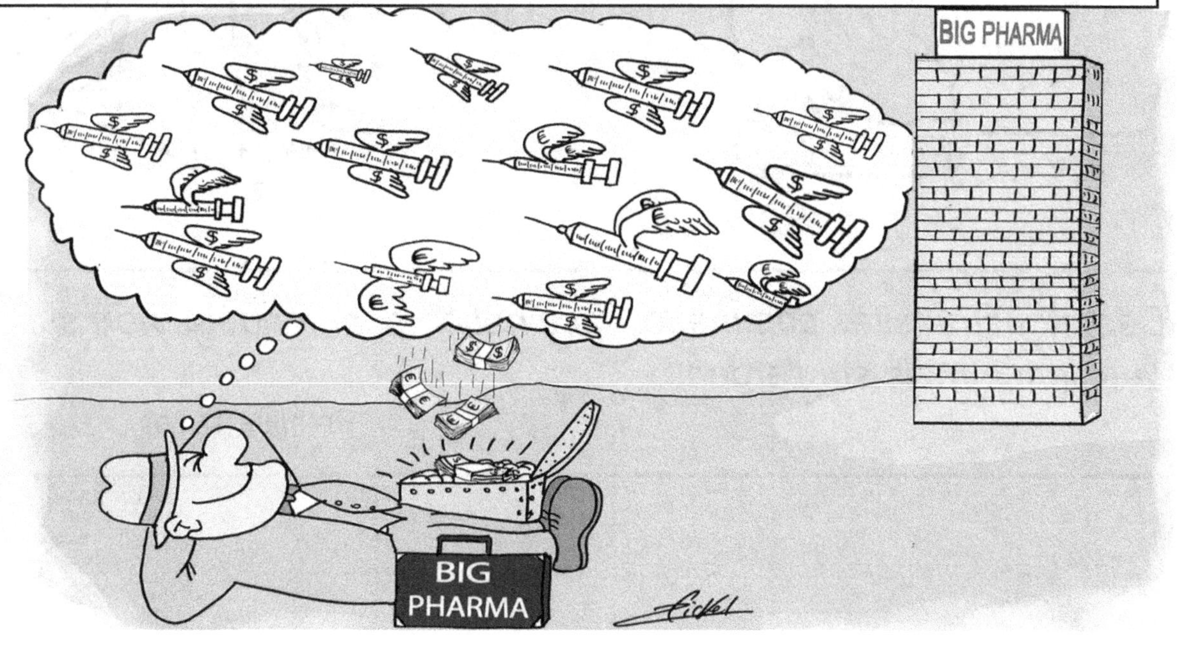

Toute vaccination est un scandale si on la considère sur un plan scientifique.

Dr Jacques Kalmar

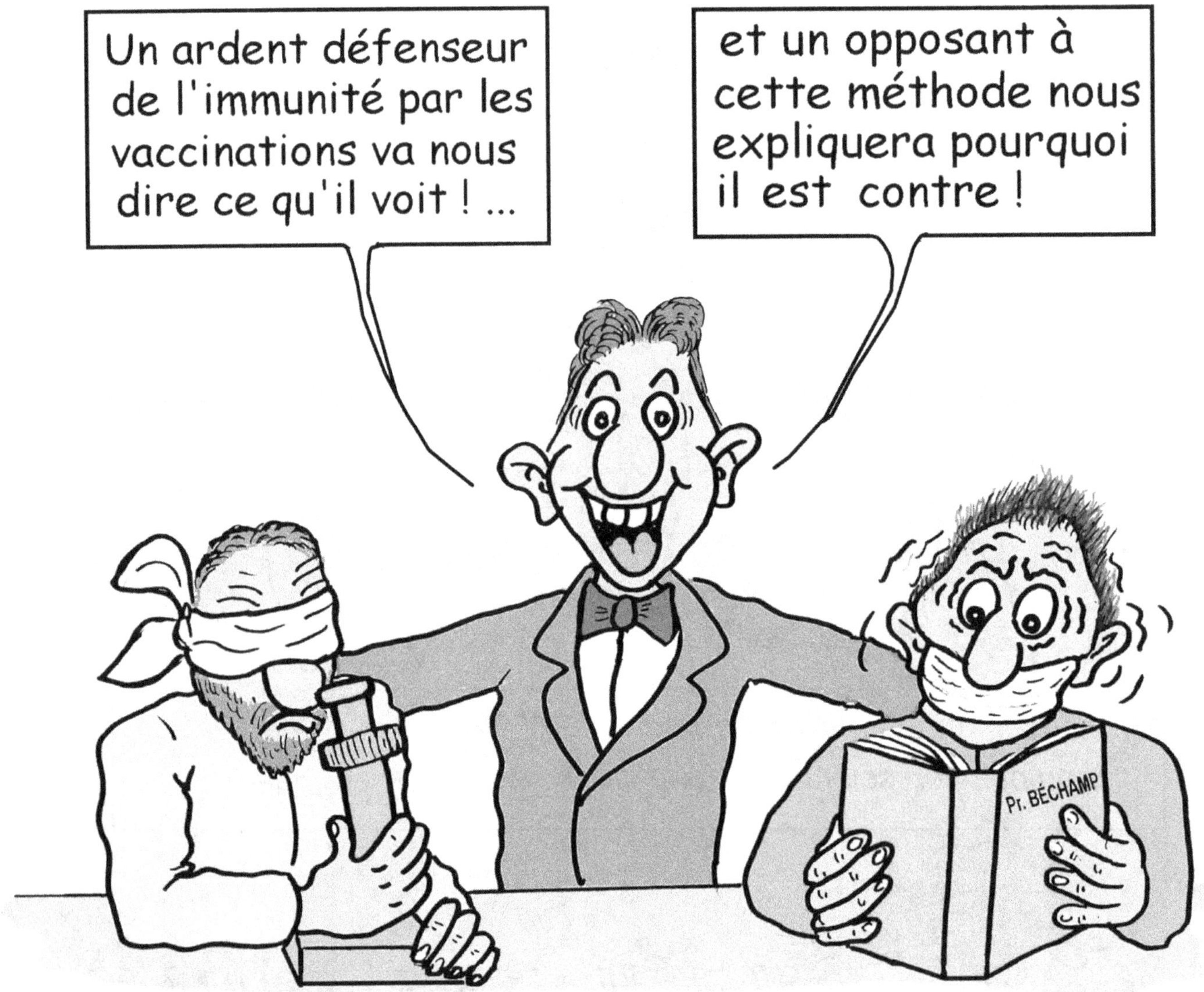

Un ardent défenseur de l'immunité par les vaccinations va nous dire ce qu'il voit ! ...

et un opposant à cette méthode nous expliquera pourquoi il est contre !

Pr. BÉCHAMP

Des monstruosités comme la vaccination sont fondées non sur la science mais sur l'argent.

Pr Jules Tissot

La magie des statistiques

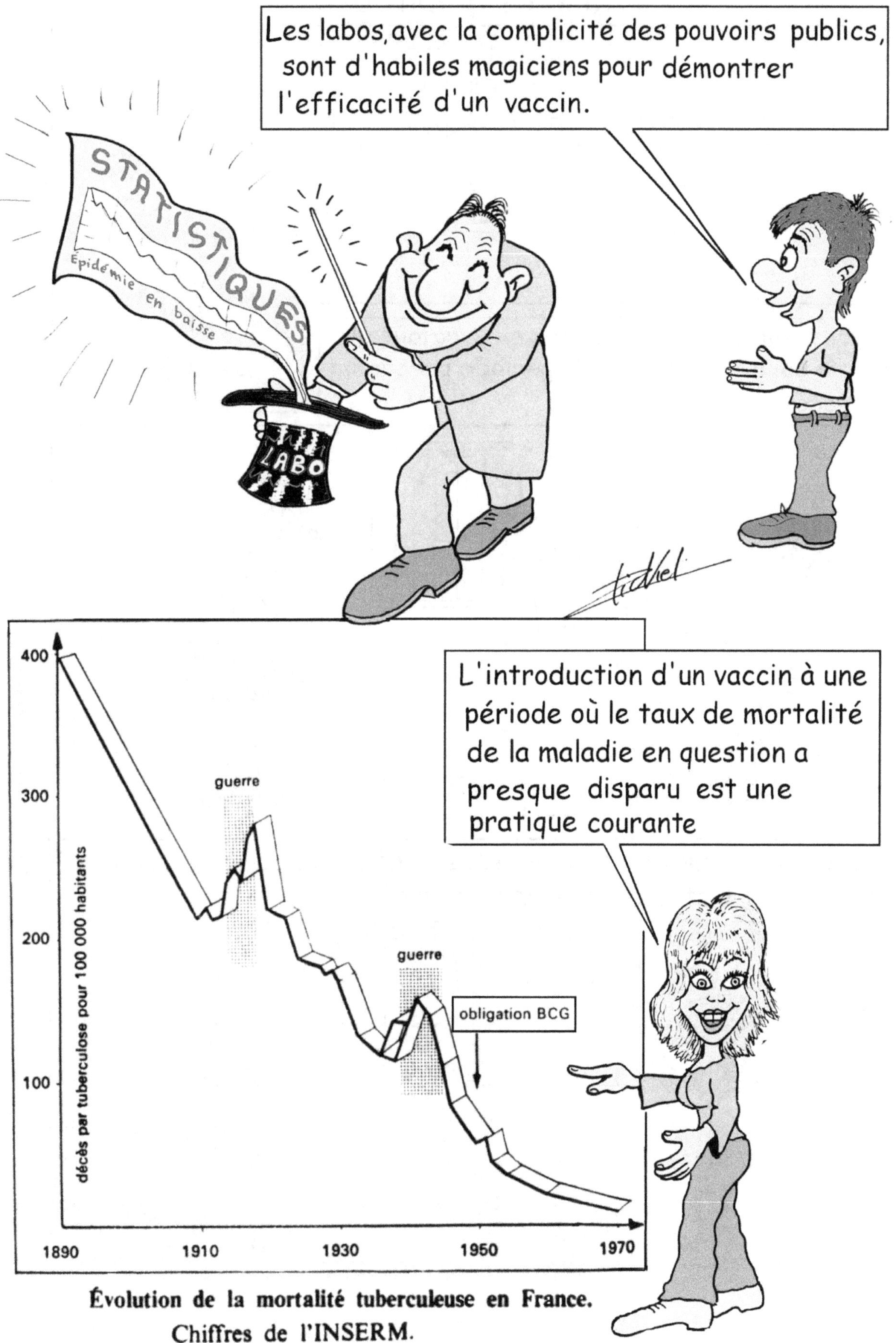

Évolution de la mortalité tuberculeuse en France.
Chiffres de l'INSERM.

Trafic de graphiques

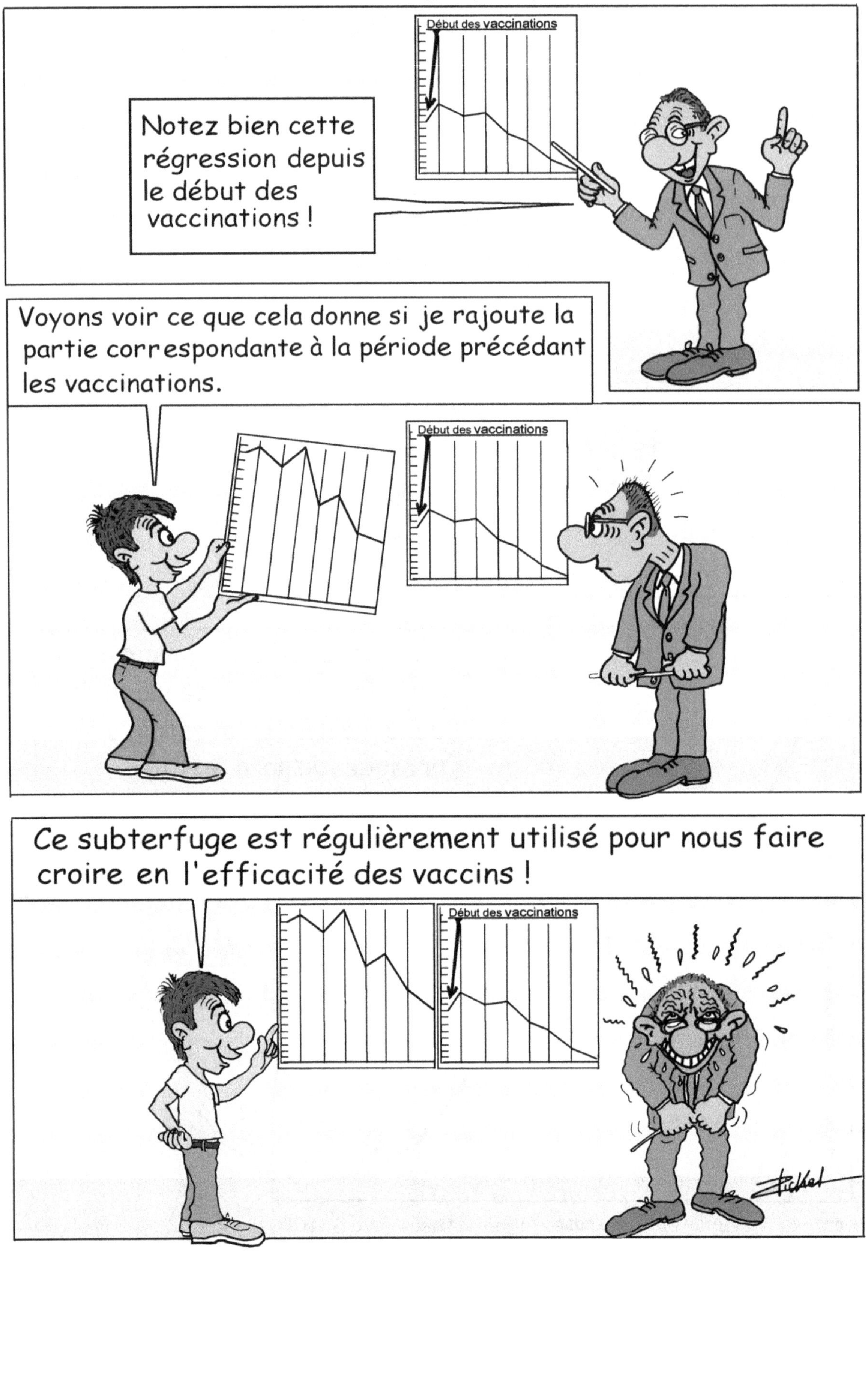

Début des vaccinations

Notez bien cette régression depuis le début des vaccinations !

Voyons voir ce que cela donne si je rajoute la partie correspondante à la période précédant les vaccinations.

Début des vaccinations

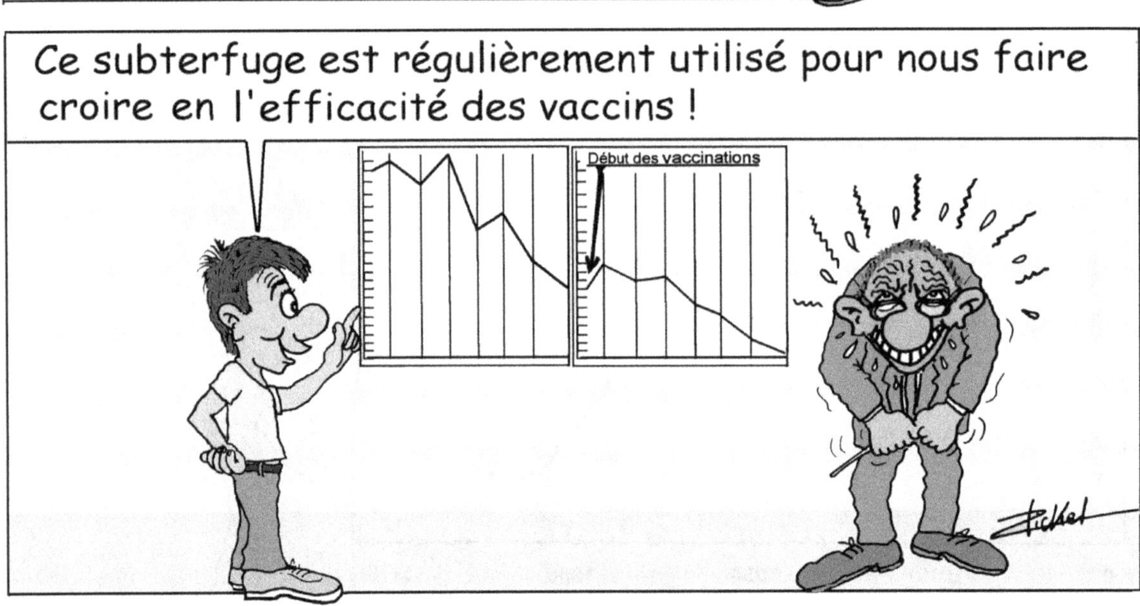

Diphtérie, encore un vaccin de la tricherie

Armée du Rhin 1925
Pas fameux ! Ce sont en majorité les vaccinés qui contractent la diphtérie !
On peut améliorer cela en utilisant la stratégie de PASTEUR. Tous ceux qui ont eu la maladie alors qu'ils n'avaient eu qu'une ou deux doses ne seront pas classés parmi les vaccinés !
Génial !
Le commerce du vaccin est sauf ! (1)
Dr. ZOELLER

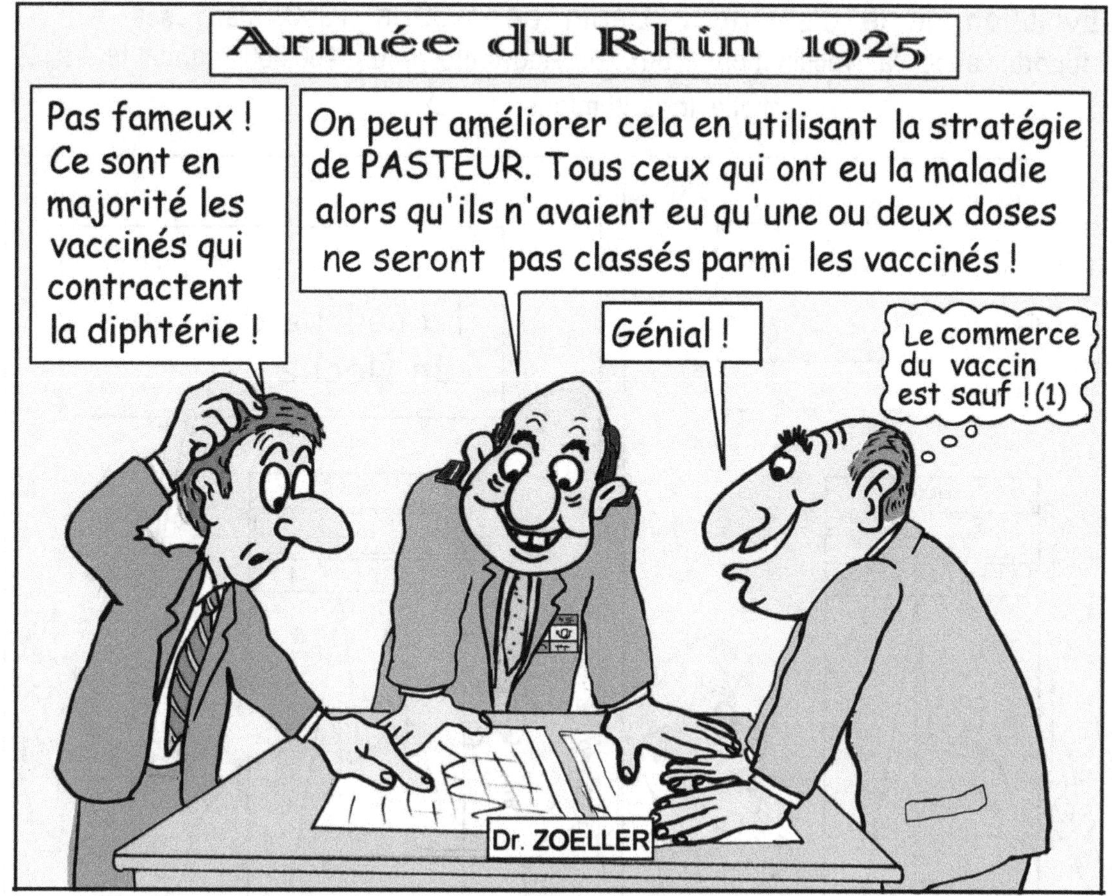

En 1941, les enfants de France étaient vaccinés contre la diphtérie, ce qui n'empêcha pas les cas de diphtérie de tripler en 1943.

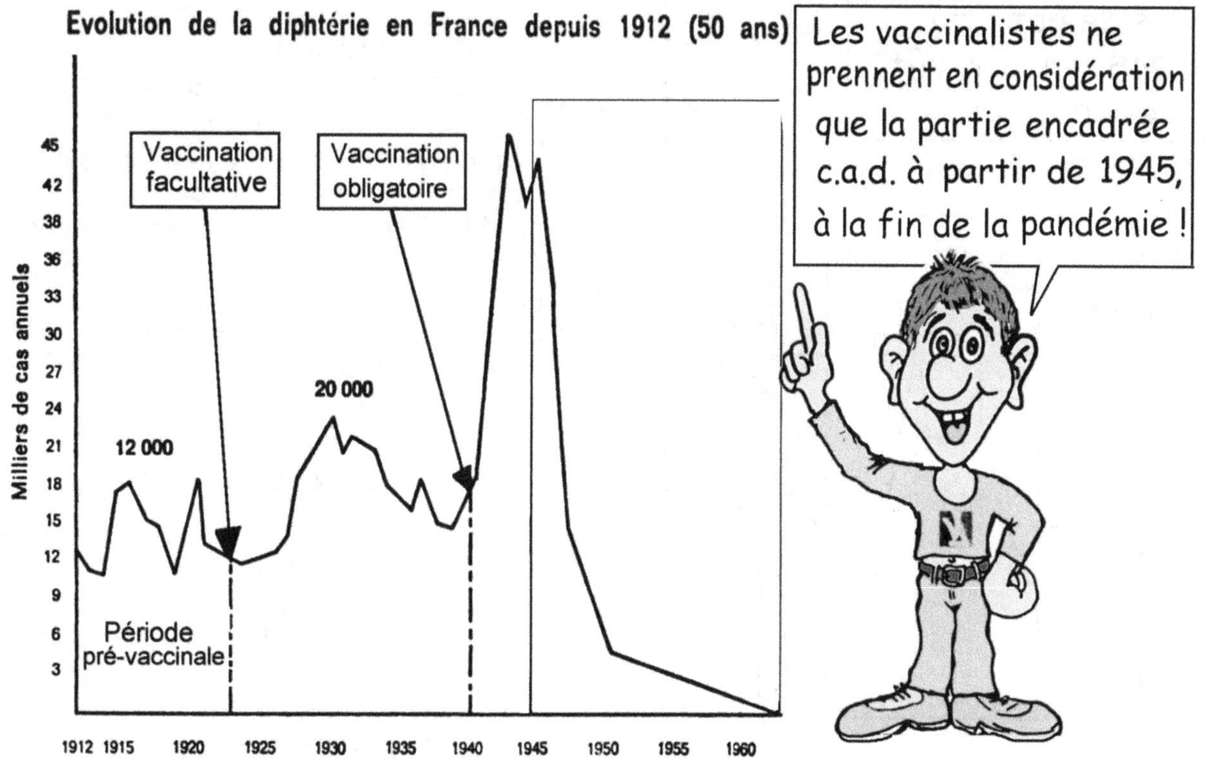

Evolution de la diphtérie à Berlin de 1938 à 1950, dans ses rapports avec la vaccination. Taux de mortalité pour 100.000 habitants. Echelle logarithmique.

Devinez à quelle période on a vacciné.
BERLIN
× 6
— 40 fois

Fastoche ! En 1945 ! La courbe descend en flèche !
BERLIN
× 6
— 40 fois

Pas de pot ! En 1945, on a arrêté de vacciner.
BERLIN
PAS DE VACCI NATION
VACCI NATION MASSIVE
PAS DE VACCINATION
× 6
— 40 fois
?

Les docteurs DETTMAN et KALOKÉRINOS trouvèrent dans les annales du ministère de la Santé de l'Écosse que durant la période allant de 1941 à 1944, 23 000 cas de diphtérie furent déclarés sur des enfants déjà vaccinés, entraînant la mort de 180 d'entre eux.

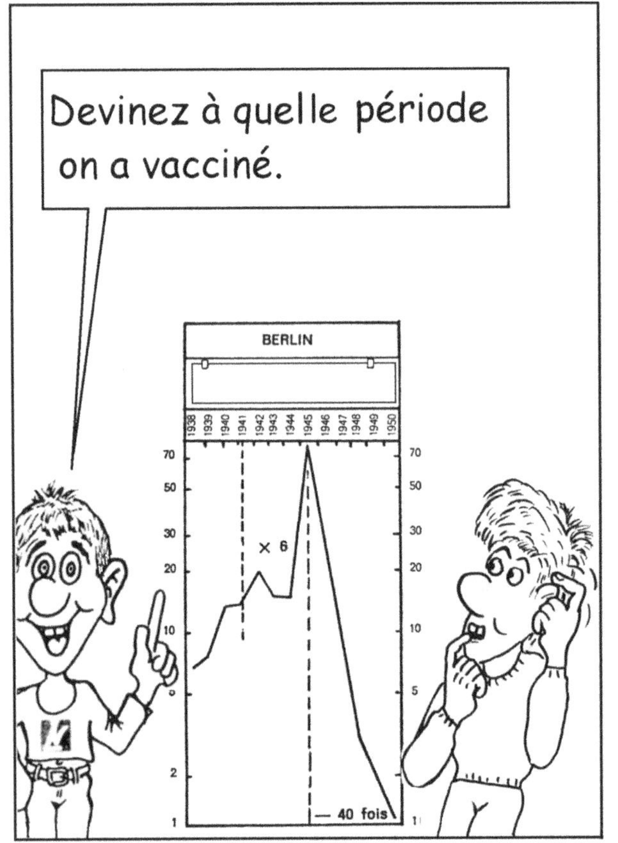

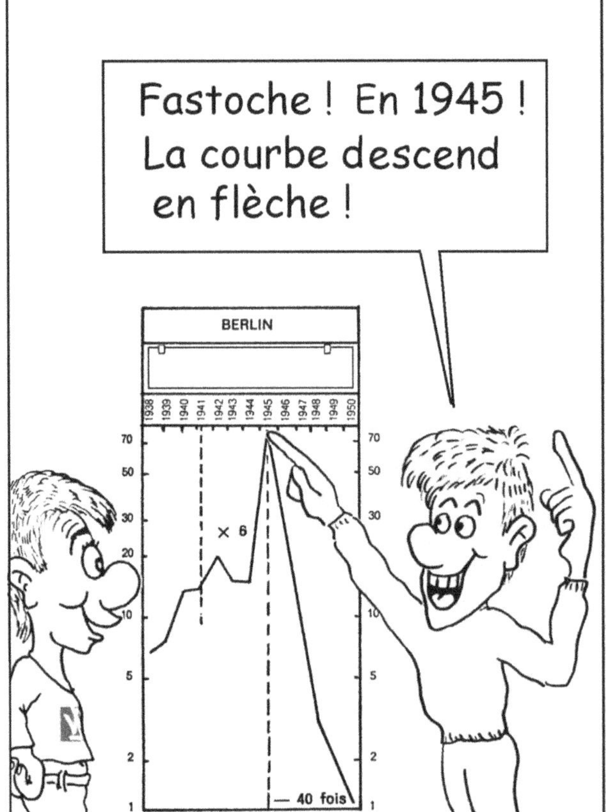

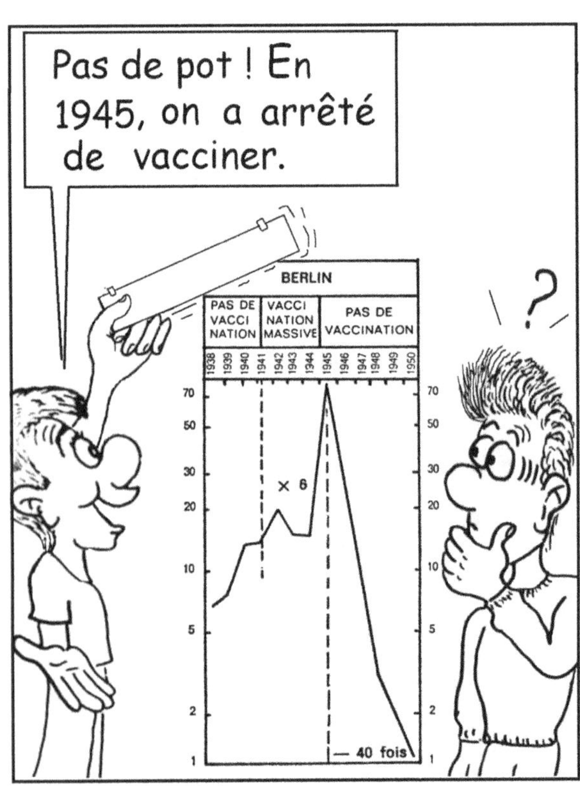

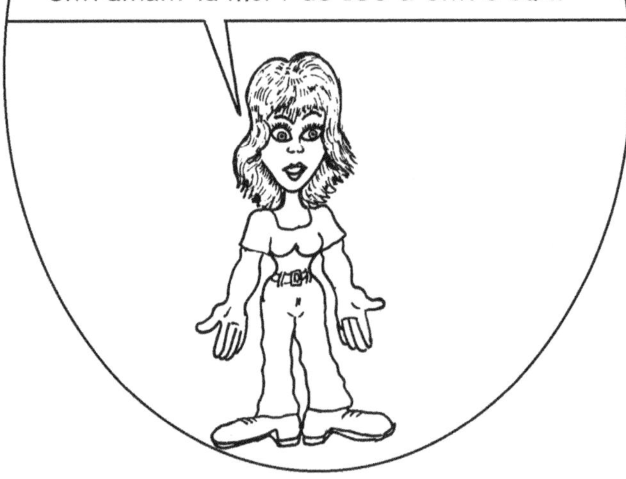

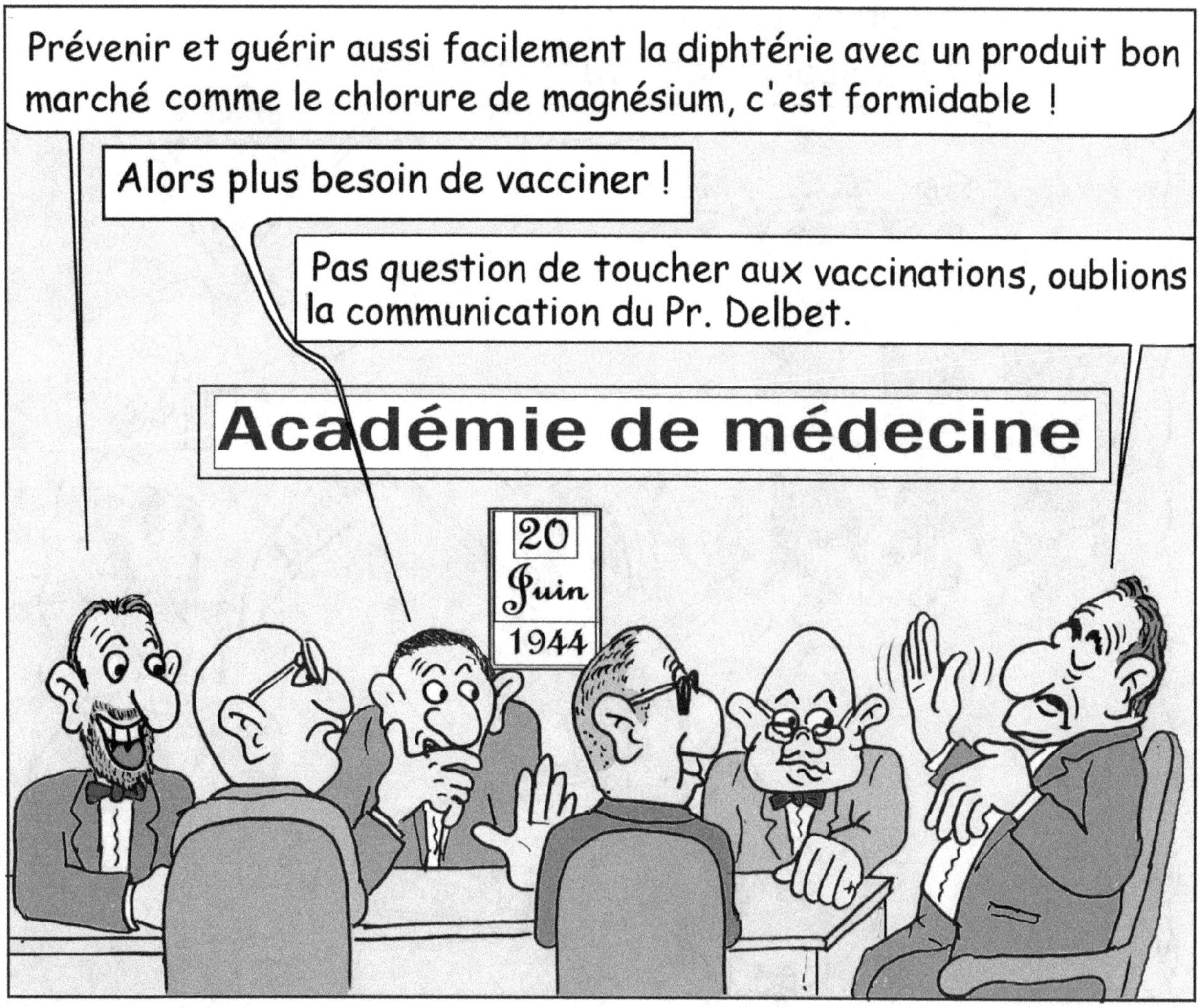

Prévenir et guérir aussi facilement la diphtérie avec un produit bon marché comme le chlorure de magnésium, c'est formidable !

Alors plus besoin de vacciner !

Pas question de toucher aux vaccinations, oublions la communication du Pr. Delbet.

Académie de médecine

20 Juin 1944

Après avoir expérimenté le chlorure de magnésium, le Pr. Delbet, lui-même membre de l'Académie, fit une com - munication. Son communiqué n'a pas paru dans le bulletin du jour !

Par son silence, l'Académie de médecine a condamné à mort des milliers d'enfants. Cela donne à réfléchir sur les intérêts qu'elle sert...

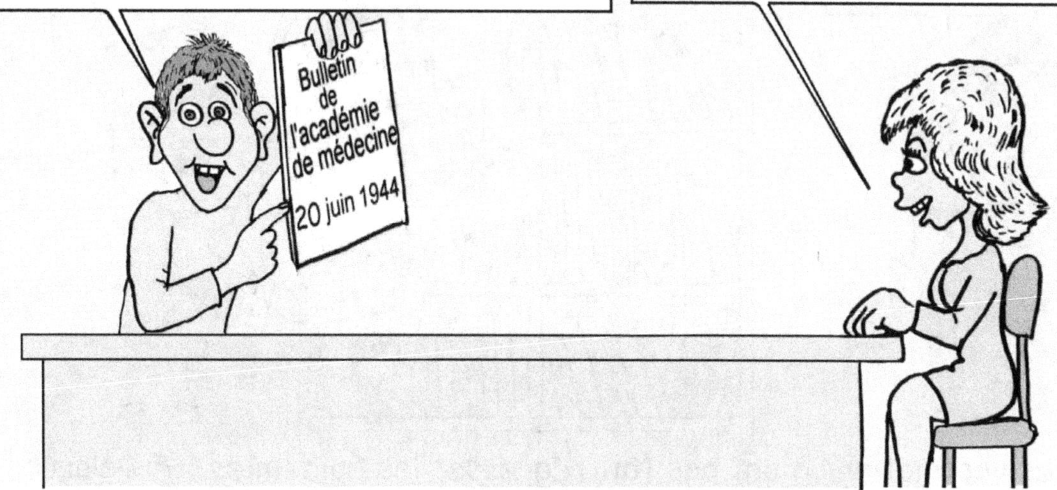

Les grandes épidémies du passé ont disparu sans vaccinations.
PESTE
SUETTE
CHOLÉRA
VARIOLE
VACCIN
Vaccin
La propagande officielle nous a fait croire que la variole a disparu grâce au vaccin.
Pourtant, il est facile de démontrer l'inverse, les vaccinations massives ont déclenché des épidémies meurtrières et retardé la disparition de la variole ! (1)
les vaccinations n'ont pas fait régresser les épidémies
F. Delarue

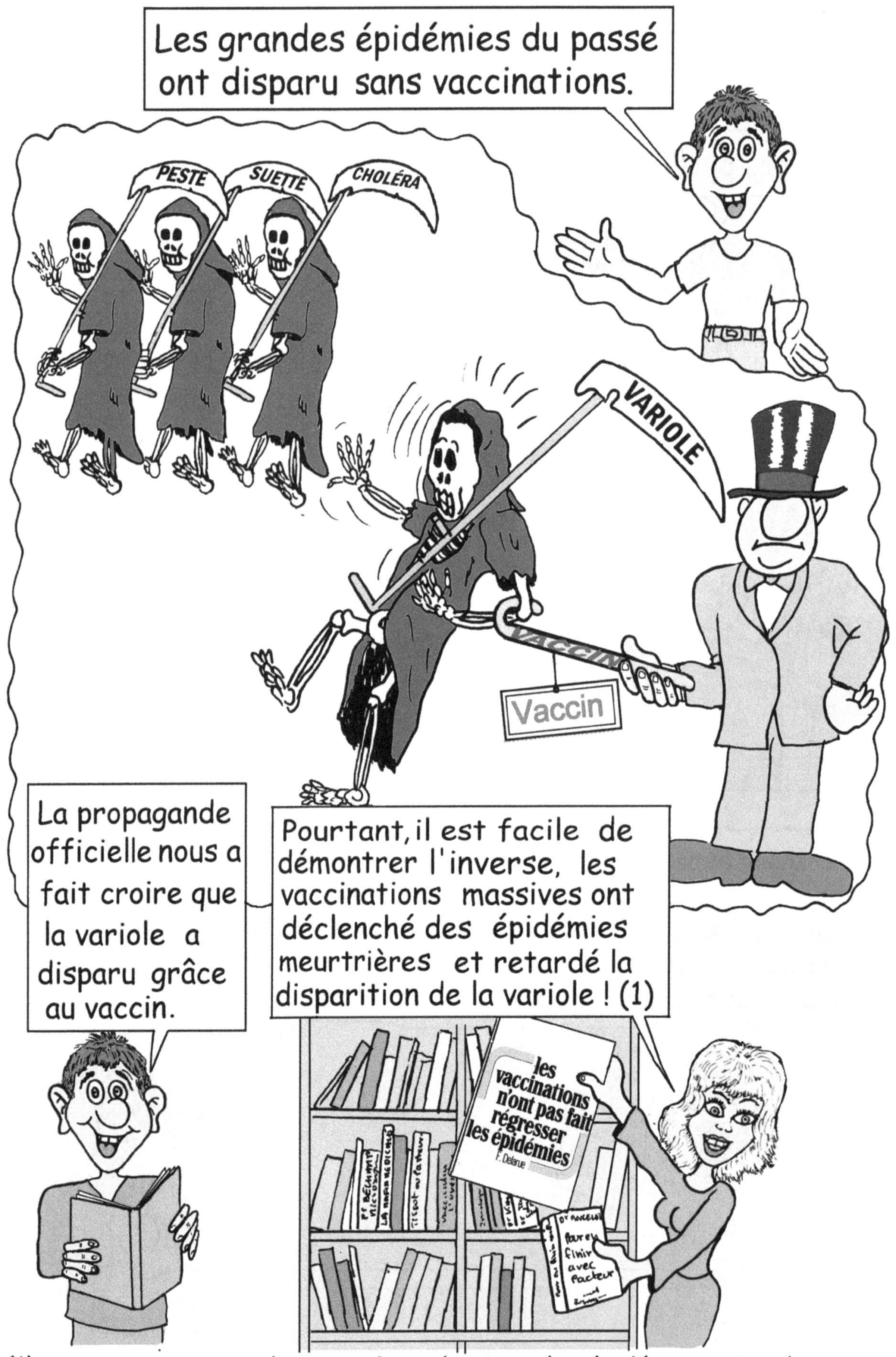

(1) « Les vaccinations n'ont pas fait régresser les épidémies » *F. Delarue*

Variole: Quelques faits parmi d'autres

En mai 1871, les autorités médicales anglaises affirmaient que 87,5% de la population était vaccinée. Pourtant l'année suivante, le pays connut la pire épidémie de l'histoire qui se solda par 44 840 décès.

En Ecosse, pays le plus vacciné du monde, entre 1855 et 1875, plus de 9 000 enfants vaccinés décédèrent de la variole.

En Allemagne dans les années 1870-71, 120 000 personnes sont tuées par la variole alors que 96% d'entre elles étaient vaccinées.

Les exemples démontrant que la vaccination a fait augmenter les cas de variole sont nombreux. (1)

Près d'un siècle plus tard, l'OMS a été obligée d'avouer que la vaccination de masse était incapable d'éradiquer la variole et que, sans l'isolement des malades et la surveillance des contacts, les épidémies perdurent.

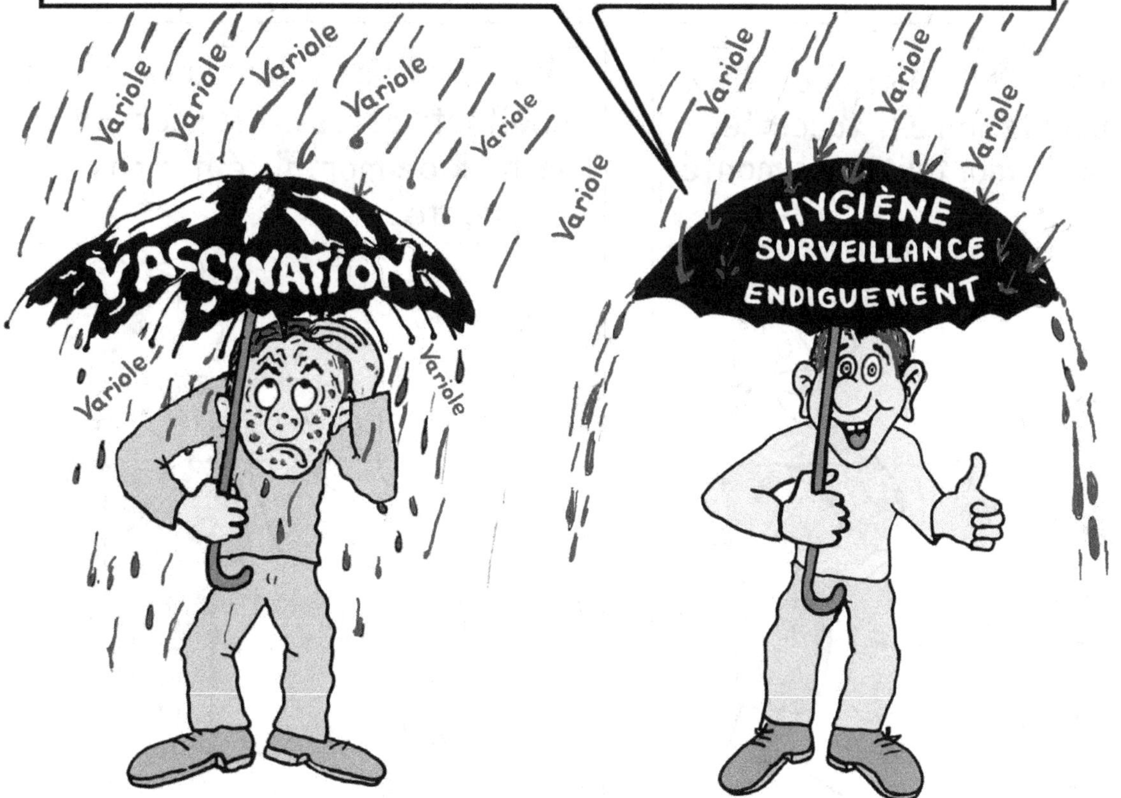

(1) Fernand Delarue : « Les vaccinations n'ont pas fait régresser les épidémies »

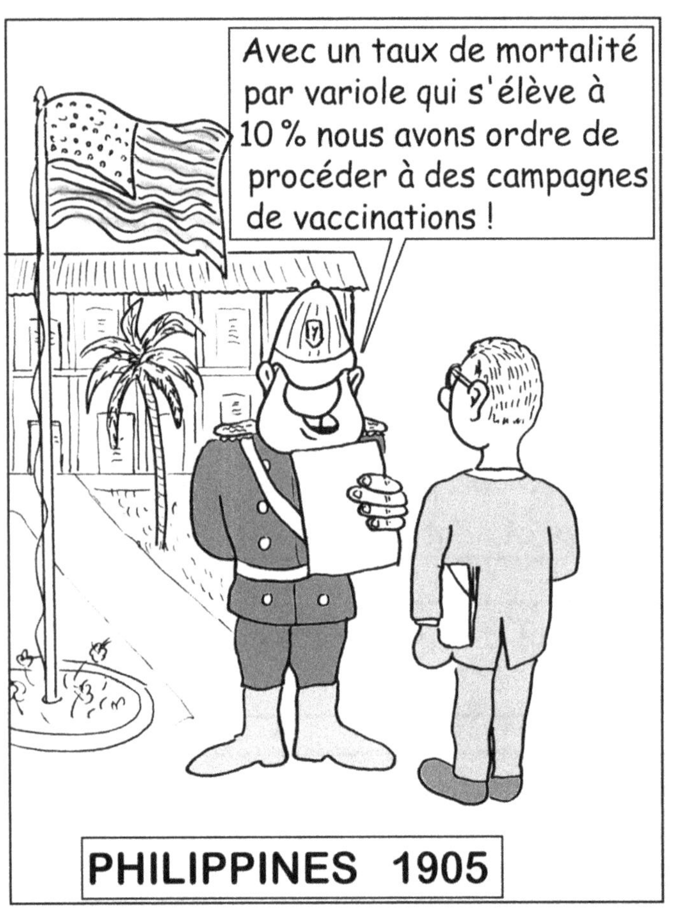

Avec un taux de mortalité par variole qui s'élève à 10 % nous avons ordre de procéder à des campagnes de vaccinations !

PHILIPPINES 1905

Comment ? Le taux de mortalité par variole s'est élevé à 25 % ? Il faut intensifier les vaccinations !

PHILIPPINES 1906

Pas possible ! Alors que 95 % de la population est vaccinée, le taux de mortalité est monté à 54 % ?
Sauf sur l'île de Mindanao où les habitants refusent la vaccination, le taux de mortalité n'a pas augmenté !
? ?

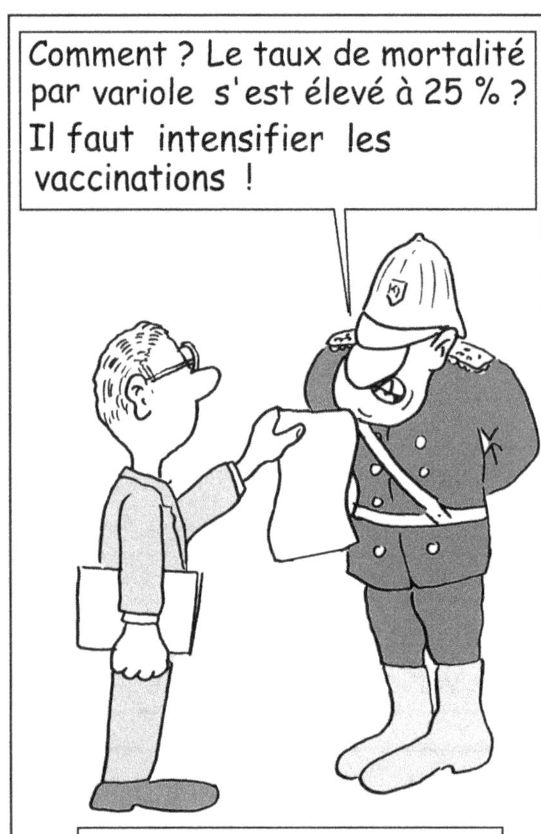

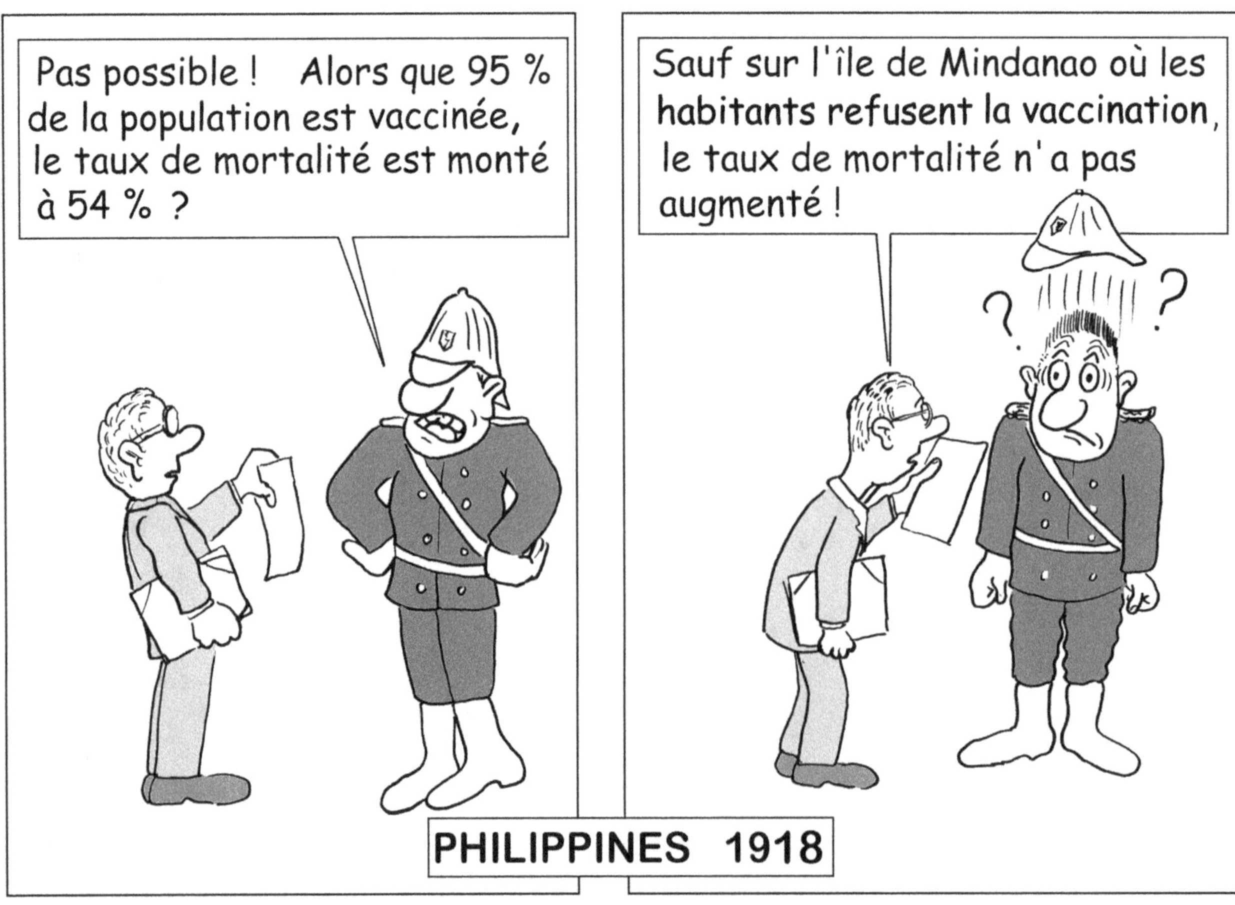

PHILIPPINES 1918

A Manille, où tous les habitants ont été vaccinés et revaccinés, nous avons enregistré un taux de mortalité s'élevant à 65 % !

Question : Leur vaccin est-il destiné à nous protéger ou à nous décimer ?

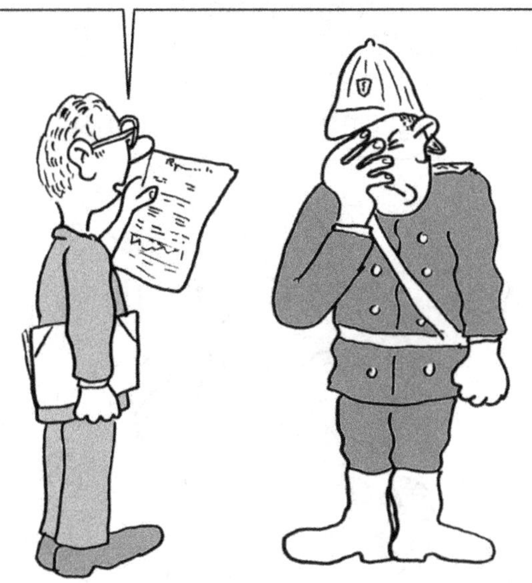

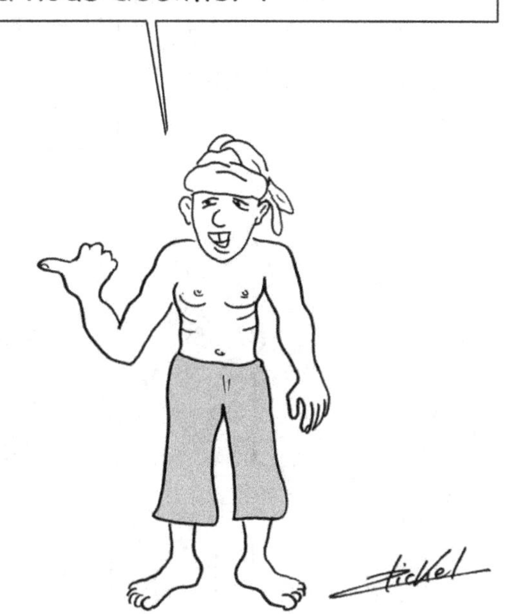

D'après le rapport officiel de la mission d'enquête aux îles Philippines dirigée par l'Inspecteur Général Léonard Wood (USA).

Je suis fermement convaincu que la vaccination ne peut être montrée comme ayant quelque relation logique avec la diminution des cas de variole. La plupart des personnes sont mortes de la variole qu'elles contractèrent après avoir été vaccinées.

Dr J.W. Hodge (*The Vaccination Superstition*)

Dans plusieurs pays en voie de développement, on s'était imaginé qu'avec une seule campagne de vaccinations on arriverait à résoudre le problème. Or, dans plusieurs de ces pays, la fréquence de ces maladies a augmenté, allant même jusqu'à quintupler depuis la vaccination.

Pr Lépine (*Médecine praticienne n°467)*

Depuis que nous avons des vaccinateurs publics, la maladie s'est accrue d'année en année ; ce fait a été attesté devant le bureau de santé et personne n'osera le nier. Et pourtant, le même bureau suggère de nouveaux moyens d'augmenter la vaccination.

Dr J. Emery-Coderre (1875)

La tuberculose et le BCG

Ils vont enfin nous laisser en paix avec leur BCG totalement inefficace ?! (1)
Ouais ! Il est maintenant utilisé pour le bétail humain !
Inefficace pour nous mais efficace chez les humains ?
Ils sont devenus complètement fous !
Toc ! toc !

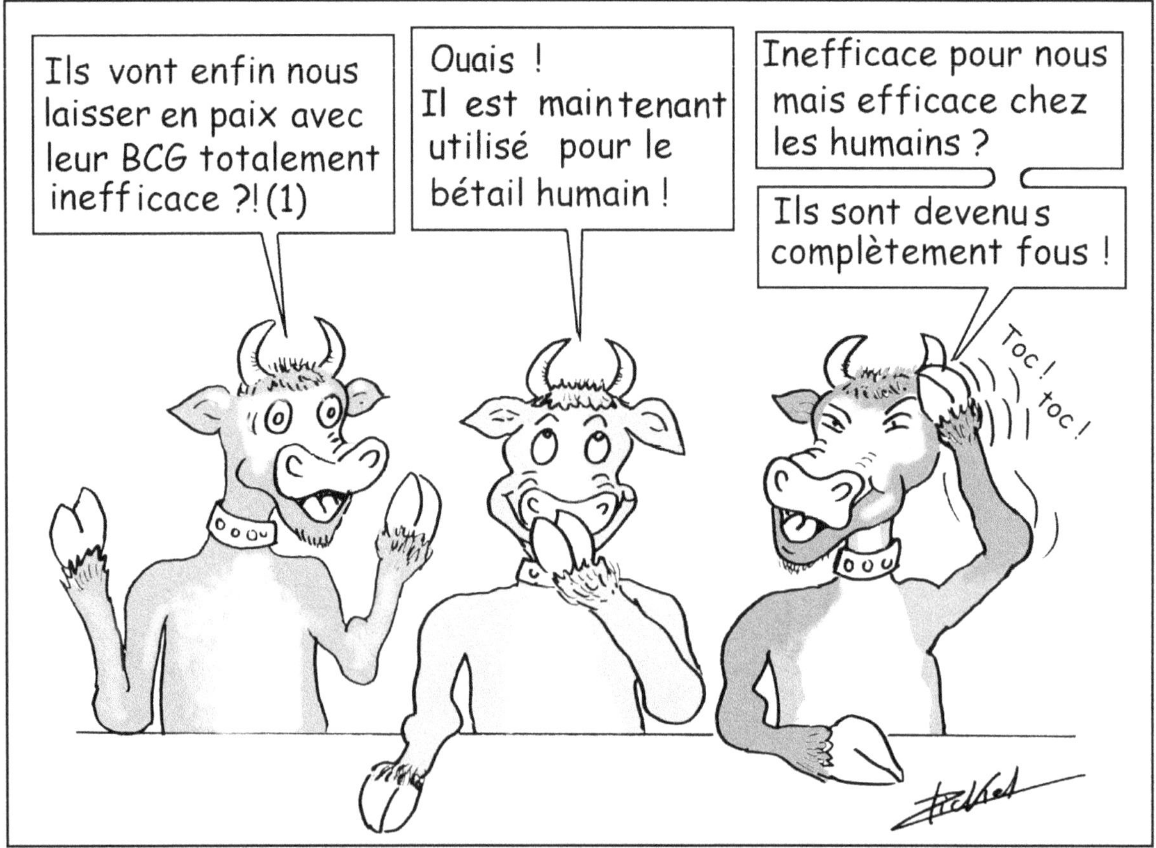

(1) Le BCG bovin a été interdit en 1955 en raison d'une tuberculinisation rendant la viande impropre à la consommation.

Faudra que les Français deviennent anthropophages pour qu'on leur interdise le BCG !

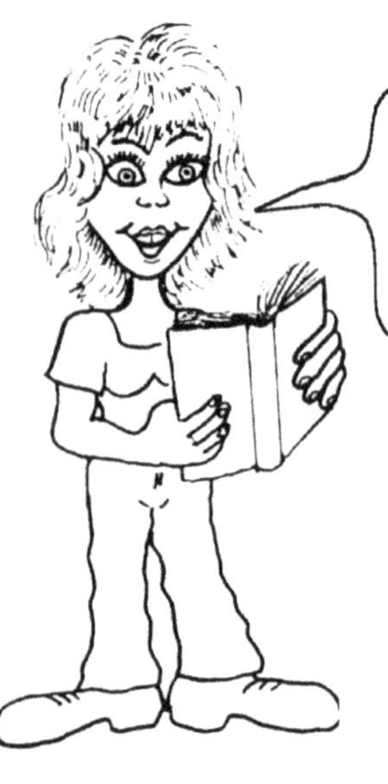

Dans un essai majeur réalisé en Inde auprès de 260 000 personnes, il est survenu plus de cas de tuberculose chez les vaccinés que dans le groupe placebo !

J'ai été stupéfait que la légende de sécurité de la vaccination BCG se soit établie aussi facilement.

Dr James

La B.C.G. Mafia

Le BCG soulève de vives protestations de la part de certains membres du corps médical !
Leur principal argument est simple ; si la tuberculose n'est pas une maladie immunisante, c'est idem pour le vaccin !
De plus, il a été démontré que la primo infection vaccinale risque d'engendrer une vraie tuberculose !
Leurs arguments sont solides, mais nous avons les moyens de contrôler la situation !

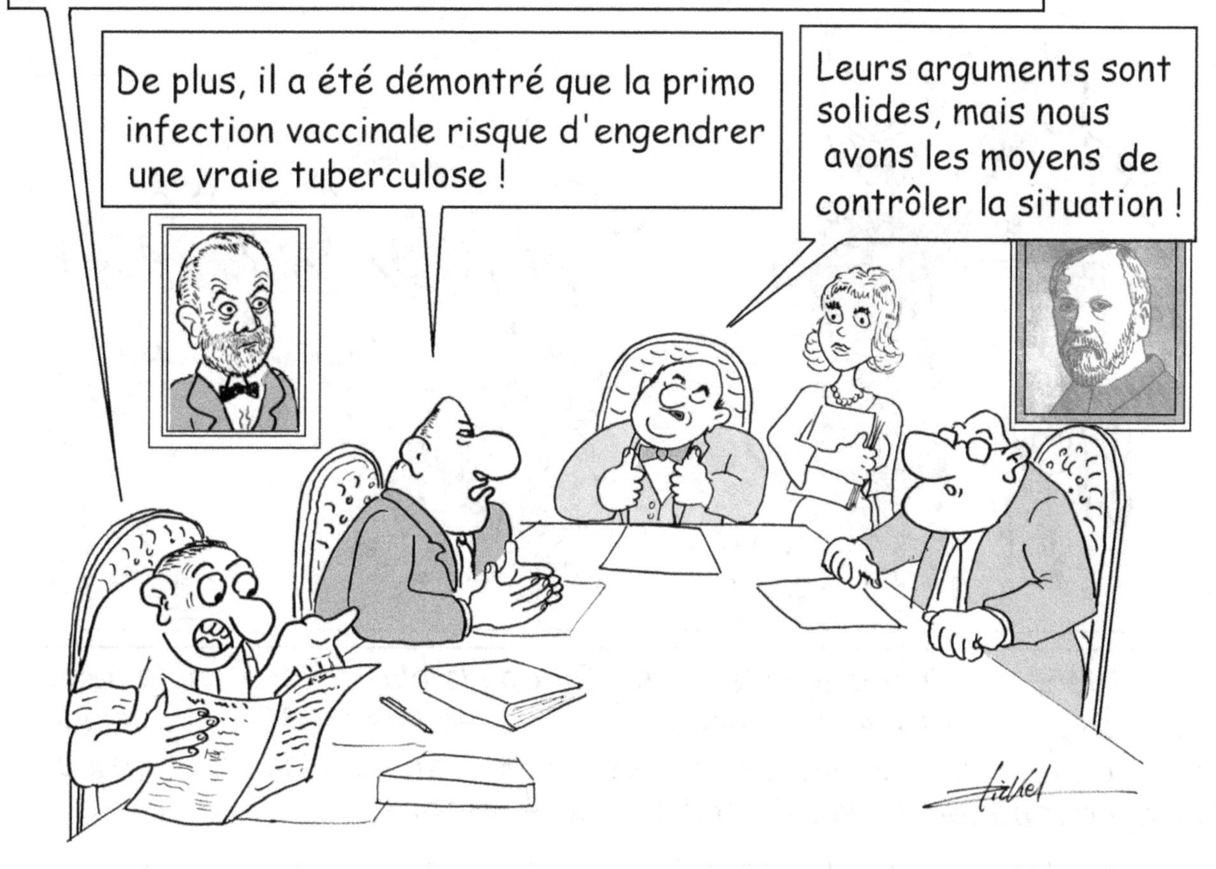

(...) *Quand un car dégringole un ravin avec 40 écoliers à son bord, le drame fait la une des journaux dans le monde entier.*
Les centaines d'enfants tués chaque année par le B.C.G. restent anonymes... La poule aux oeufs d'or de l'Institut P... finirait en court-bouillon ! Le corps médical ne doit en aucun cas en être informé (...)

Apprenez ici une vérité terrible : chaque fois que vous entendez parler d'une affreuse mort d'enfant, terrassé dans les premières semaines de sa vie, par une « méningite virale », vous êtes en droit de suspecter le B.C.G., même si l'autopsie a confirmé le diagnostic classique d'« encéphalite virale foudroyante » (...)

Si le médecin responsable d'une telle horreur est conscient du rapport de cause à effet, il est un criminel éclairé, et un lâche pour n'avoir pas parlé. S'il ne saisit pas le rapport, il est un dangereux imbécile prêt à la récidive (...)

Dr Jean Elminger (*La Médecine retrouvée*)

Alors que le BCG est déconseillé par l'OMS, déconseillé en Allemagne depuis 1973, les autorités françaises maintiendront ce vaccin obligatoire jusqu'en juillet 2007.

En Hollande nous avons presque éradiqué la tuberculose sans le BCG !
Ils sont forts ! En France nous n'y arrivons même pas avec le BCG obligatoire !
Normal, le BCG entretient la tuberculose ... ...et la prospérité des labos!

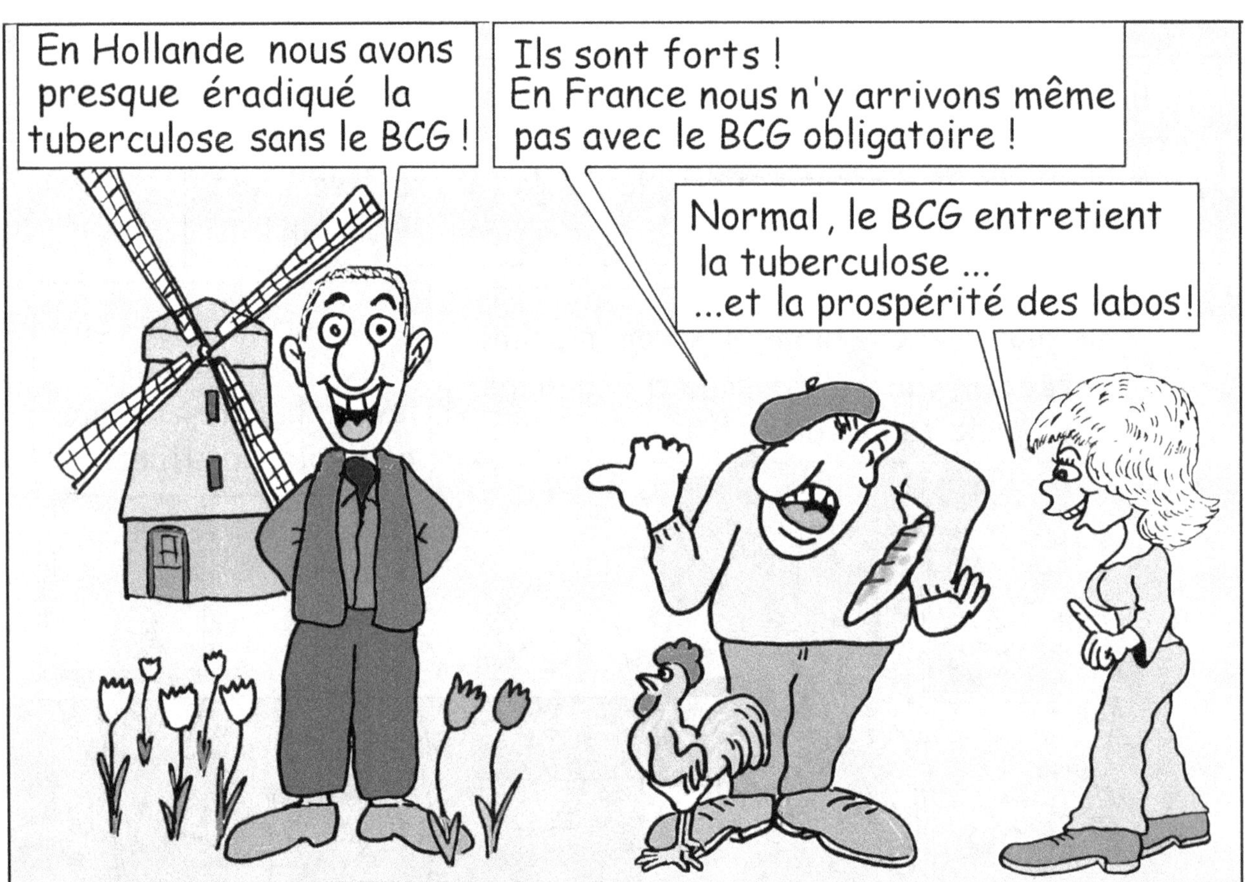

En 1945, la Hollande était le pays d'Europe le plus touché par le fléau tuberculeux. En 1974, sans jamais avoir eu recours au BCG, la maladie y était presque éradiquée. A l'inverse, le fléau tuberculeux reprenait de la vigueur partout où le BCG était encore pratiqué.

Bulletin statistique du ministère de la Santé publique et de la Sécurité sociale n°1/1974

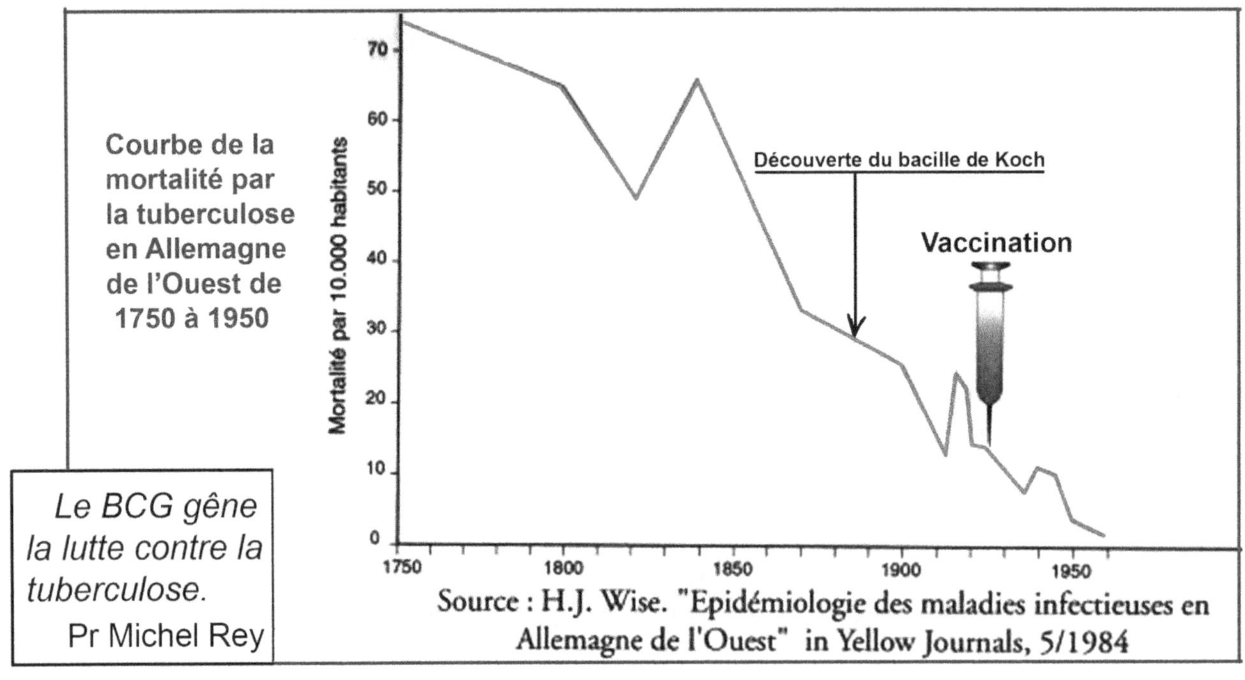

La vaccination par le BCG sans indication particulière n'a que des inconvénients et présente des dangers. (…) Cette vaccination doit par conséquent être rayée, sans être remplacée, de notre catalogue des mesures de lutte antituberculeuse. Pour nous, la vaccination par le BCG n'est scientifiquement plus fondée, et médicalement, elle n'est pas plus défendable.

Pr F. Freerksen

Cité dans le Concours Médical (t. 96, 1974) par le Dr Goudreau, directeur du Comité national contre la tuberculose et le Pr Pariente, pneumologue

Nos analyses révèlent que votre fils a contracté la tuberculose !
Mais ! … Il a été vacciné !
Bien ! Au moins il est en conformité avec la loi ! (1)
S'il ne l'était pas, quel beau tapage médiatique nous aurions pu faire !
Malgré cette constatation, les autorités françaises continuent de recommander ce vaccin en vantant son efficacité !

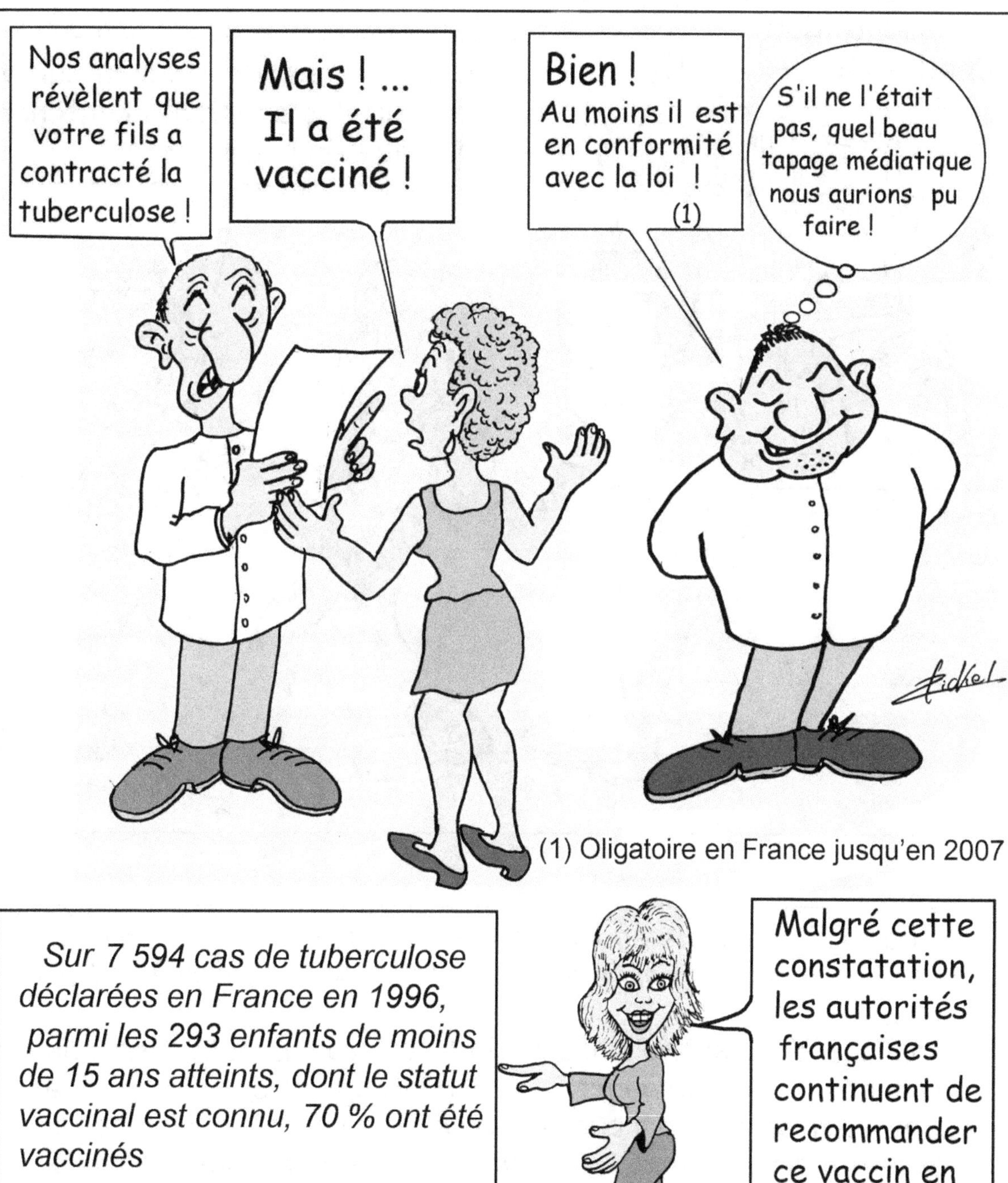

(1) Oligatoire en France jusqu'en 2007

Sur 7 594 cas de tuberculose déclarées en France en 1996, parmi les 293 enfants de moins de 15 ans atteints, dont le statut vaccinal est connu, 70 % ont été vaccinés

Bulletin Epidémiologique, numéro spécial de février 1997

De Gaulle a dit que les Français étaient des veaux !
Normal ! Les Français sont les plus vaccinés par le BCG, un vaccin fabriqué à partir du bacille de la tuberculose bovine et cultivé sur de la bile de boeuf !
D'autres vaccins sont cultivés sur des substrats contenant du sérum de veau !
Exposition Charles De GAULLE
De Gaulle et la France
Charles De Gaulle
Le Général De Gaulle T1

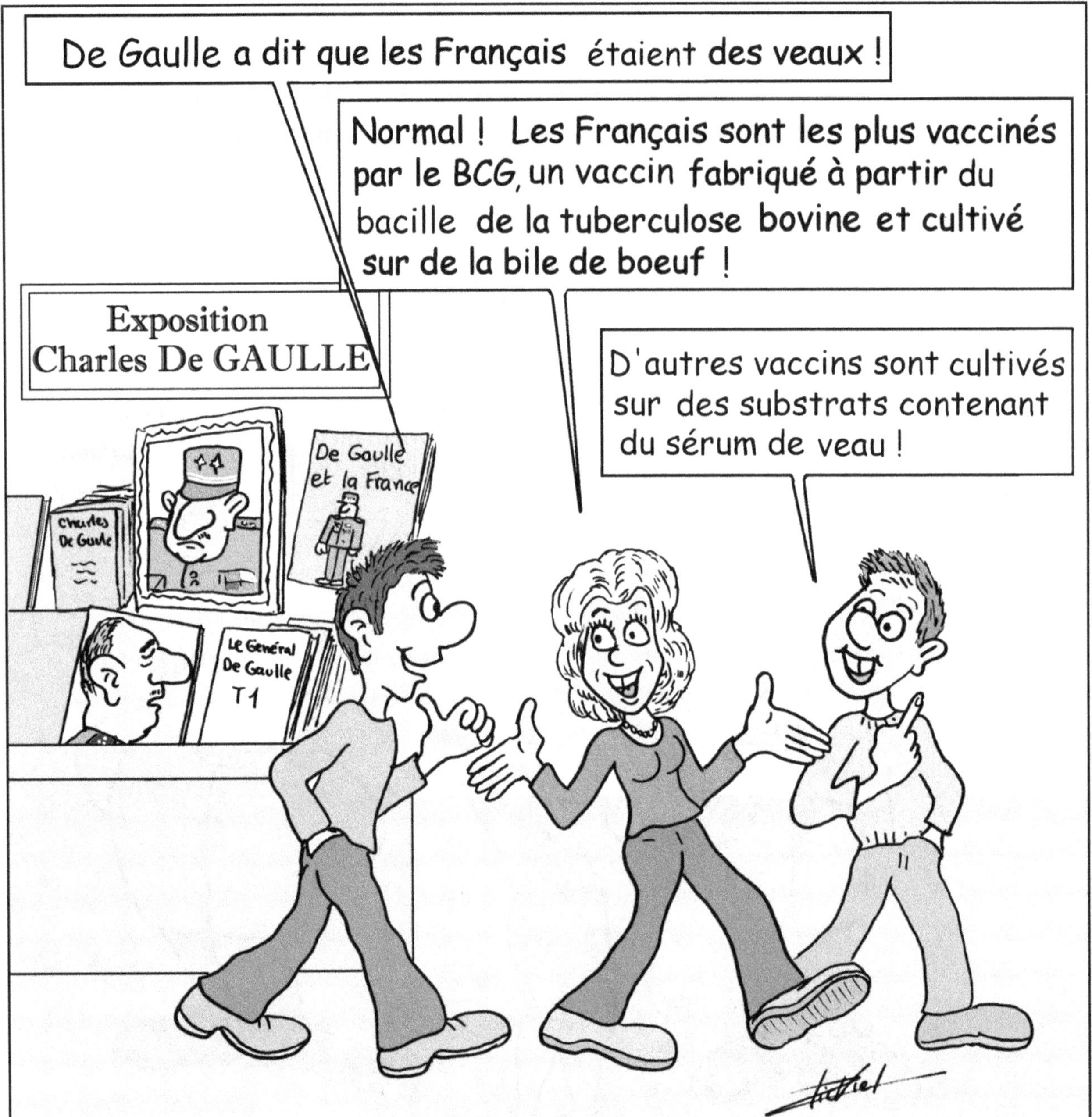

...Les végétariens prétendent depuis toujours que l'ingestion de la chair des animaux introduit petit à petit chez l'homme la bestialité de l'animal abattu...
Qui parle ici d'ingestion ?... Il est injecté à travers la peau, échappant à son contrôle... Les compères C. et G. (Calmette et Guérin) n'ont pas pris l'animal au hasard. ils ont choisi la vache. Ce paisible bovidé devient lentement mais sûrement le lien analogique et quasi parental de la grande famille des Français...

Dr Jean Elminger (*La Médecine retrouvée*)

Poliomyélite : le vaccin à tout prix

Les Britanniques avaient interdit les vaccins antidiphtériques et anticoquelucheux. Ces derniers étaient accusés de déclencher des polios !
Pas question de suspendre nos programmes de vaccination !
Ministre de la Santé

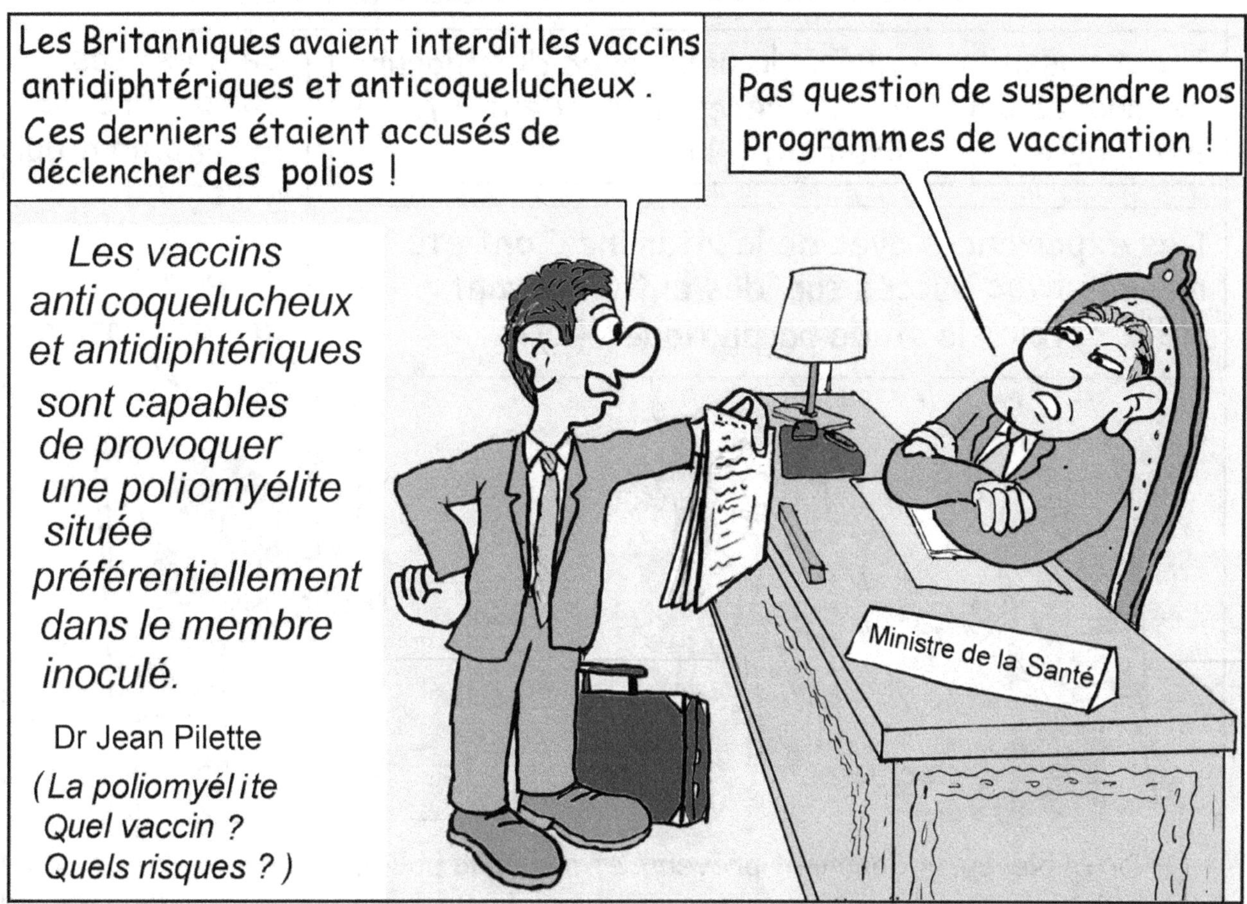

Les vaccins anti coquelucheux et antidiphtériques sont capables de provoquer une poliomyélite située préférentiellement dans le membre inoculé.

Dr Jean Pilette

(La poliomyélite Quel vaccin ? Quels risques ?)

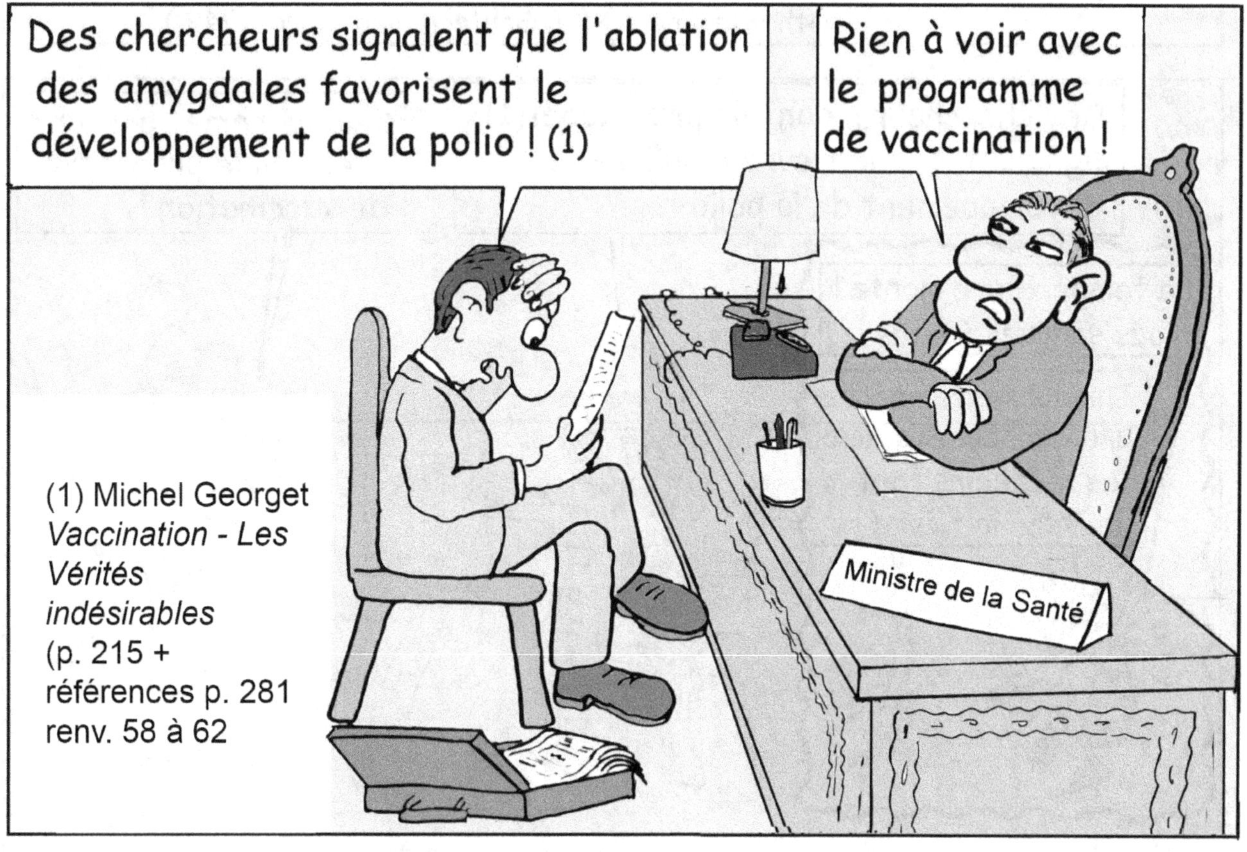

(1) Michel Georget *Vaccination - Les Vérités indésirables* (p. 215 + références p. 281 renv. 58 à 62

Poliomyélite : le vaccin à tout prix (suite)

Il est possible de guérir la polio avec du chlorure de magnésium ! Des confrères demandent à faire reconnaître le traitement ! (1)

Des expériences avec de la vitamine C ont été menées avec succès sur des enfants ayant déjà atteint le stade paralytique ! (2)

Ce n'est pas une poudre de perlimpinpin qui va remettre en question le programme de vaccination !

Ministre de la santé

(1) Dr C. Neveu, « Comment prévenir et guérir la poliomyélite »
(2) Dr F. Klenner, « The traitement of poliomyélitis and other virus diseases with vitamine C » (J. Soutern Méd. Surg. 1949)

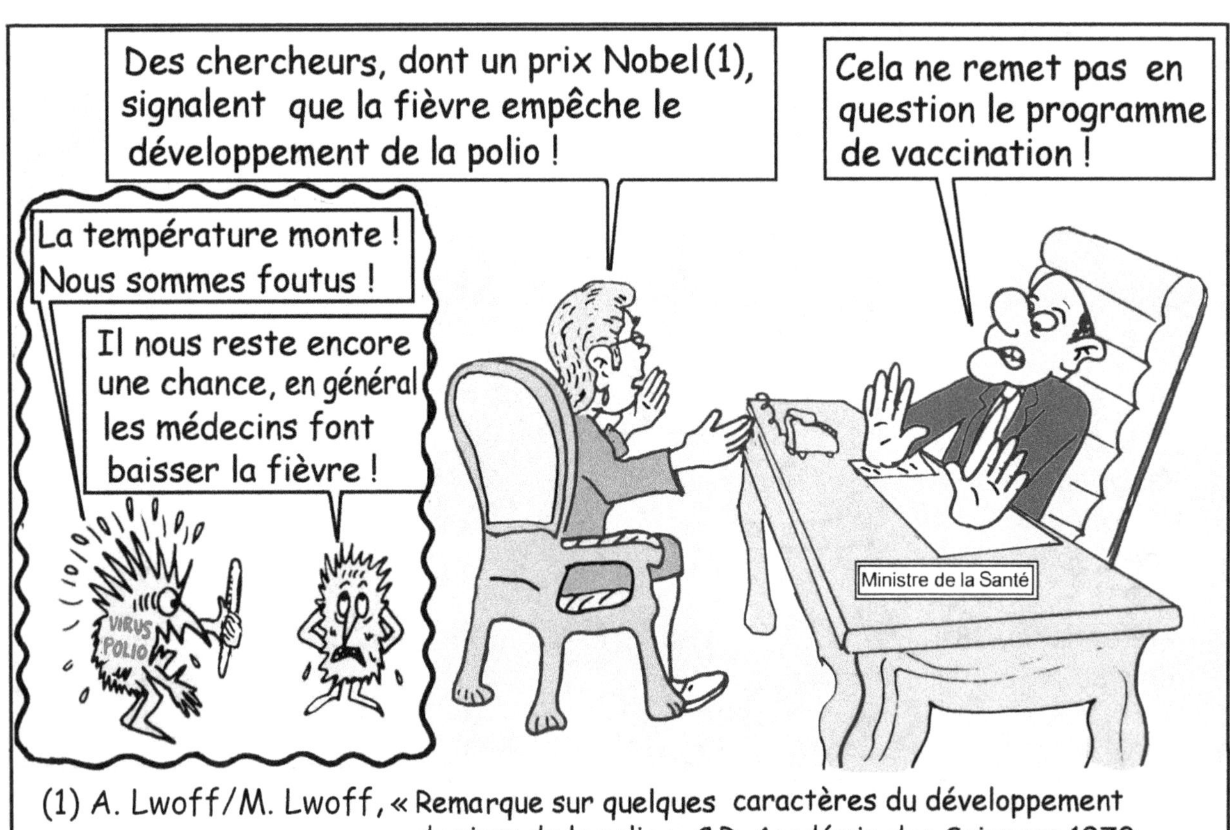

(1) A. Lwoff/M. Lwoff, « Remarque sur quelques caractères du développement du virus de la polio » C.R. Académie des Sciences 1970

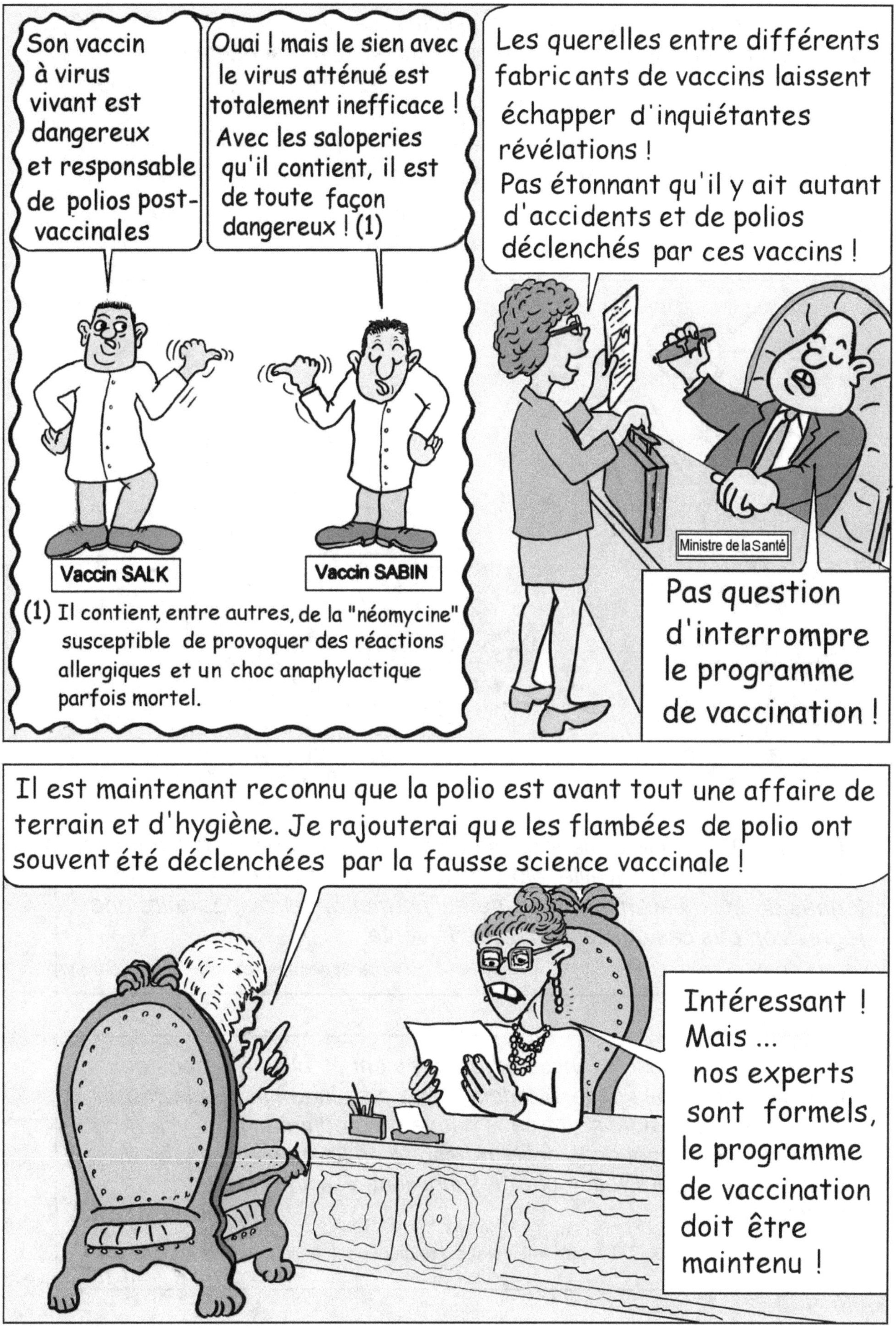

Son vaccin à virus vivant est dangereux et responsable de polios post-vaccinales

Ouai ! mais le sien avec le virus atténué est totalement inefficace ! Avec les saloperies qu'il contient, il est de toute façon dangereux ! (1)

Vaccin SALK

Vaccin SABIN

(1) Il contient, entre autres, de la "néomycine" susceptible de provoquer des réactions allergiques et un choc anaphylactique parfois mortel.

Les querelles entre différents fabricants de vaccins laissent échapper d'inquiétantes révélations ! Pas étonnant qu'il y ait autant d'accidents et de polios déclenchés par ces vaccins !

Ministre de la Santé

Pas question d'interrompre le programme de vaccination !

Il est maintenant reconnu que la polio est avant tout une affaire de terrain et d'hygiène. Je rajouterai que les flambées de polio ont souvent été déclenchées par la fausse science vaccinale !
Intéressant ! Mais ... nos experts sont formels, le programme de vaccination doit être maintenu !

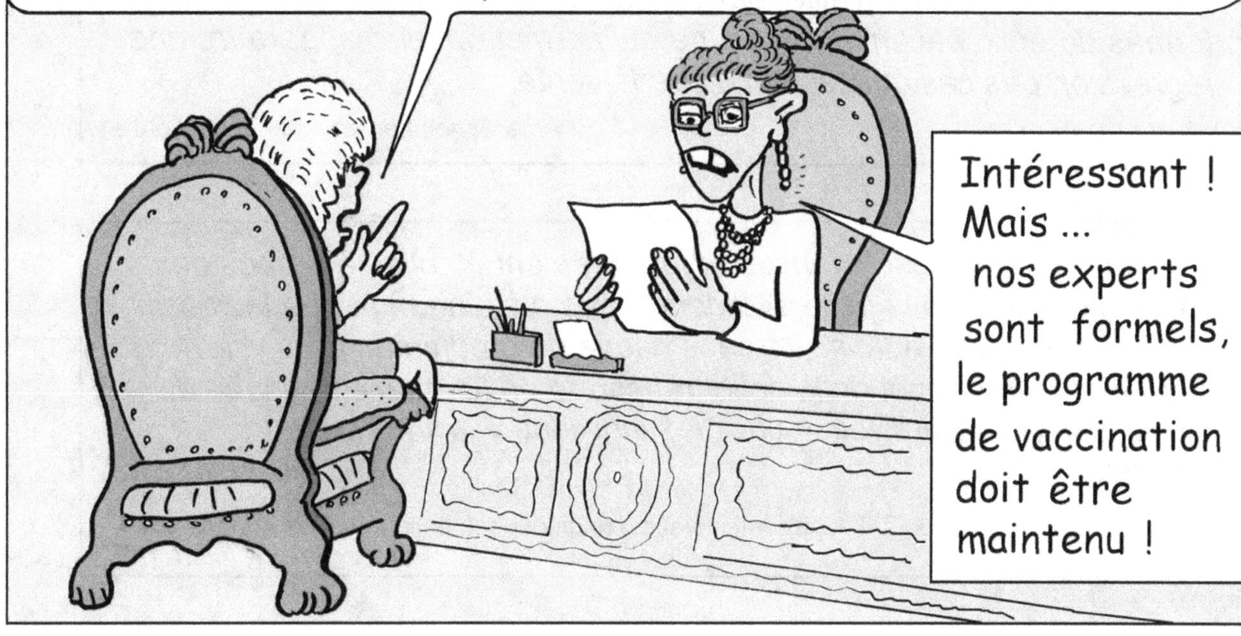

La quasi-totalité des cas de poliomyélite recensés aux U.S.A., de 1980 à 1994, a été causée par l'administration du vaccin oral atténué.

Dépêche AFP, 1er février 1997

Nos analyses révèlent qu'il sagit d'une «polio-like». Évidemment, comme vous avez été vaccinés, cela ne peut pas être une vraie polio !
? ?
Pickel

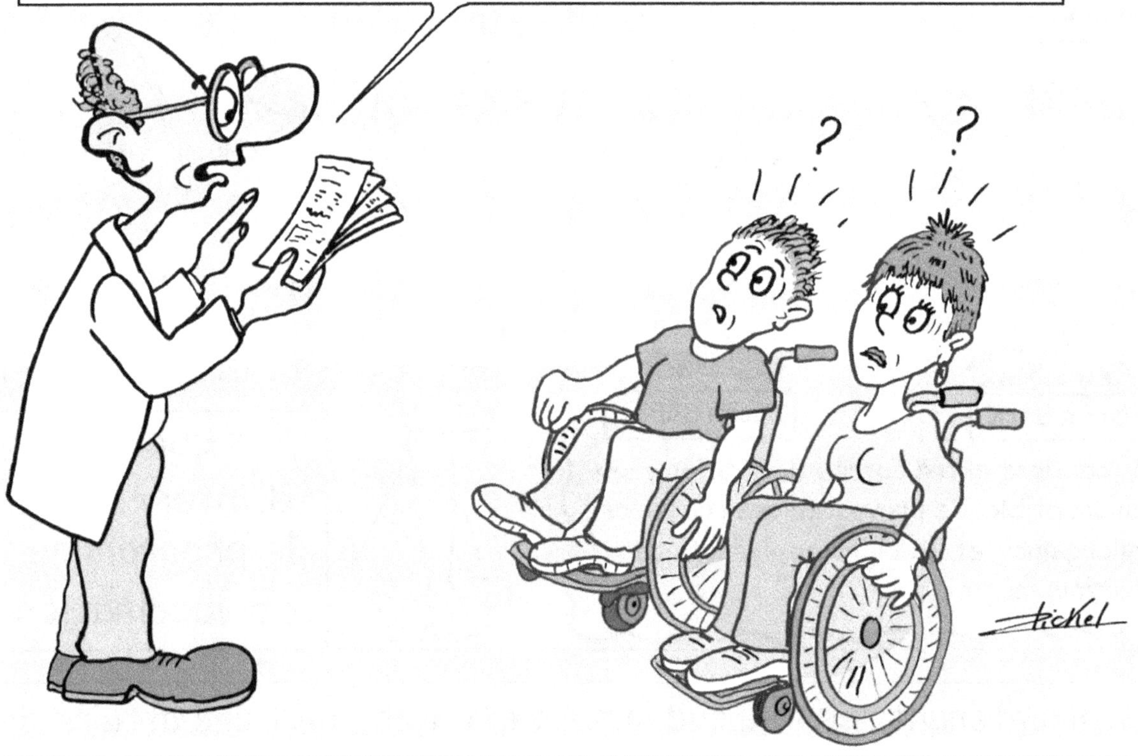

Depuis 1957, l'O.M.S. ne recense dans les statistiques que les formes paralytiques de poliomyélite, alors qu'avant la vaccination, toutes les formes de polio étaient incluses, ce qui permet de faire apparaître une régression des cas qui est loin d'être la vérité.

Viéra Scheibner (experte australienne)

Contrairement aux croyances antérieurement établies à propos des vaccins du virus de la polio, l'évidence existe maintenant que le vaccin vivant ne peut être administré sans risque de produire la paralysie...

Le vaccin viral vivant de la polio transporte en lui-même le risque de produire la polio paralytique chez les individus vaccinés ou leurs contacts.

Dr Salk

(il a introduit le vaccin original de la polio dans les années 50)

Coqueluche

Dans le « CONCOURS médical » du 26/01/1975 nous pouvons lire :
« En Grande-Bretagne la mortalité due à la coqueluche est 55 fois moindre qu'avant les vaccinations ».
Déclin précédant la vaccination
Début de la vaccination
Campagne de vaccination
Déclin postvaccinal
La comparaison avec ce tableau est amusante.
Mortalité par coqueluche : 1928 à 1972.
Chiffres officiels du ministère britannique in *Registrar General Statistical Reviews*

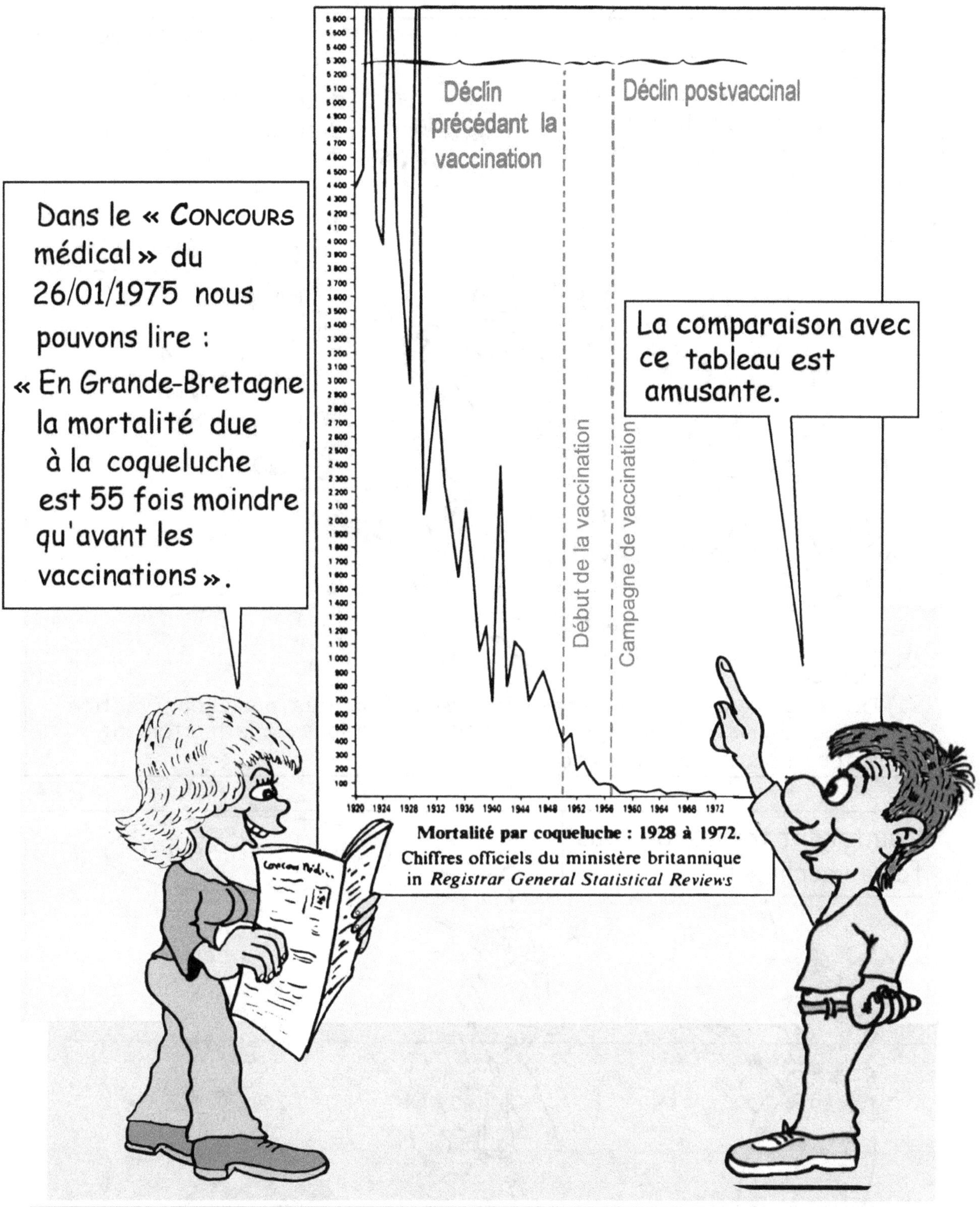

> *Le pire vaccin de tous est celui contre la coqueluche. (...) Il est responsable d'un grand nombre de morts et d'un grand nombre de dommages cérébraux irréversibles chez les nouveau-nés.*
>
> Dr Kalokérinos (*Sunwell Tops*, 24 mai 1987)

Le tétanos : silence on vaccine

Ça alors ! Déja remis du tétanos ?
Je le voyais déjà mort.
Ressuscité grâce au chlorure de magnésium !
Centre des Médecines Nouvelles
Sans être une panacée, le chlorure de magnésium, d'une grande utilité dans les maladies infectieuses, (1) se montre particulièrement efficace pour une guérison rapide du tétanos !
Professeur GRANSAVANT
Anti médecine douce
Chlorure de magnésium
(1) Des expériences concluantes ont aussi été menées pour la prévention et la guérison de la diphtérie et de la polio lorsque le traitement intervient suffisamment tôt.

Maintenant tâchez de vous faire vacciner !
?
Quel non-sens...
Professeur GRANSAVANT
Anti médecine douce
Chlorure de magnésium

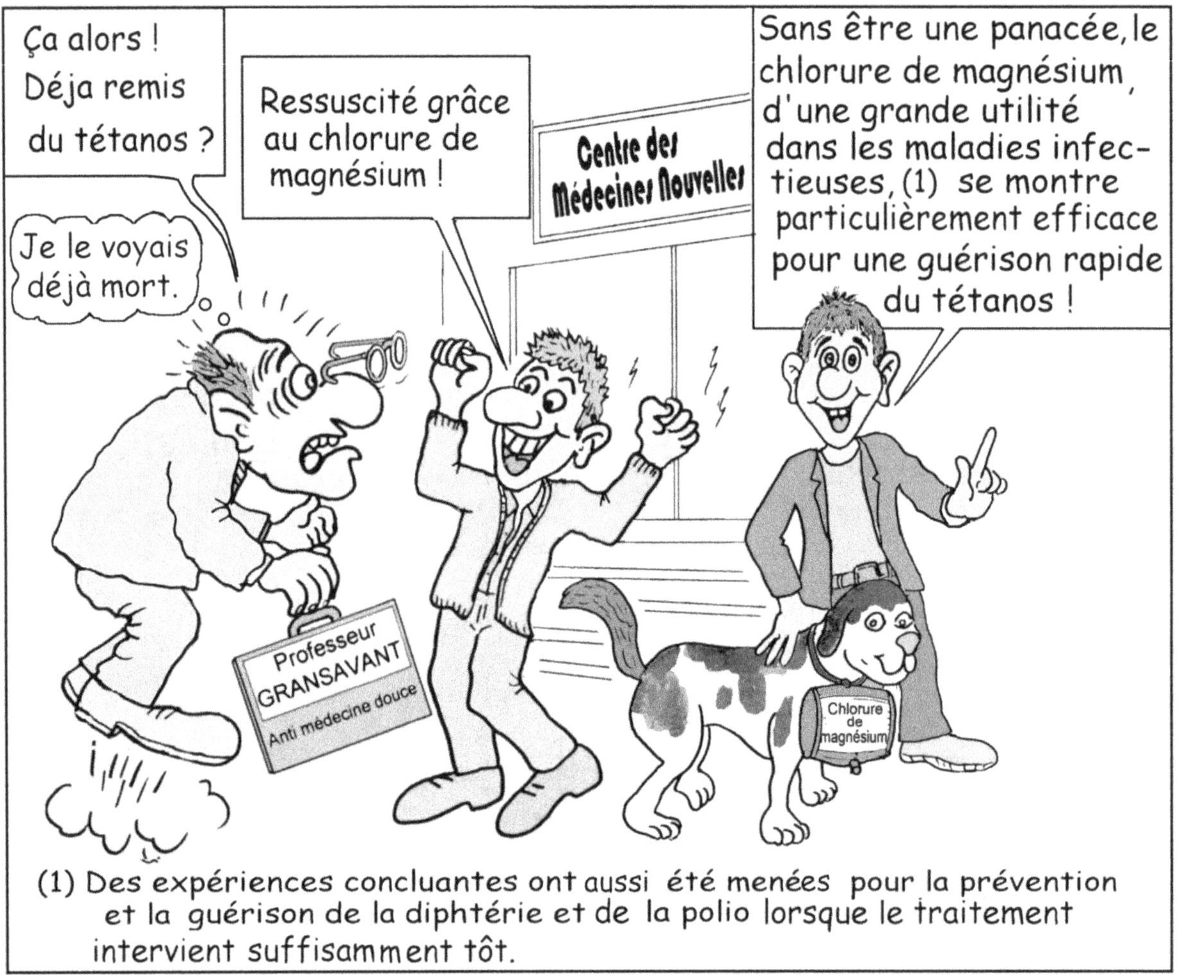

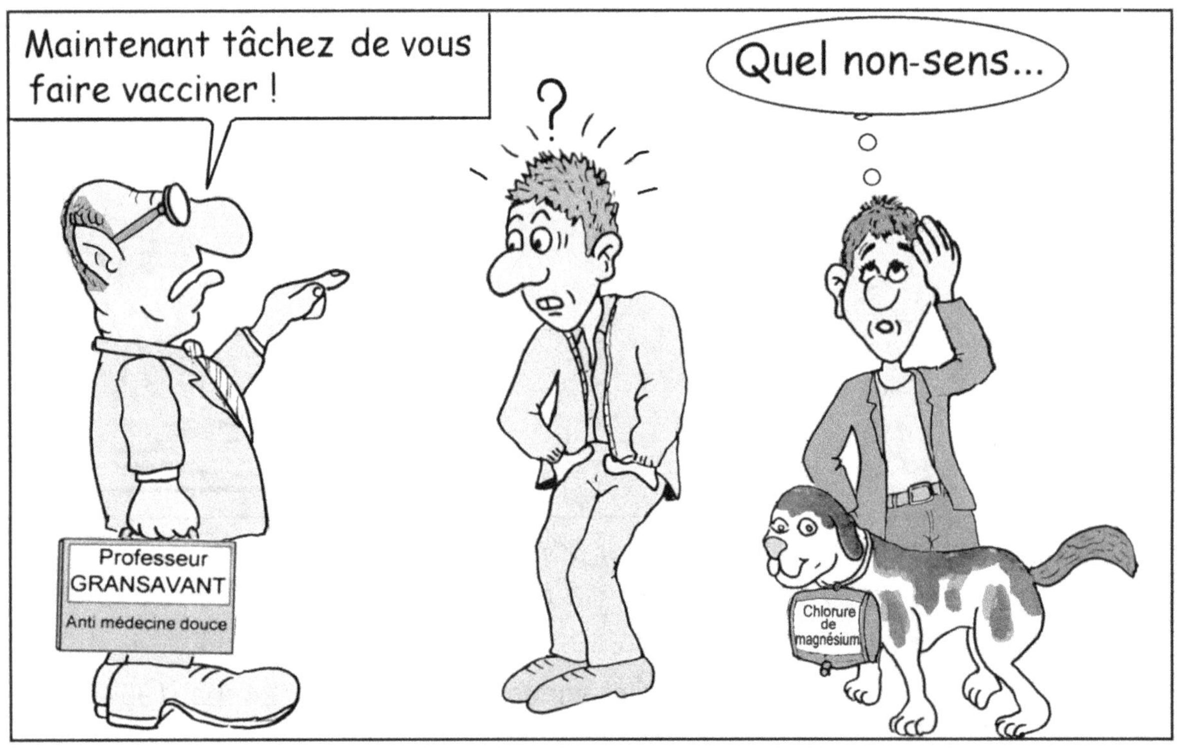

Si le tétanos est une maladie non contagieuse qui ne protège pas d'une atteinte ultérieure, expliquez-moi comment le vaccin peut être efficace ?

Il y a certainement des statistiques qui démontrent que...
... que la France et le Portugal détiennent le record des cas de tétanos et, curieusement, ce sont les deux seuls pays où la vaccination est obligatoire !
Professeur GRANSAVANT
Anti médecine douce
Chlorure de magnésium

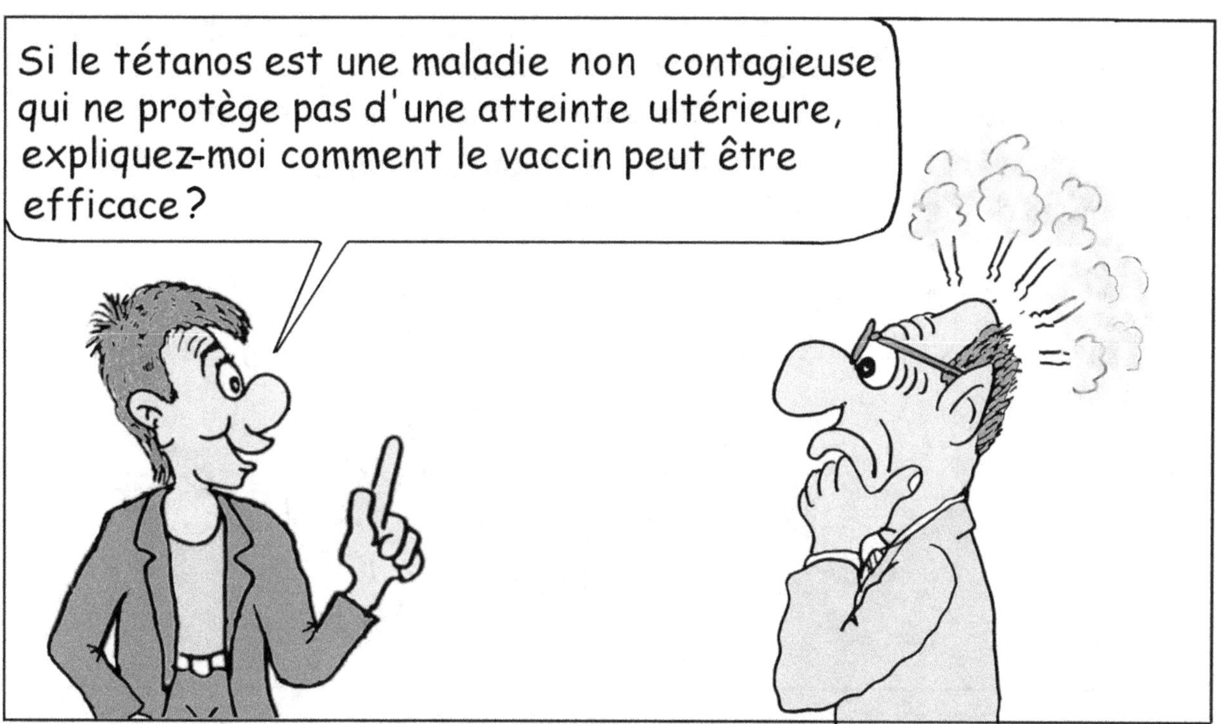

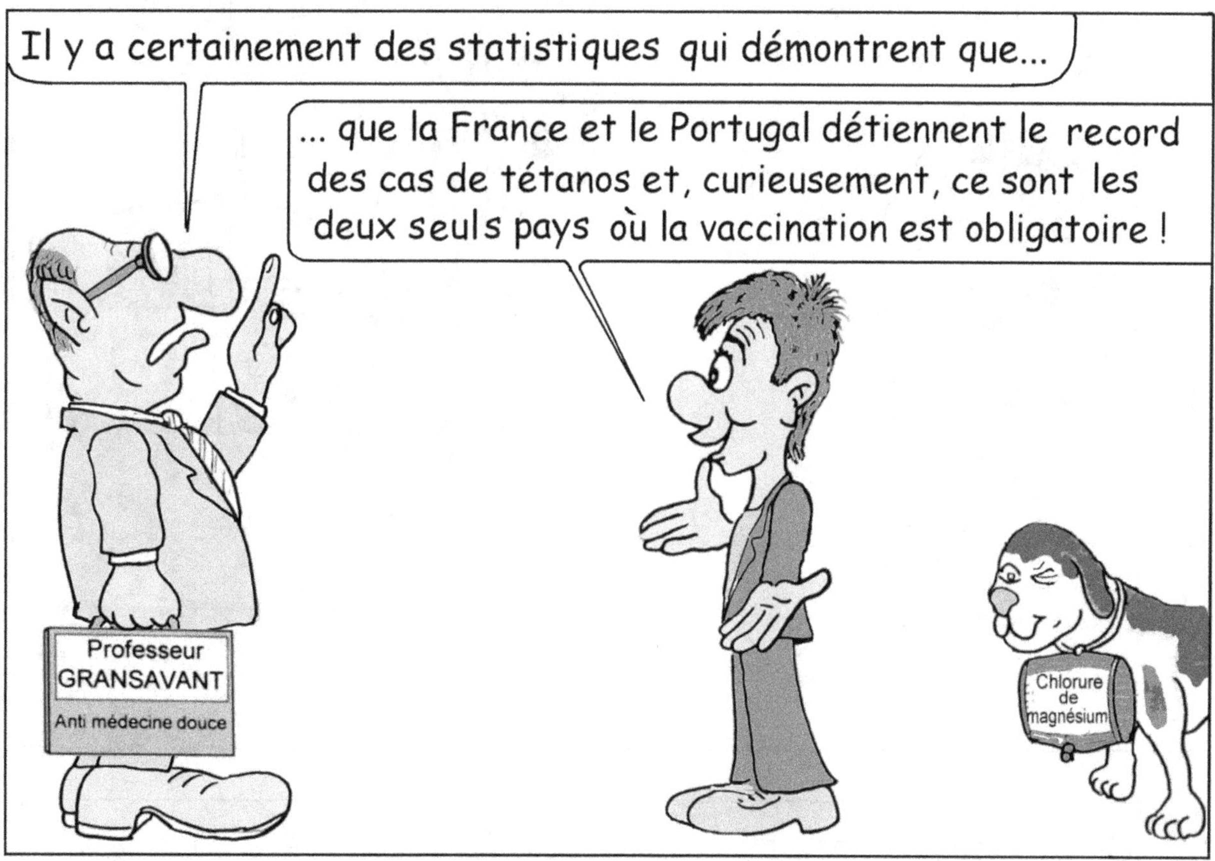

Le déclin du tétanos en tant que maladie commença avant l'introduction de l'anatoxine dans la population.
Medical Journal of Australia 1978

Hépatite B : une épidémie fantôme

Inventer une épidémie en mettant l'accent sur la gravité de la maladie, en exagérant sur son mode de transmission est la stratégie désormais classique pour amener un maximum de personnes à se faire vacciner !
Avec tes partenaires multiples, t'as intérêt à te faire vacciner !
Ils l'ont dit aux in-faux!
HÉPATITE B
VIRUS TUEUR

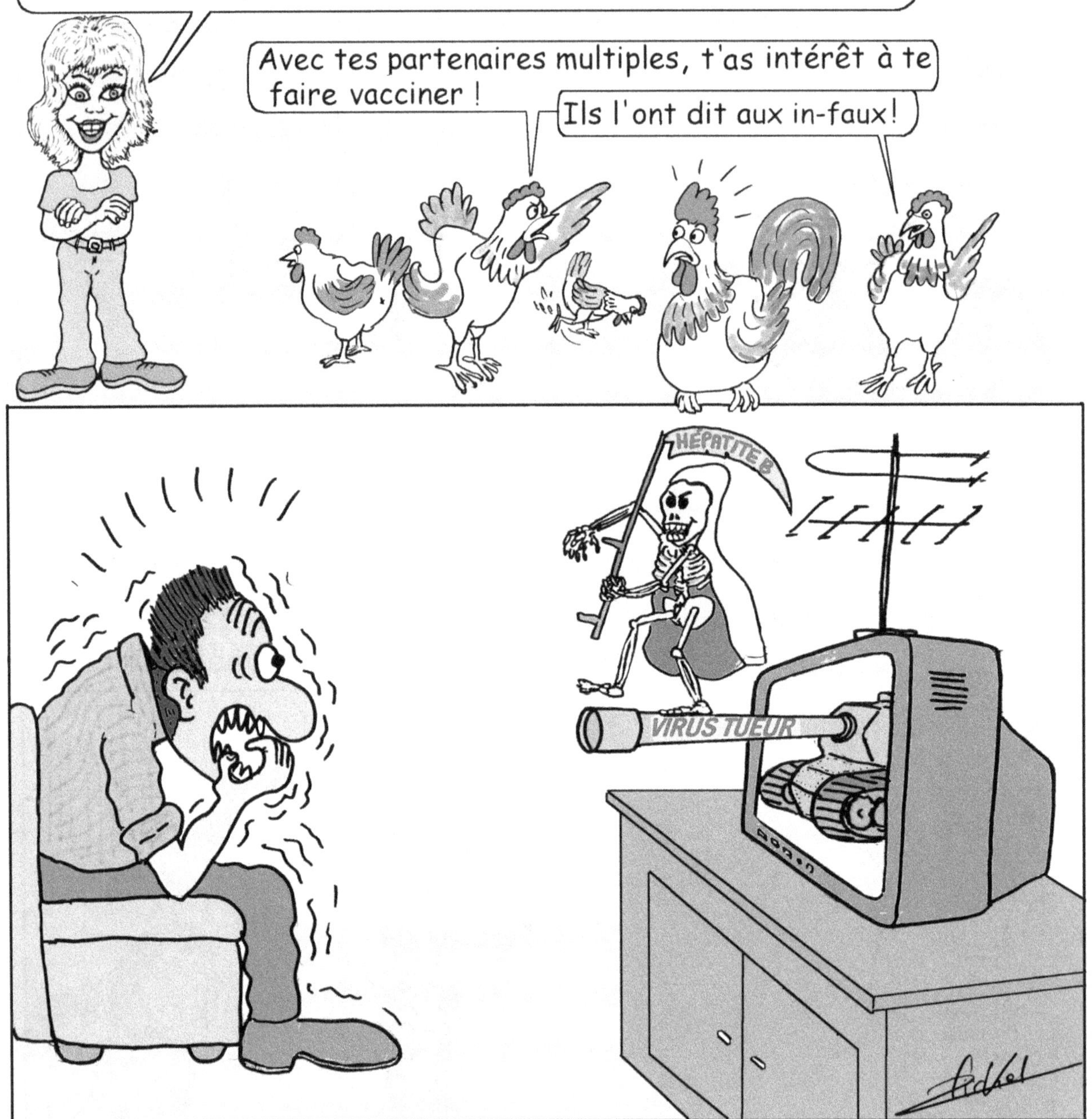

> *On a mené une campagne à la hussarde. On a violé la conscience des gens. Même les grands-mères de 80 ans venaient réclamer leur vaccin !*
>
> Pr Alain Fisch

Hépatite B : le massacre

Ce vaccin a eu des conséquences catastrophiques sur la santé de certains vaccinés.
Des études font état de sévères complications auto-immunes et neurologiques.
Vingt ans et déjà en fauteuil roulant !
Merci les labos de m'avoir protégé de l'hépatite B !
Il n'y a pas de quoi.
$
€
Pichel

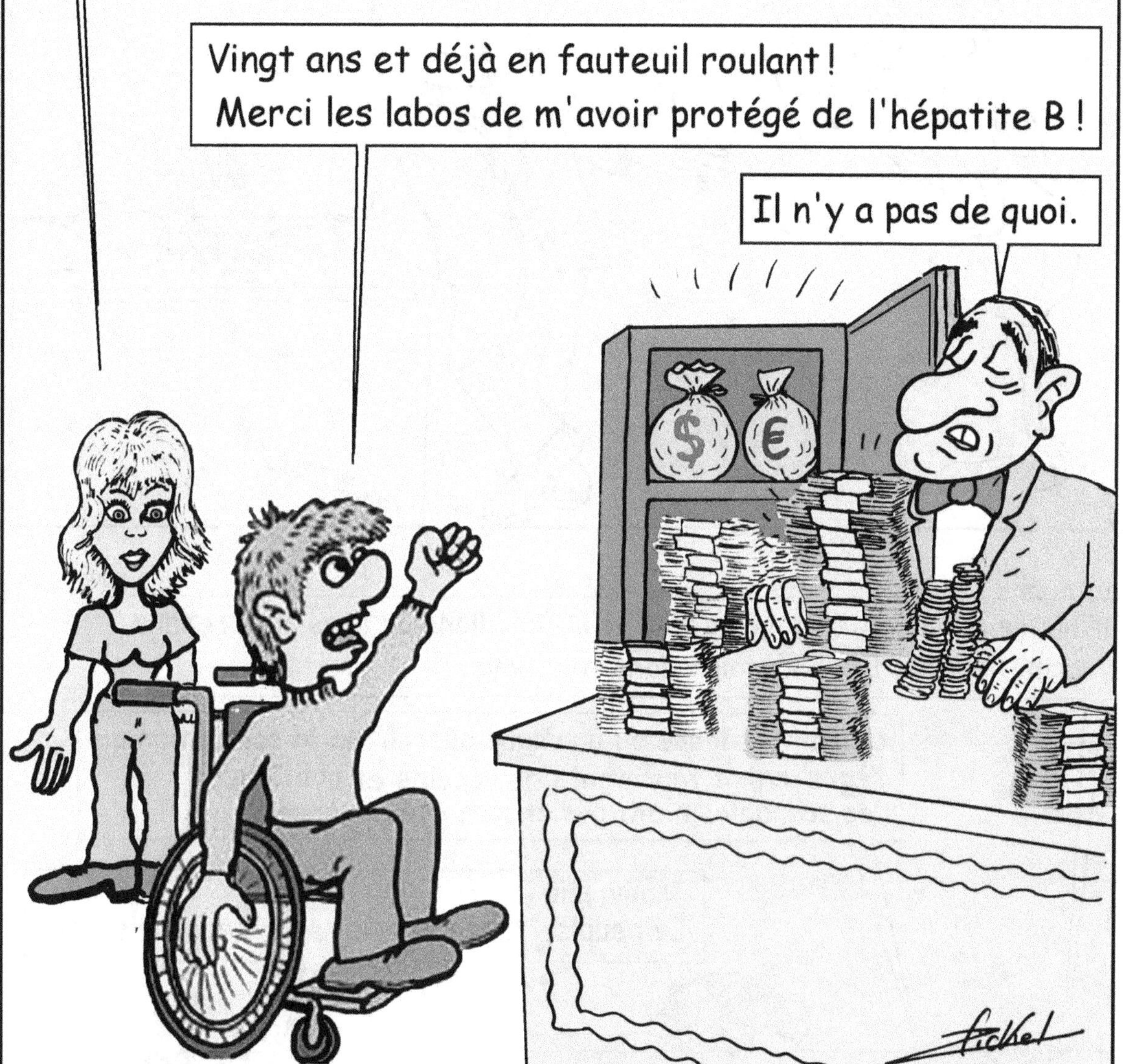

La présence d'un œdème cérébral chez des enfants en bas âge qui meurent peu de temps après une vaccination contre l'hépatite B est inquiétante… Les enfants de moins de 14 ans ont plus de chance de mourir ou de souffrir de réactions négatives après avoir reçu le vaccin de l'hépatite B que d'attraper la maladie.

Jane Orient
Médecin, directrice de l'Association des médecins américains et des chirurgiens

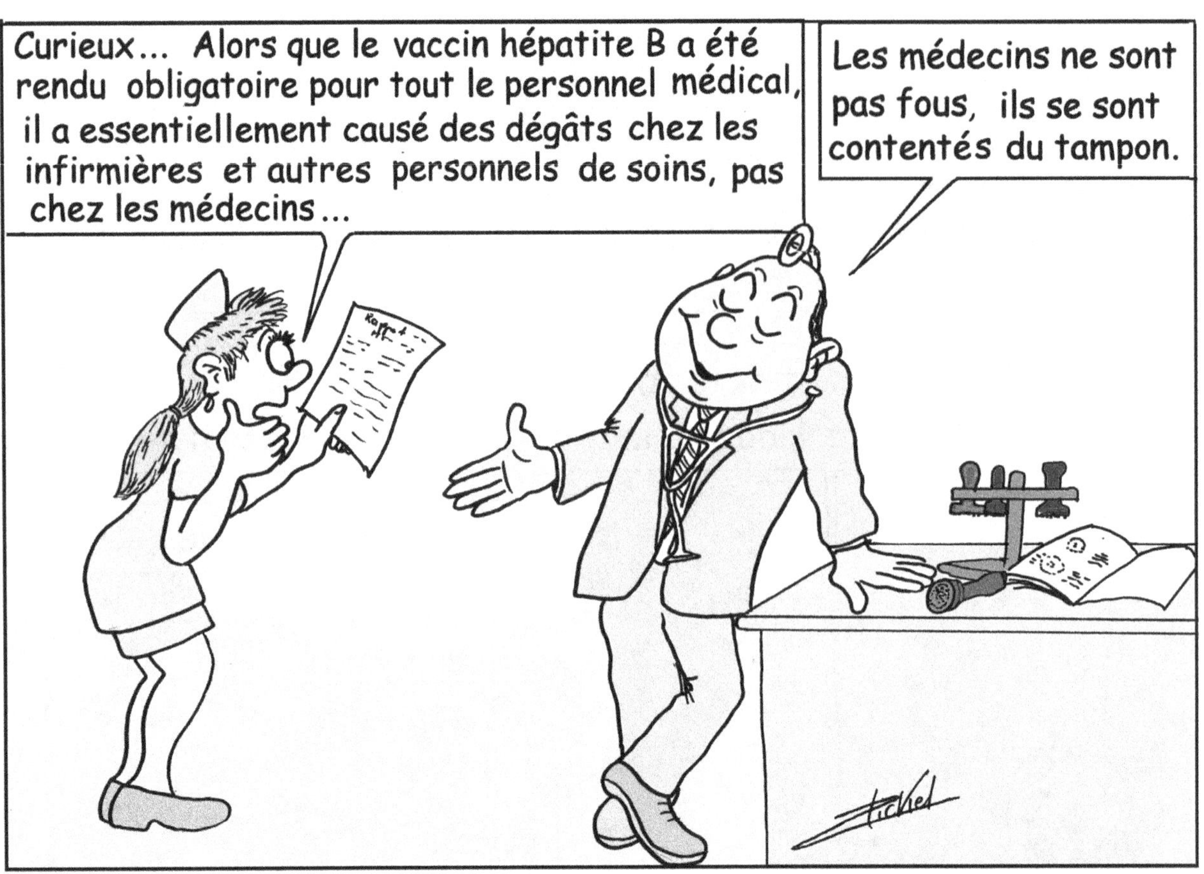
Curieux... Alors que le vaccin hépatite B a été rendu obligatoire pour tout le personnel médical, il a essentiellement causé des dégâts chez les infirmières et autres personnels de soins, pas chez les médecins...
Les médecins ne sont pas fous, ils se sont contentés du tampon.

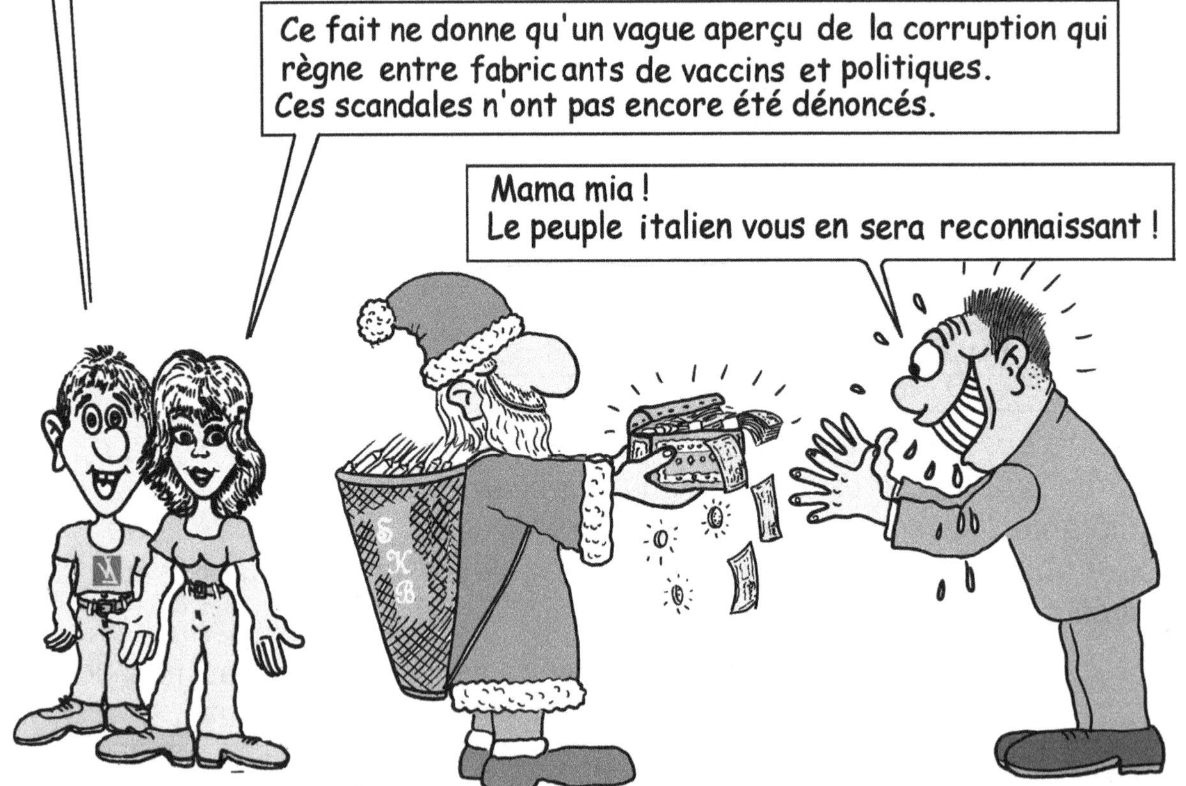
Le ministre de la Santé italien a touché 600 millions de lires pour rendre le vaccin hépatite B obligatoire dans son pays.
Ce fait ne donne qu'un vague aperçu de la corruption qui règne entre fabricants de vaccins et politiques. Ces scandales n'ont pas encore été dénoncés.
Mama mia ! Le peuple italien vous en sera reconnaissant !

La fréquence de l'hépatite B a fortement baissé avant l'introduction du vaccin.
Et, bonne nouvelle, l'hépatite B, comme les autres hépatopathies, guérit spontanément avec de simples mesures d'hygiène de vie.

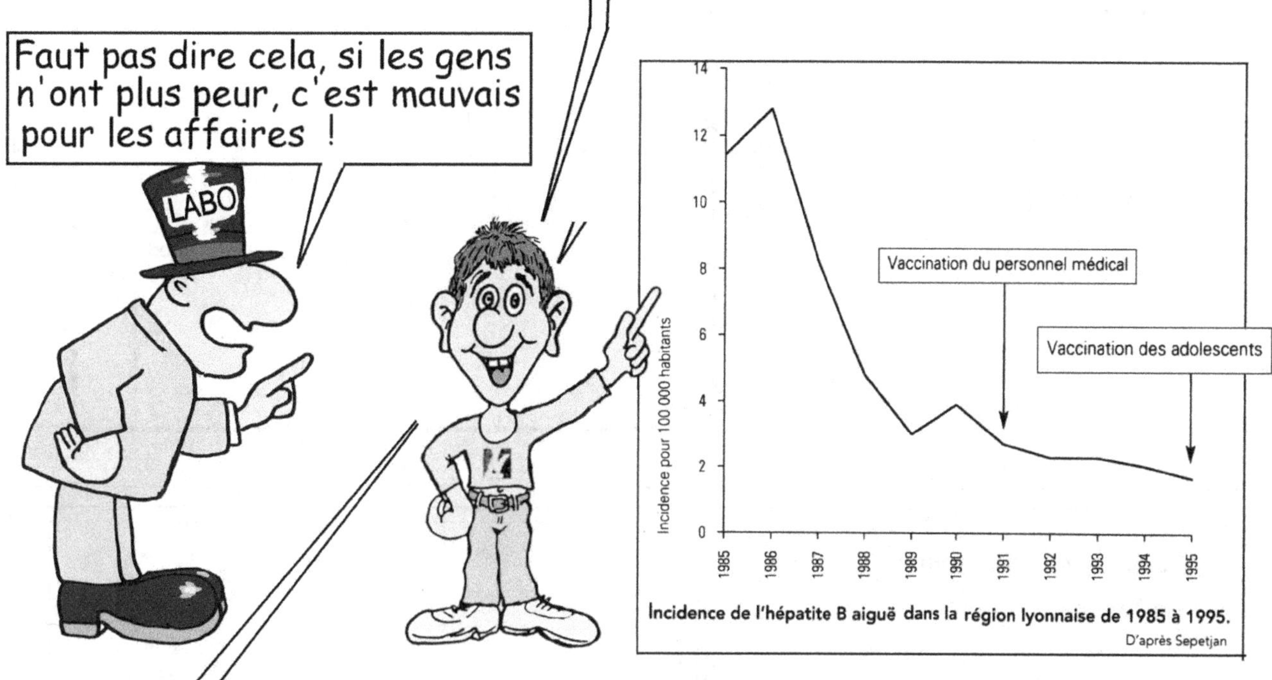

Incidence de l'hépatite B aiguë dans la région lyonnaise de 1985 à 1995.
D'après Sepetjan

Réduisez ou éliminez les aliments trop lourds : viandes et charcuteries, produits laitiers, excès de glucides (sucres et farineux).
Favorisez fruits et légumes crus, vitamine C, jeûne etc.

La plupart des hépatopathies sont d'origine alcoolique ou médicamenteuse.

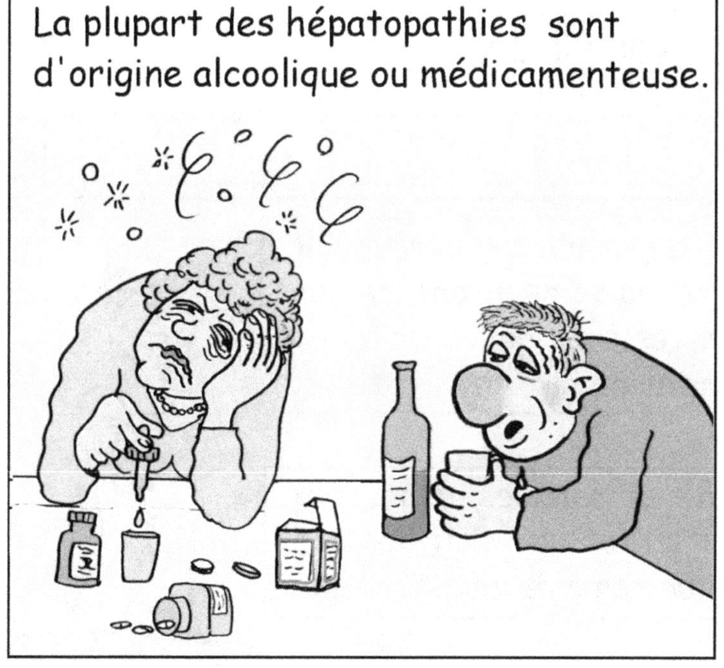

La colère est l'ennemie du foie.

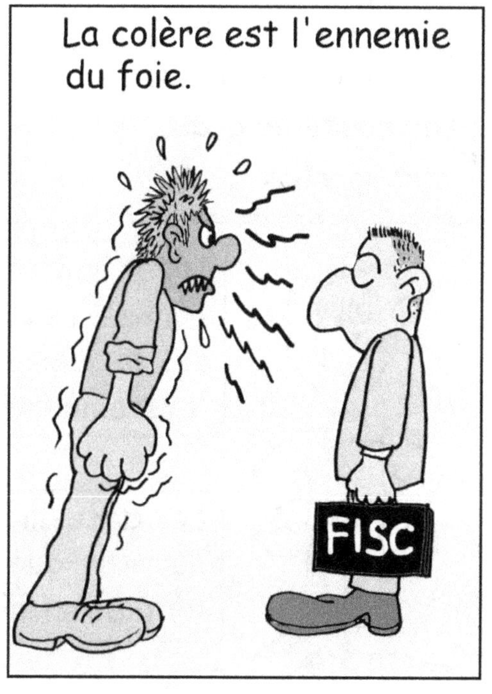

Rougeole

Taux de mortalité par la rougeole aux Etats-Unis : registre d'état des décès. 1900 -1932 et 1933-1960.

Taux pour 1 000 000 habitants.

(Cf. IAS Newsletter, vol 10, n° 1 et 2).

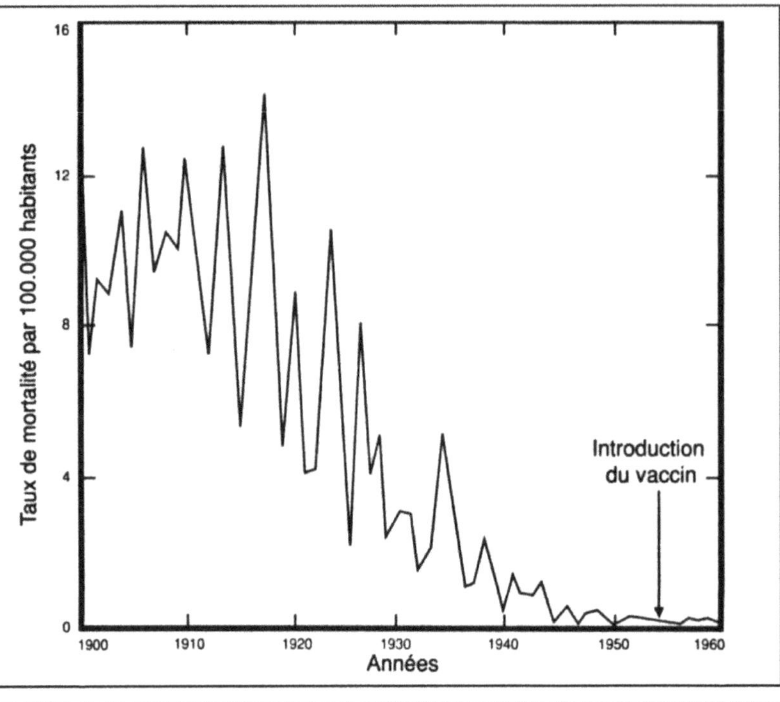

Décès dus à la rougeole en France.

(Absence de données pour les années 1922-1924 et 1937-1939.)

(Annuaire statistique de la France.)

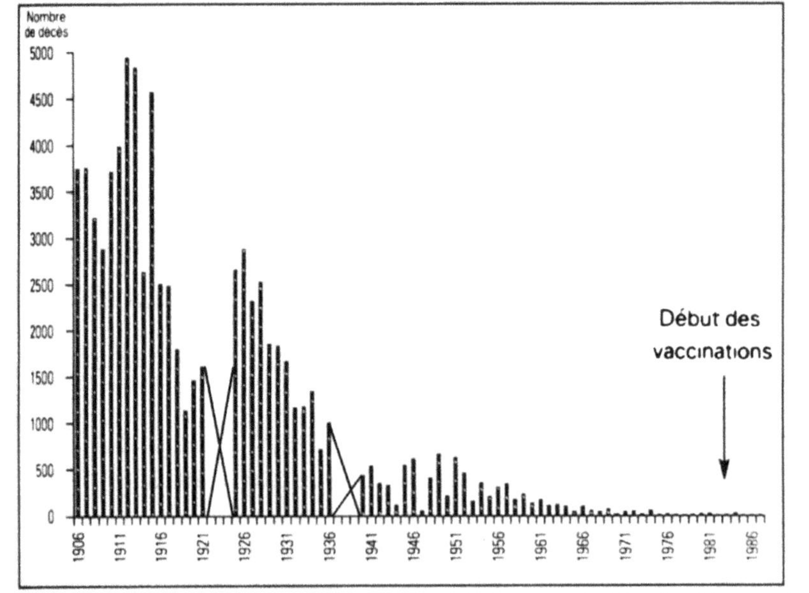

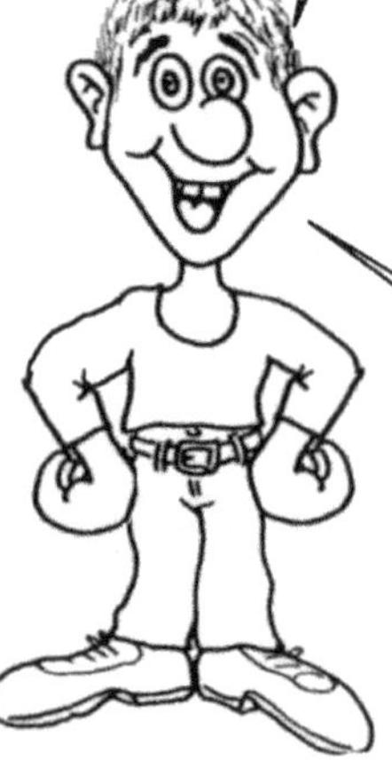

Sécurité Sociale
PUBLICITÉ
La grippe menace
Je suis fûtée
pour me protéger
je me fais
VACCINER
ioler
buser
ontaminer
ancériser
nfecter
évroser
scroquer
acketer

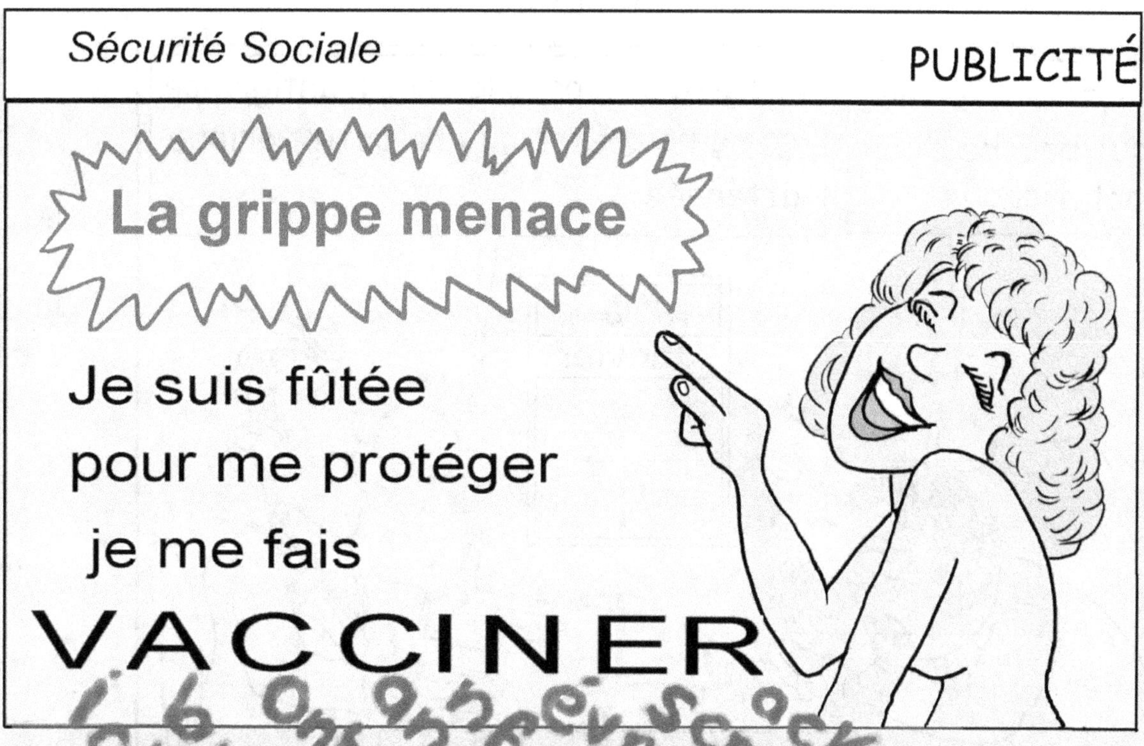

Les vaccins antigrippes n'ont jamais marché. L'idée d'y avoir recours ou de les rendre obligatoires n'a absolument aucun sens.

Dr Mayer Eisenstein

Il n'y a pas de raison de croire que le vaccin de l'influenza (grippe) soit capable de prévenir ou de diminuer la maladie. Ceux qui fabriquent ce vaccin savent qu'il ne sert à rien mais ils continuent à le vendre tout de même.

Dr Anthony Morris
Ancien chef du Contrôle des vaccins, gouvernement des États-Unis

Grippe, un vaccin grippé

Docteur ! Je suis tout bouché et mal fichu !
Pas grave ! Après le vaccin antigrippe ça ne peut être qu'une petite grippe atténuée...
Labo POMPAFRIX
Janvier

Docteur ! Voilà plus d'un mois que je suis dans cet état ! Vous ne pensez pas qu'une bonne grippe qui ne dure que quelques jours serait préférable ?
Labo POMPAFRIX
Février

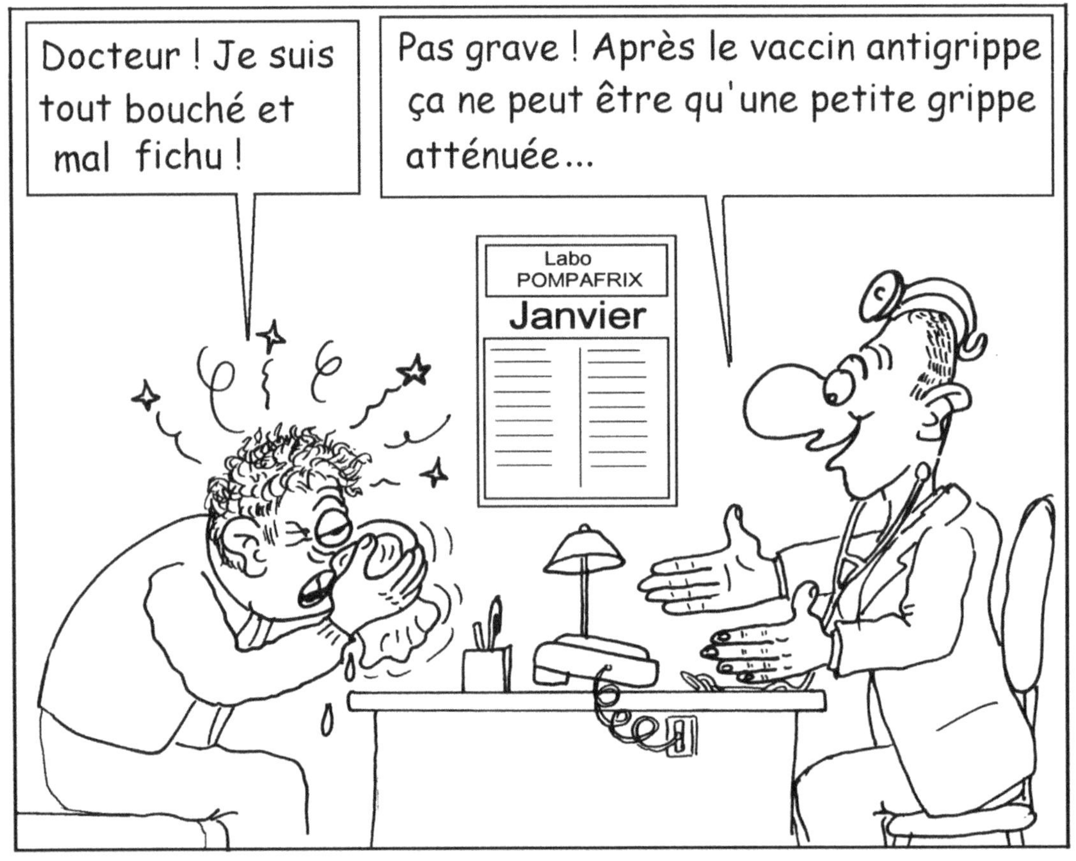

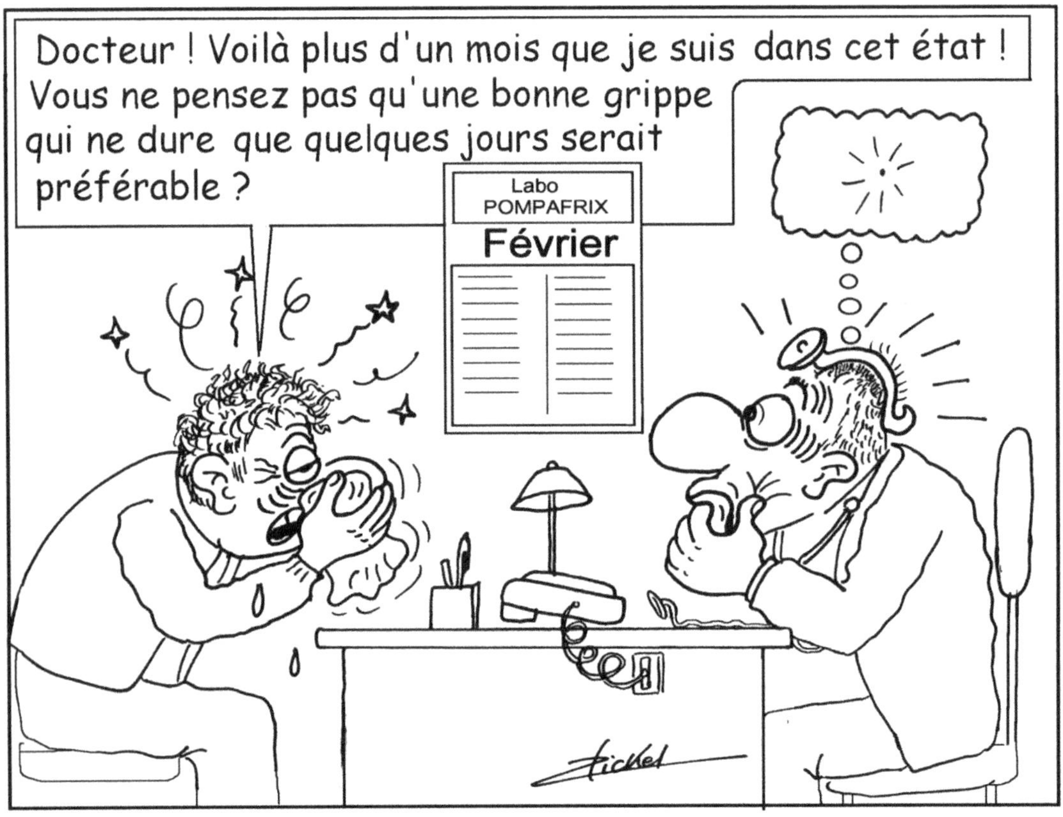

Coucou ! ... C'est pour le vaccin antigrippe !
Au point où j'en suis, je préfère l'euthanasie, c'est plus doux !
Le vaccin antigrippal ne protège pas et n'est pas dépourvu d'effets secondaires, en particulier chez les personnes âgées.
Après études, des caisses d'assurance maladie avouent que les vaccinés ont par la suite plus de dépenses de santé que les non vaccinés.
L'augmentation massive des vaccinations contre la grippe depuis 1980 n'a pas du tout fait diminuer la mortalité chez les gens âgés, au contraire. Dr Lone Simonsen

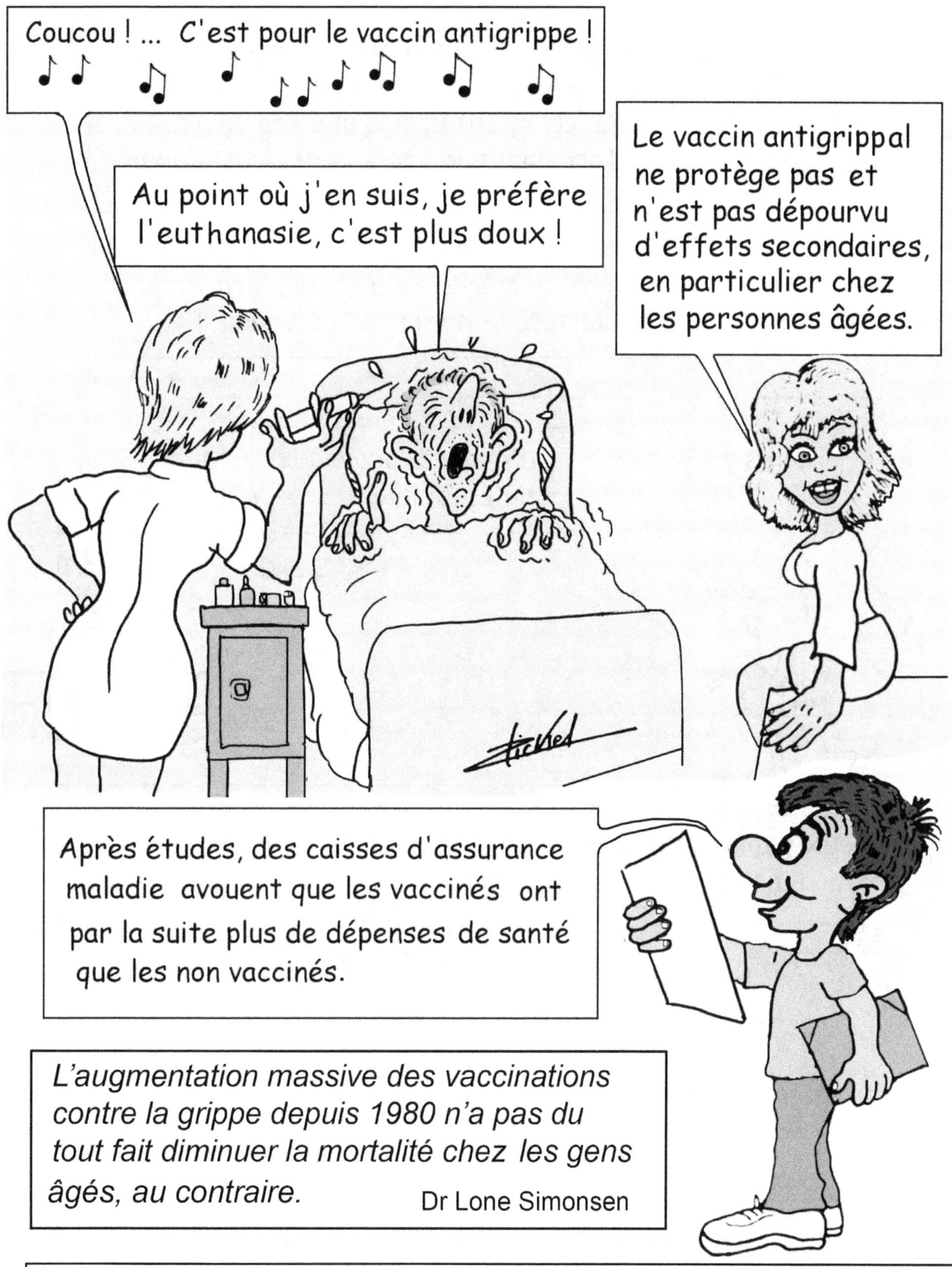

Le risque de souffrir de complications sérieuses provenant des vaccins contre la grippe est beaucoup plus grand que la grippe elle-même.

Dr William Frosehaver

J'ai de la chance d'avoir des parents qui s'intéressent aux méthodes naturelles de santé. Ils m'ont appris que les virus ne sont pas forcément la vraie cause de la grippe !
Et moi, j'ai appris que même si les virus étaient en cause, cela n'enlèverait rien au caractère aberrant du vaccin !

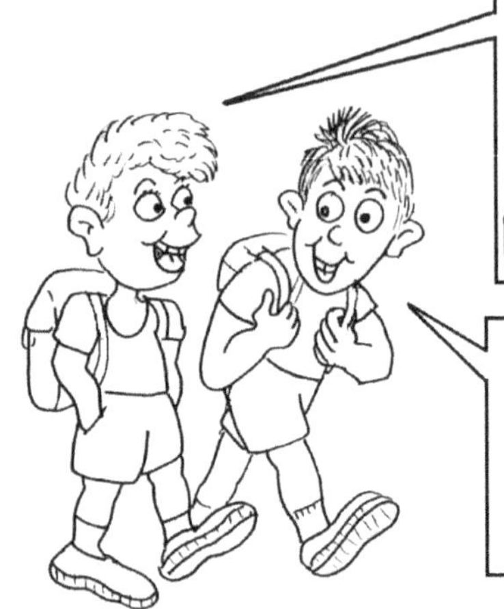

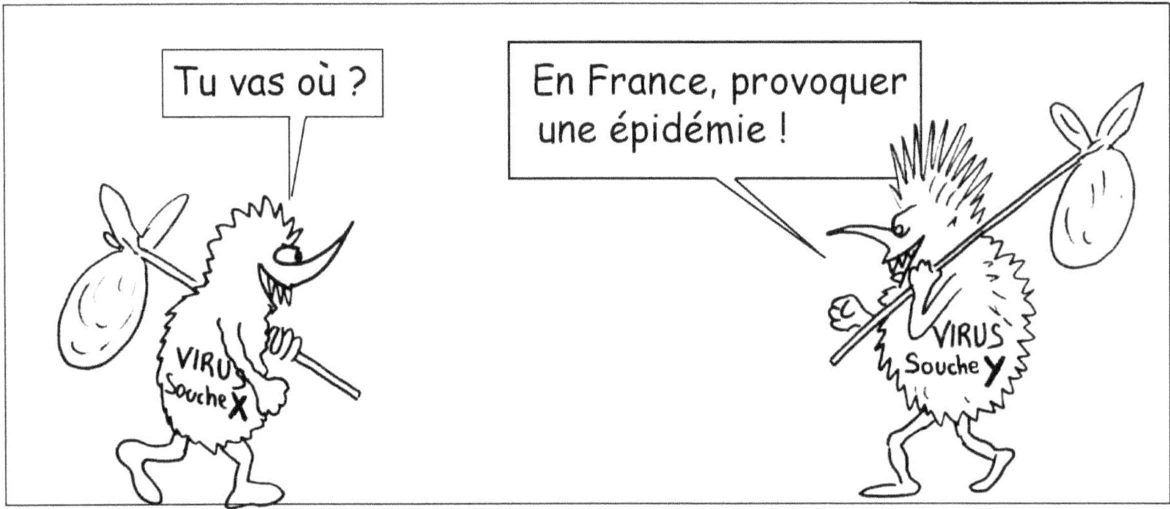

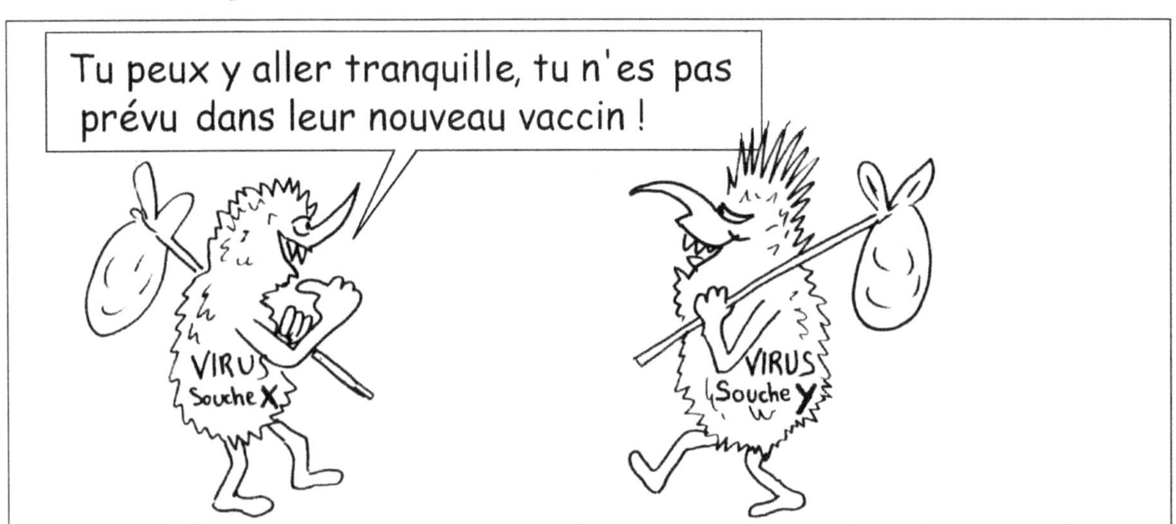

Le virus de la grippe est aussi changeant qu'un caméléon.

Pr John Oxford
(*Courrier International*, février 1998)

La grippe : agression ou libération ?

Une maladie aiguë n'est rien de plus qu'un effort de la nature qui s'efforce de toute sa puissance à restaurer la santé du patient, par l'élimination de l'élément pathogène.

Sydenham

La grippe est un processus vital, une crise de nettoyage salutaire, qu'il ne faut pas entraver.
La plupart des médicaments et autres traitements inadéquats entraînent les complications tant redoutées.
Pas d'antibiotiques, ça ne sert à rien, ils n'agissent pas contre les virus. Je vous prescris du repos, de l'air, du soleil, un verre d'eau et de la joie.
Dr. DUBONSENS

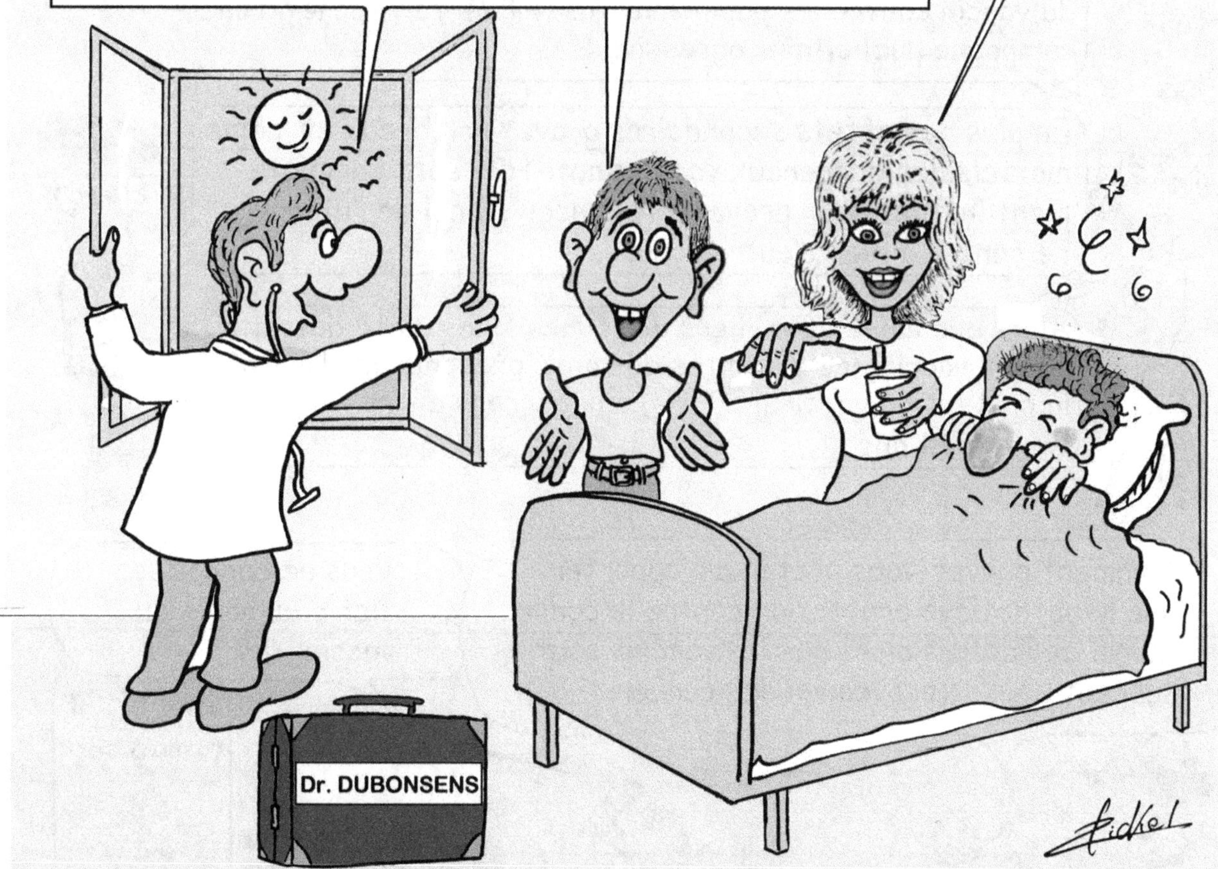

C'est la nature qui guérit les maladies. Elle trouve elle-même les voies convenables sans avoir besoin d'être dirigée.

Hippocrate

Vaccin anti-HPV : encore un vaccin dangereux et inutile

Tu prends la pilule ?
Je suis ménopausée après avoir reçu le vaccin Gardasil !
Mais il y a des cas bien plus dramatiques !
Centre pour handicapés

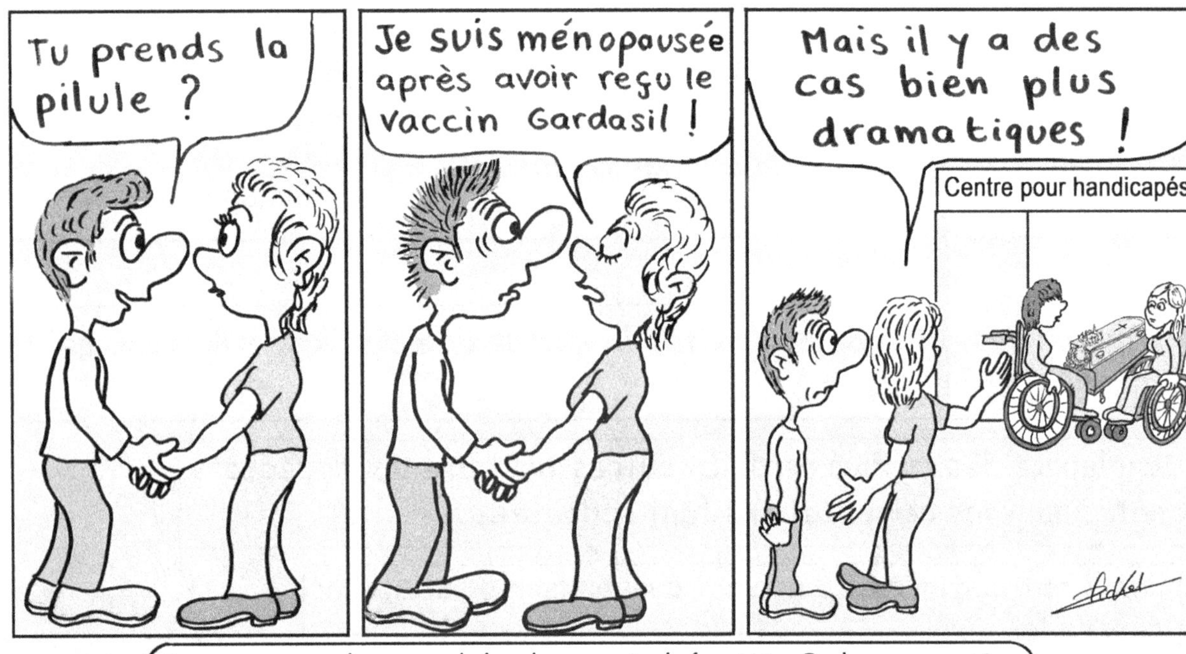

Comme pour le scandale du vaccin hépatite B, la promotion du vaccin contre les papillomavirus (HPV) fait l'objet d'une campagne publicitaire agressive.

En plus des effets secondaires graves nombreux et même mortels, les dangereux vaccins anti-HPV sont complètement inutiles pour prévenir le cancer du col de l'utérus. Le cancer a bien d'autres causes.

Alors que la vie de milliers de jeunes filles a été détruite par ce vaccin, les autorités de santé préconisent d'élargir la prévention vaccinale (HPV) aux garçons entre 9 et 14 ans !

Comment pouvez-vous prétendre apporter une hypothétique protection contre le cancer du col de l'utérus alors que les vaccins sont susceptibles de provoquer des cancers ?

Vous ne connaissez rien à la magie du vaccin HPV !

VACCINATOR n'a jamais tort

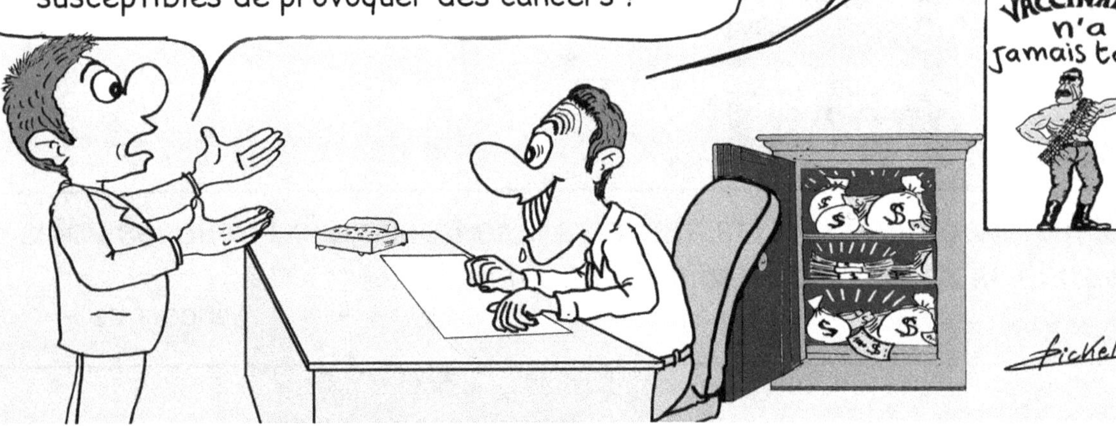

Syndrome du bébé secoué : effets secondaires des vaccins ?

Youhou !!!
Stop !...
Danger !

Vous avez peur que mon bébé risque de souffrir du symptôme du bébé secoué ?
Rassurez-vous, il n'a pas été vacciné !

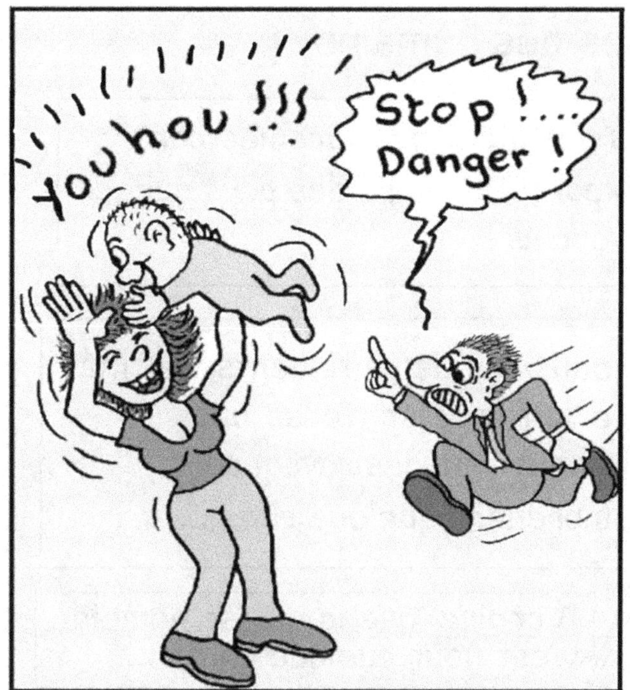

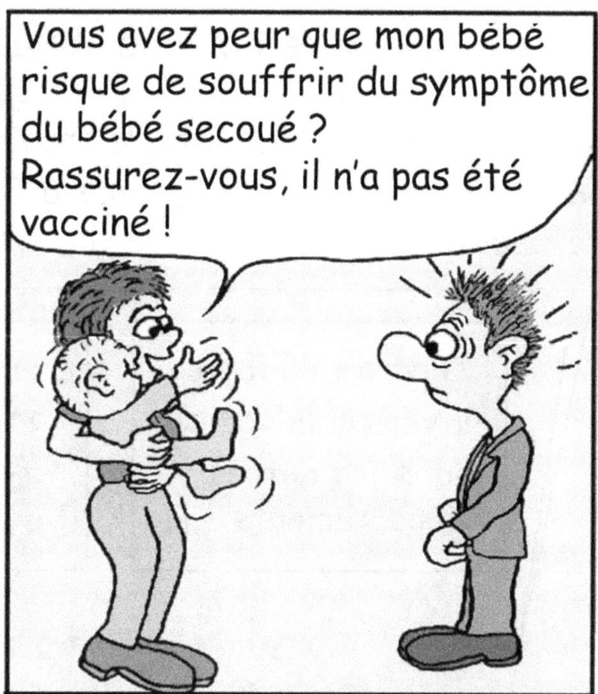

Est-ce que la vaccination infantile provoque des hémorragies sous-durales (du cerveau) actuellement diagnostiquées comme syndrome du bébé secoué ou d'autres anomalies/problèmes de santé?

On estime que la moitié de la mortalité des nourrissons est attribuée à des maltraitances d'enfants classées en tant que Syndrome du bébé secoué, pour lequel les parents sont poursuivis par la justice. Les hémorragies sous-durales peuvent être la conséquence d'inflammations du cerveau, dues aux effets secondaires des vaccins accompagnés d'autres maladies liées aux vaccins.
Le Docteur Gardner a constaté qu'il y avait une nette différence d'âge entre les hémorragies non traumatiques au Japon et aux USA, où la plupart des hémorragies non traumatiques ont tendance à se déclencher au cours des six premiers mois de la vie. D'après le Dr. Gardner, l'explication tient au fait que lesJaponais ne vaccinent pas avant 7 mois, alors que les Etats-Unis administrent les vaccins pendant les 6 premiers mois, en commençant par le vaccin de l'hépatite B dans les 24 heures suivant la naissance.
Les vaccins provoquent un pourcentage considérable d'hémorragies cervicales sous-durales qui sont dramatiquement et injustement mal diagnostiquées comme mauvais traitements de la part des parents ou des nourrices.

Dr Harold E. Buttram, MD, et Catherine J. Frompovich

Monsieur l'expert judiciaire, avant de faire jeter des parents en prison, vous devriez vous intéresser à ces publications médicales !
Dr. Harold BUTTRAM
Diagnostique du Syndrôme du bébé secoué
Dr. Archie KALOKERINOS
MORT SUBITE DU NOURRISSON
LA VITAMINE C
Un médecin témoigne
(1)
Ces travaux ne sont pas officiellement validés !
Donc ça ne vaut rien !

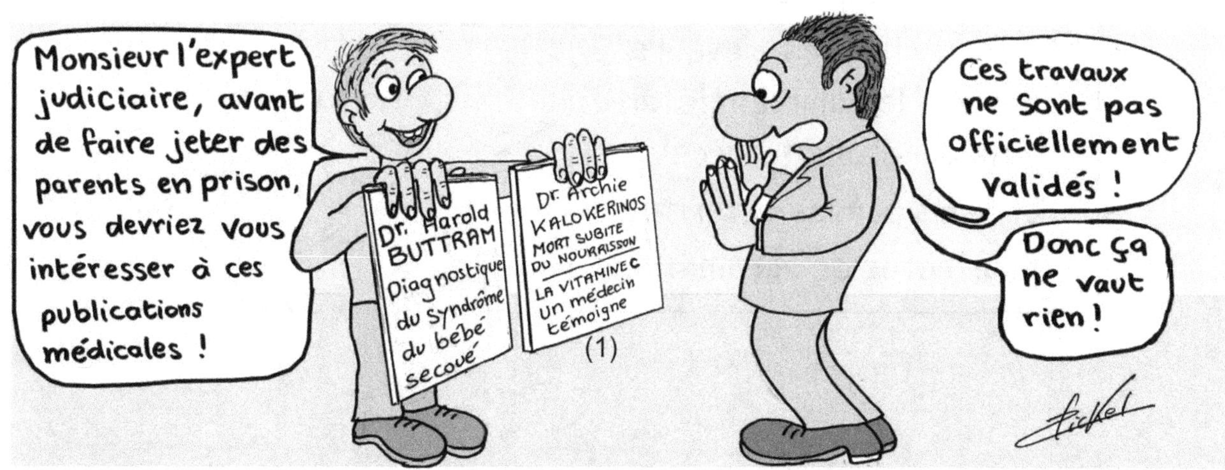

(1) Le syndrôme du bébé secoué est souvent lié à la carence en vitamine C.

Les bovins malades des humains

En 1973, dans le Finistère, les bovins n'étaient pas vaccinés contre la fièvre aphteuse car destinés à l'exportation vers des pays qui refusent le bétail contaminé par les vaccins !

Il paraît qu'il y a un véritable carnage dans les autres départements ! (1)

C'est dans ces départements vaccinés contre la fièvre aphteuse que l'épidémie fait des ravages ! Va comprendre quelque chose...

À croire que la bêtise humaine y est pour quelque chose...

(1) Sauf chez les éleveurs bio, et, le comble, c'était eux qui étaient harcelés et punis par les autorités pour refus de vaccination !

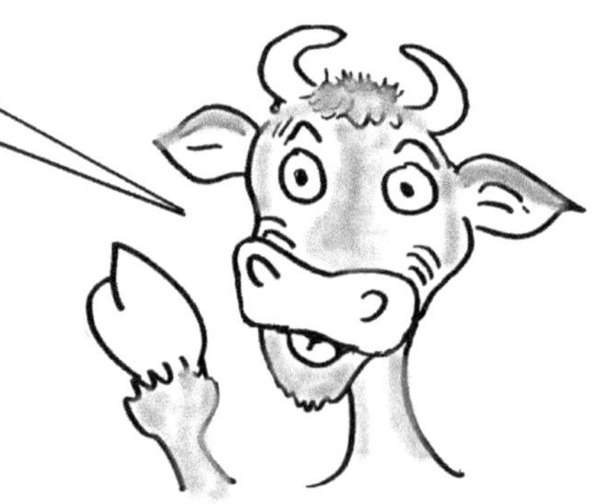

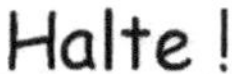

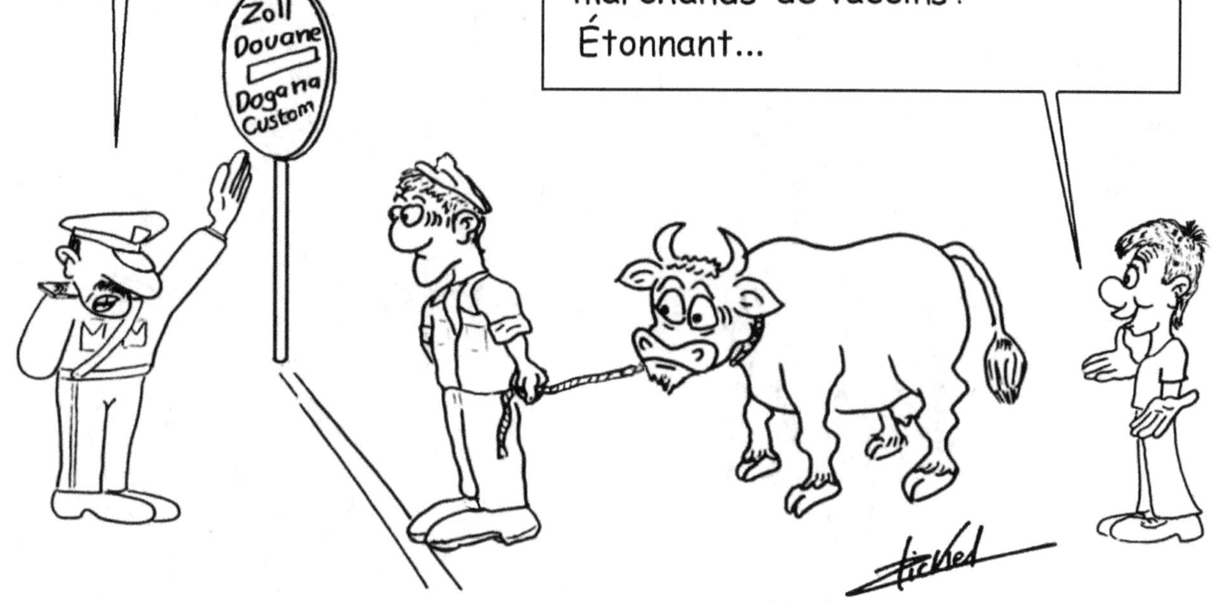
Halte !
Entrée interdite au bétail contaminé par les vaccins !
En 1991, le vaccin a été interdit. Le marché mondial de la viande l'a emporté sur les intérêts des marchands de vaccins ! Étonnant...
Zoll
Douane
Dogana
Custom

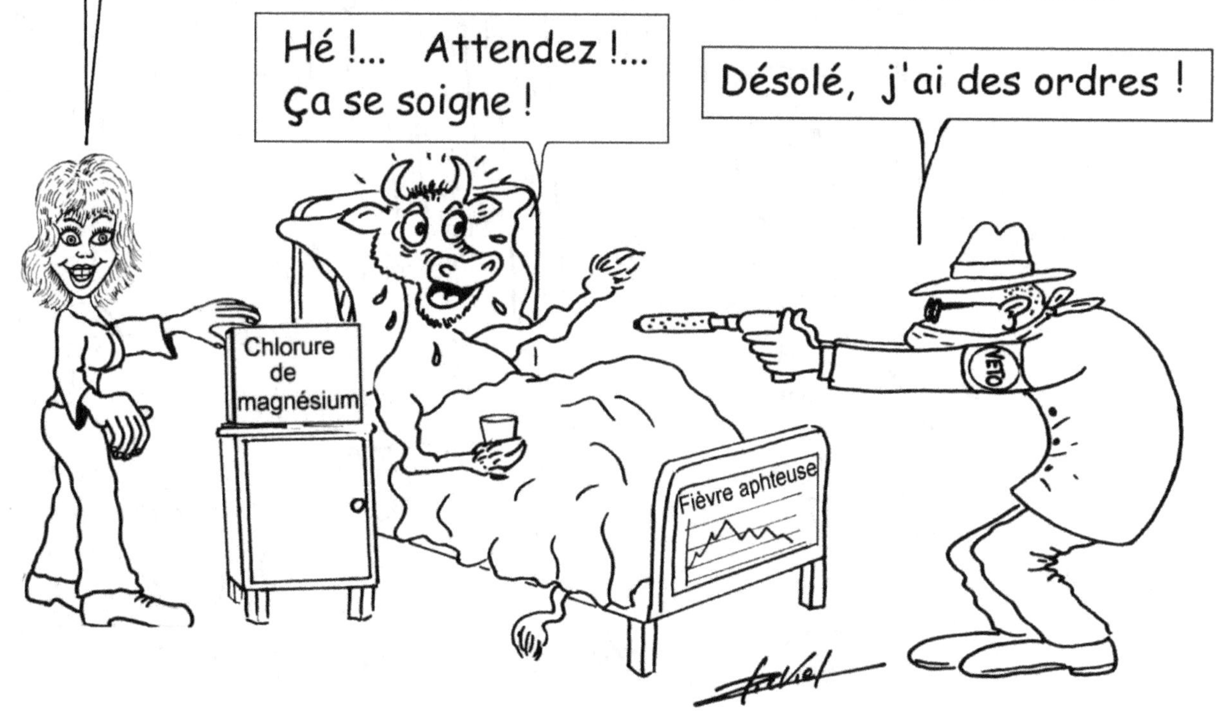
En 1995, une nouvelle «épidémie» de fièvre aphteuse a fait son apparition. Une fois de plus le bétail fut massacré alors qu'il aurait suffi d'appliquer le traitement au magnésium présenté à l'Académie de l'agriculture en 1952 par le Dr Neveu. Quelle folie et quel gâchis !
Hé !... Attendez !... Ça se soigne !
Désolé, j'ai des ordres !
Chlorure de magnésium
Fièvre aphteuse
VETO

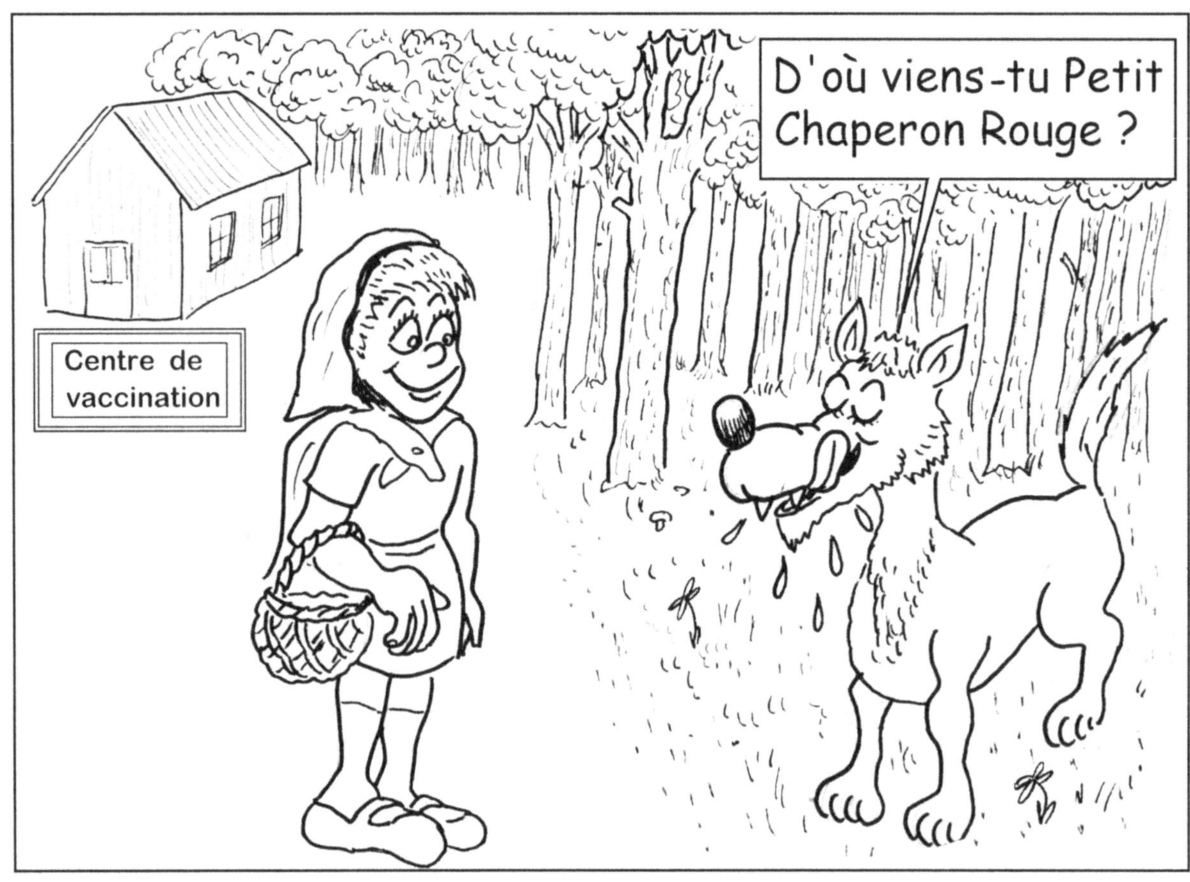
Centre de vaccination
D'où viens-tu Petit Chaperon Rouge ?

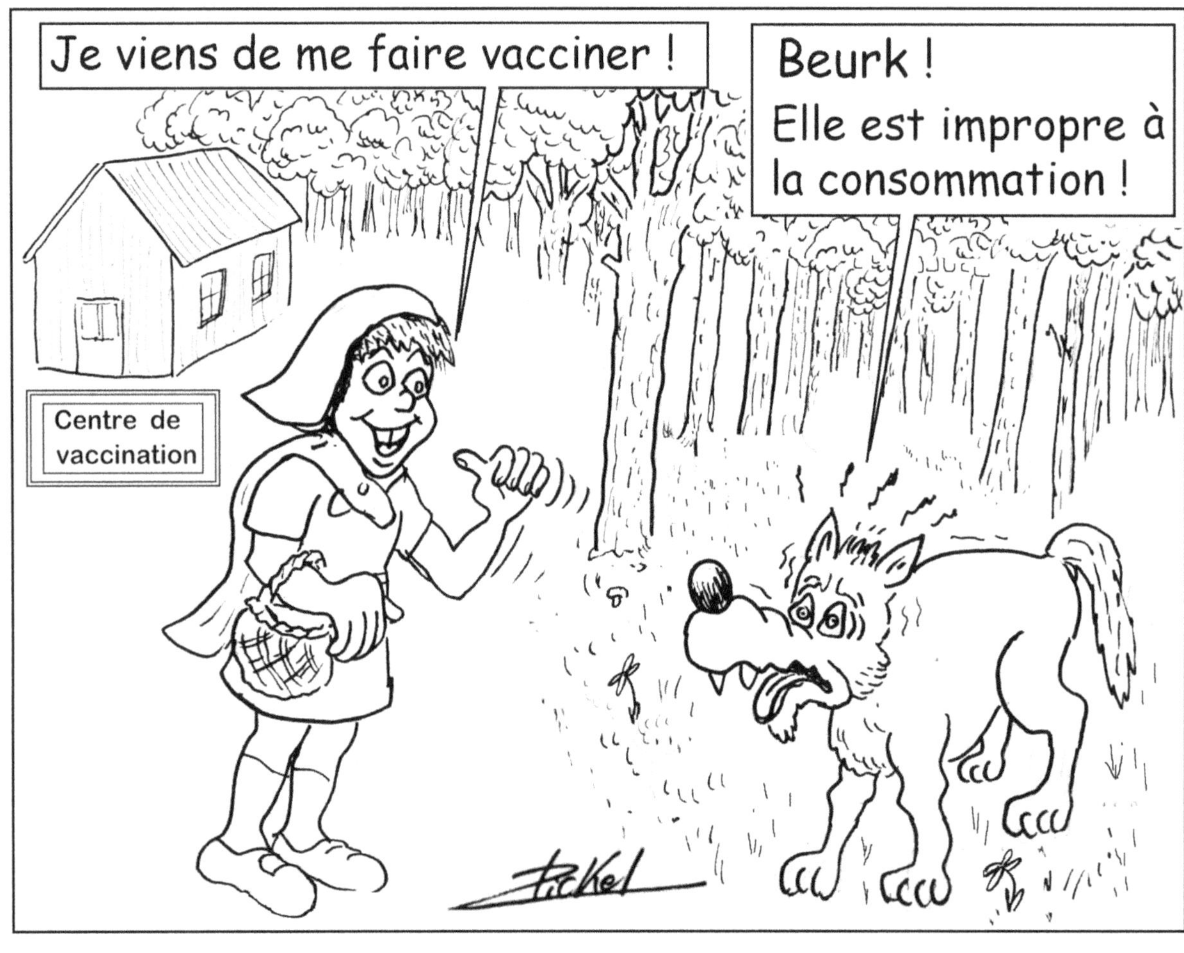
Je viens de me faire vacciner !
Beurk !
Elle est impropre à la consommation !
Centre de vaccination

Syndrome d'Immuno Déficience Acquise

> *Si nous continuons à généraliser et multiplier l'emploi des vaccins, on peut concevoir que d'ici quelques décades une pathologie nouvelle, celle des sociétés vaccinées, verra le jour.*
>
> Pr P. Deloge
>
> (*Tendances de la médecine contemporaine*, 1962)

Selon de nombreux chercheurs, le SIDA est un effondrement du système immunitaire causé, entre autres, par les vaccinations à répétition. (1)
Les zones d'explosion du SIDA en Afrique correspondent aux zones soumises à certaines campagnes de vaccination. (2)
Trouver un vaccin contre le SIDA ? Alors que les vaccinations sont les principales responsables du SIDA ? Vous m'en demandez trop !
Rassurez-vous ! Nous nous débrouillerons pour démontrer l'efficacité du vaccin !
CAS PRIS EN COMPTE
CAS NON
EN COMPTE

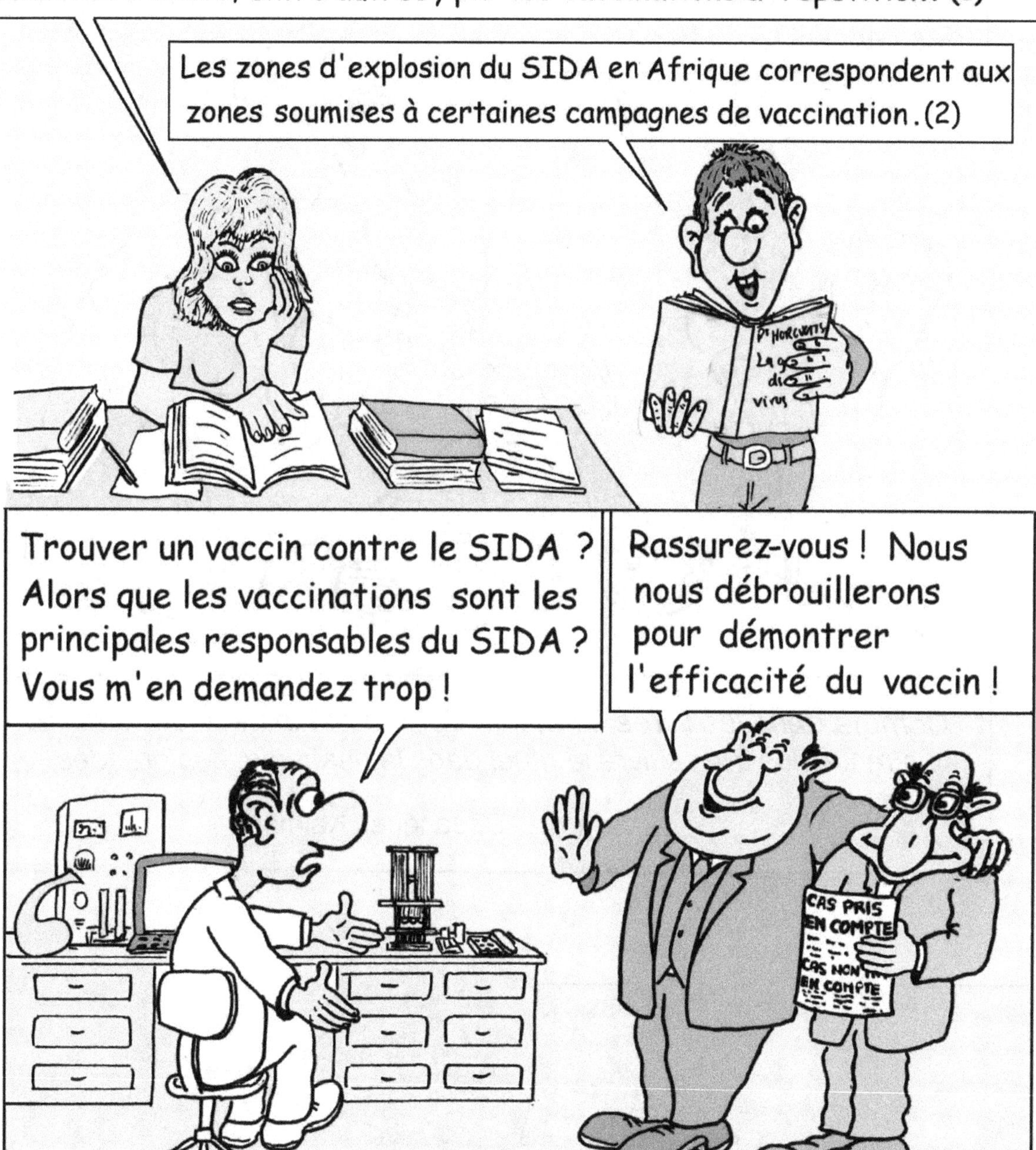

(1) Dr Robert Willner, «L'escroquerie du SIDA. L'ultime supercherie»

(2) Dr Louis de Brouwer, «Sida, le vertige»

Les vaccinations, au moins telles qu'elles sont présentées, ressortissent plus à la magie qu'à l'immunologie.

Dr Jacques Kalmar

Mais enfin, je ne trouve aucun élément sérieux démontrant une quelconque efficacité des vaccins !
Chut ! ...
Il suffit d'avoir la foi !

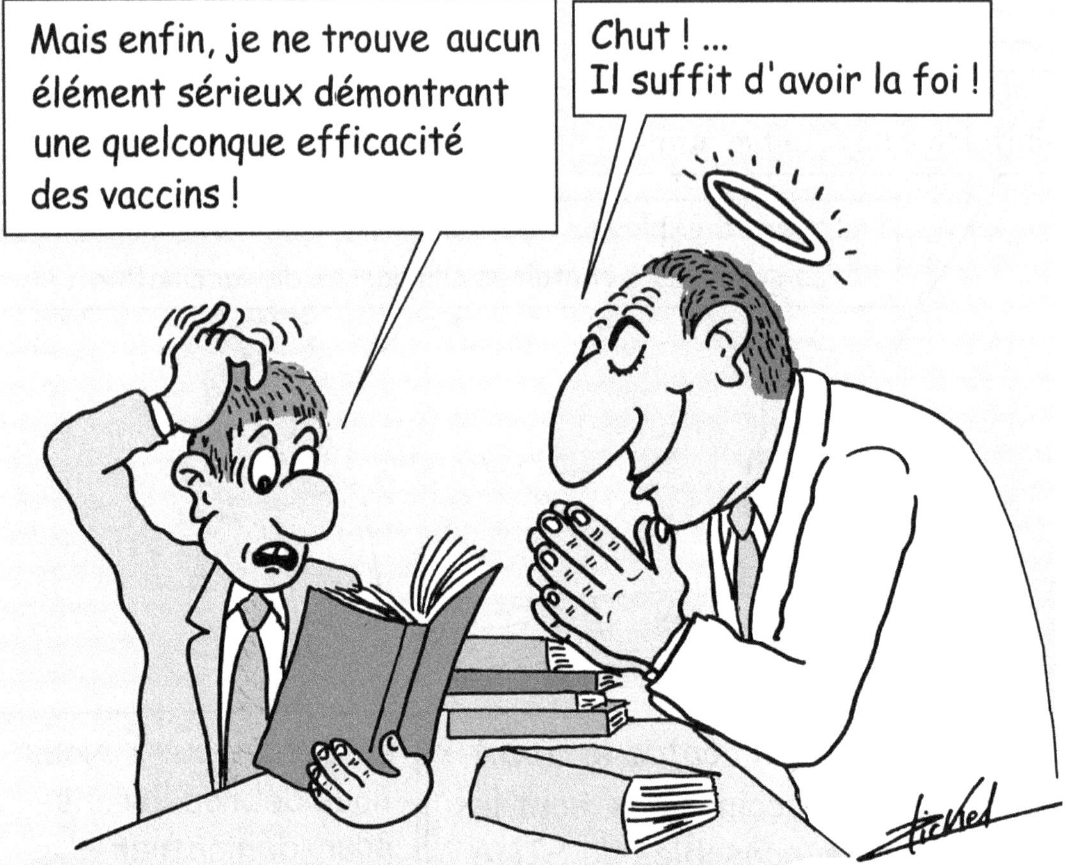

Comme dans les livres saints, le dogme est installé sans faille. Il ne reste plus qu'à suivre le rituel dans la béatitude des grandes révélations.

Dr Jacques Kalmar

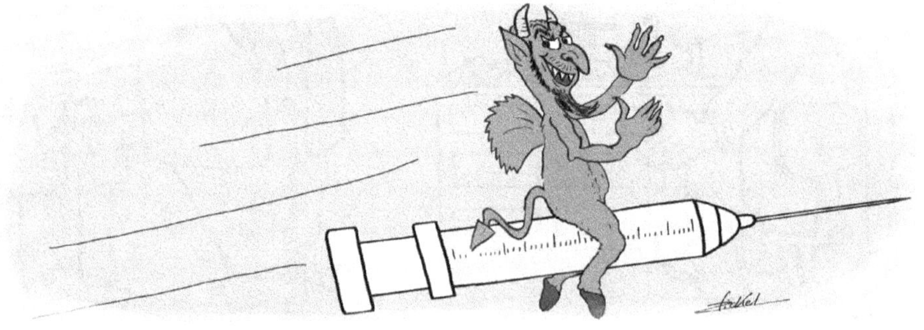

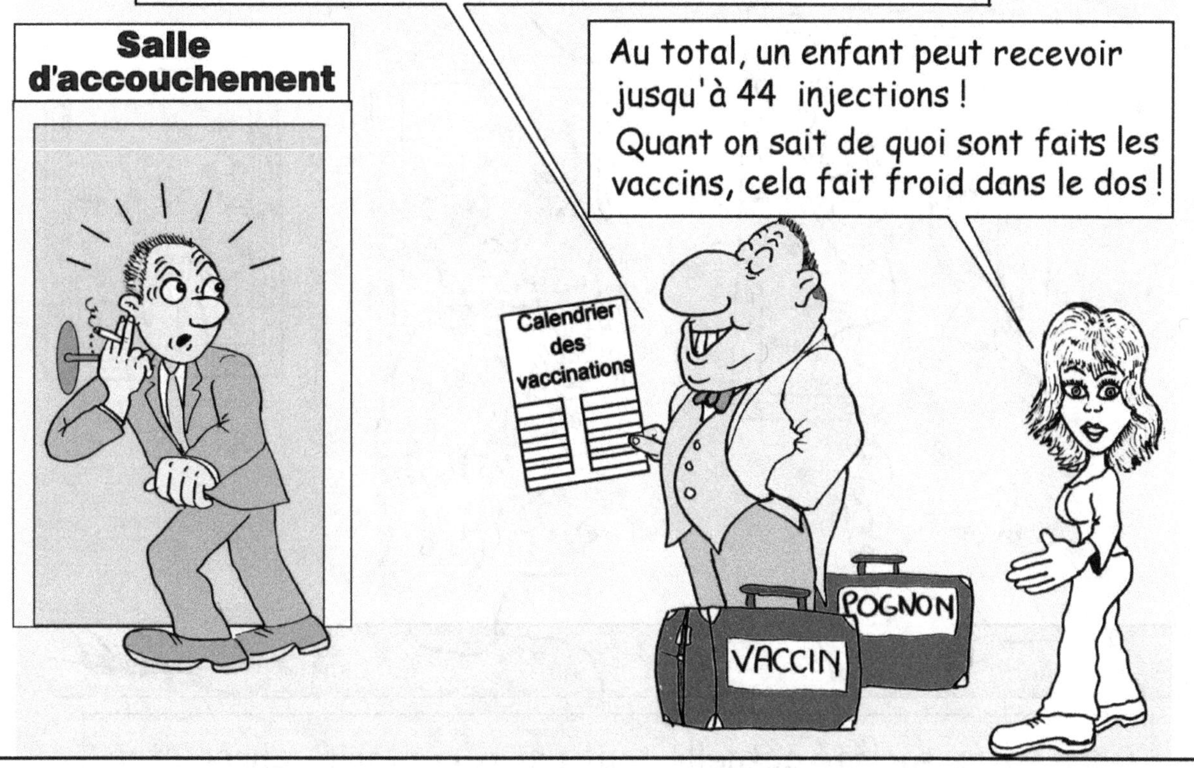
MATERNITÉ
Vous semblez impatient !... Nous aussi ! Nous avons 28 vaccins à lui administrer avant ses 11 ans !
Au total, un enfant peut recevoir jusqu'à 44 injections ! Quant on sait de quoi sont faits les vaccins, cela fait froid dans le dos !
Salle d'accouchement
Calendrier des vaccinations
POGNON
VACCIN

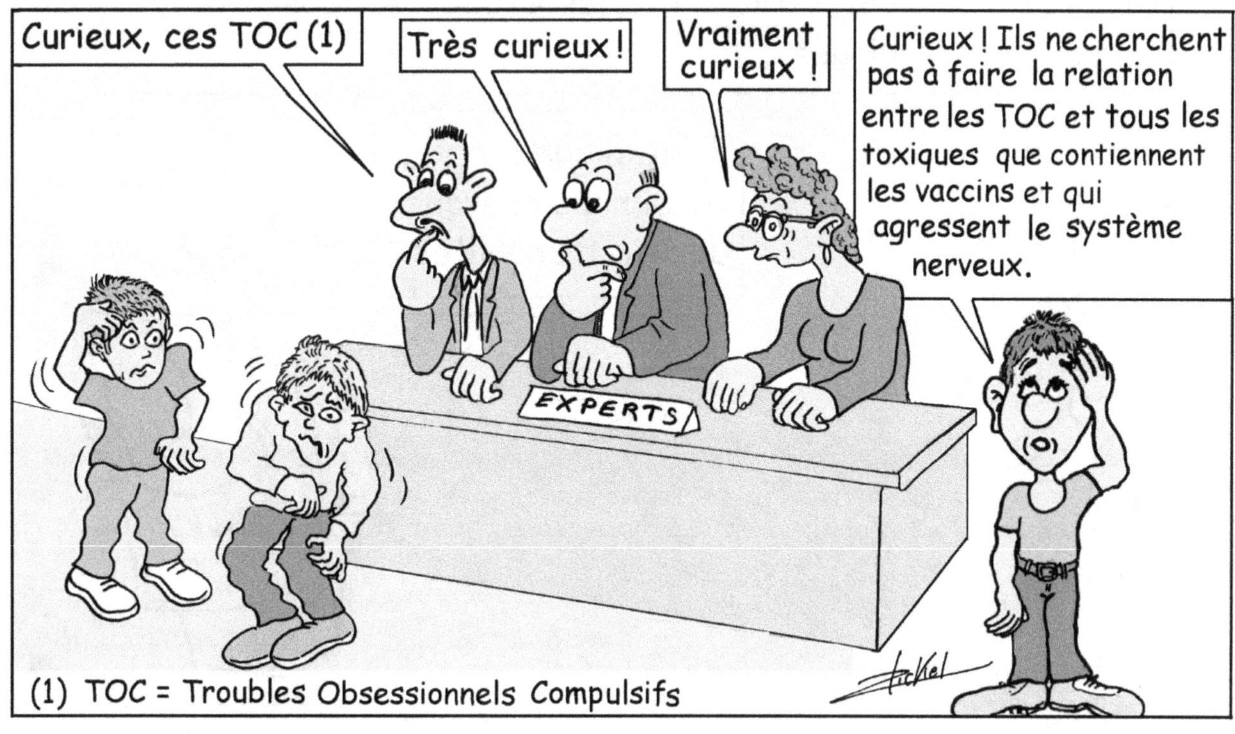
Curieux, ces TOC (1)
Très curieux !
Vraiment curieux !
Curieux ! Ils ne cherchent pas à faire la relation entre les TOC et tous les toxiques que contiennent les vaccins et qui agressent le système nerveux.
EXPERTS
(1) TOC = Troubles Obsessionnels Compulsifs

Cette belle fille,
c'était toi ?

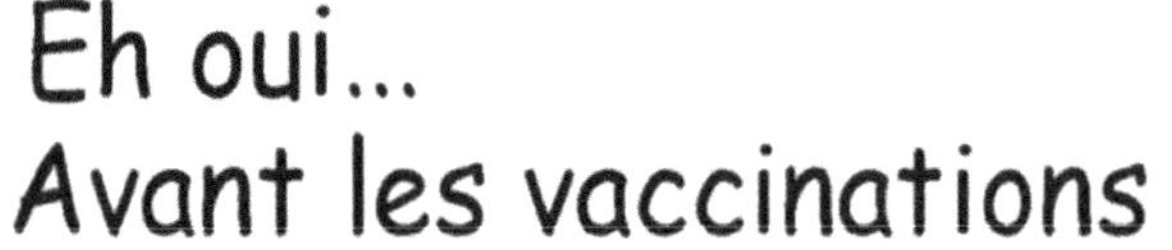

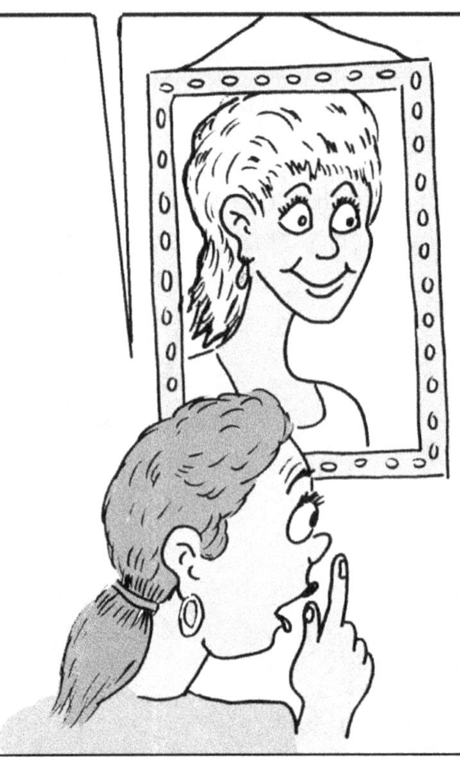

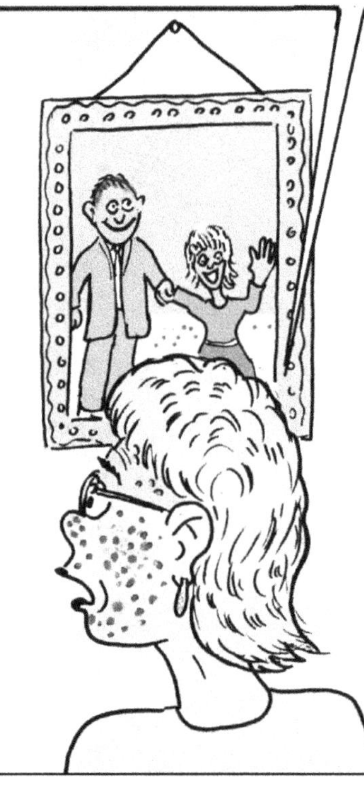

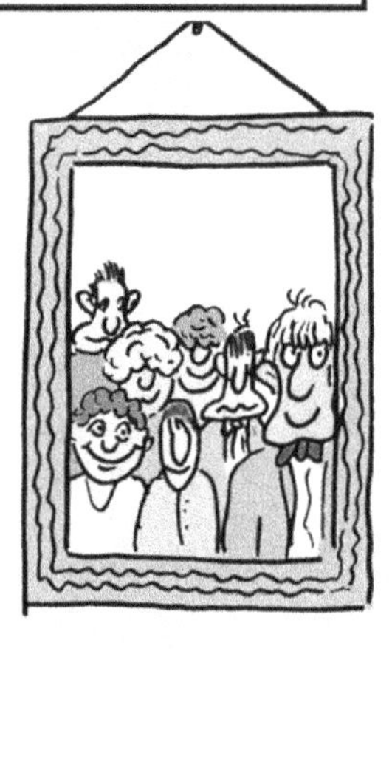

Dans notre société actuelle,tout est répertorié, enregistré, étudié, mais dès que l'on entre dans le domaine des vaccinations, c'est le flou total, les études sérieuses ne sont pas divulguées.

Tant mieux !
Ainsi nous pouvons
dormir tranquilles !

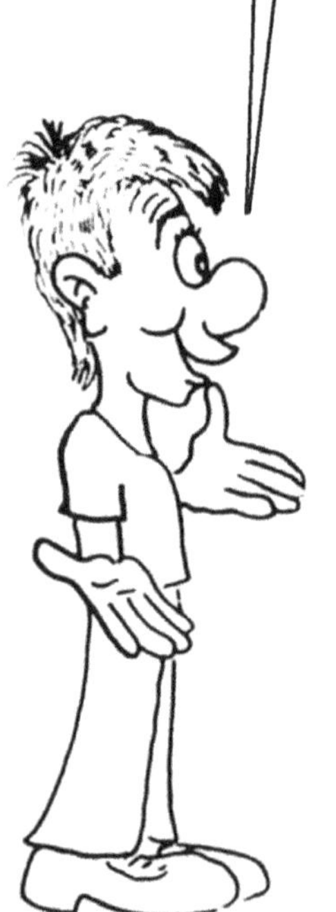

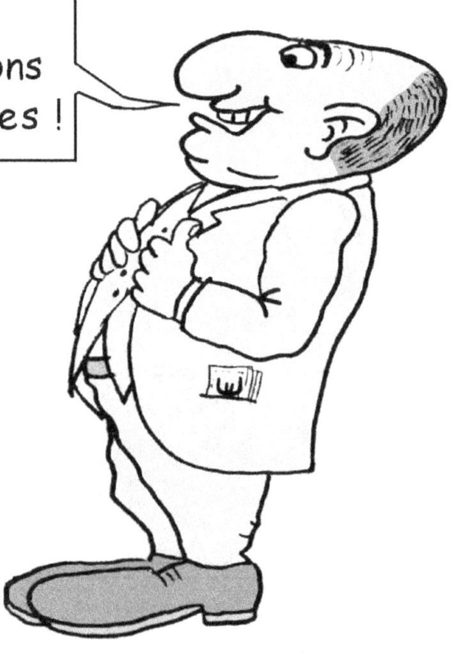

Les vaccins donnent les maladies, en créent de nouvelles et propagent la mort. La preuve scientifique qu'une provocation artificielle d'une maladie empêche l'apparition d'une maladie naturelle n'a jamais été établie. Comme médecin, je m'élève contre ces vaccinations et proteste contre le mythe de Pasteur.

Dr Paul-Emile Chevrefils

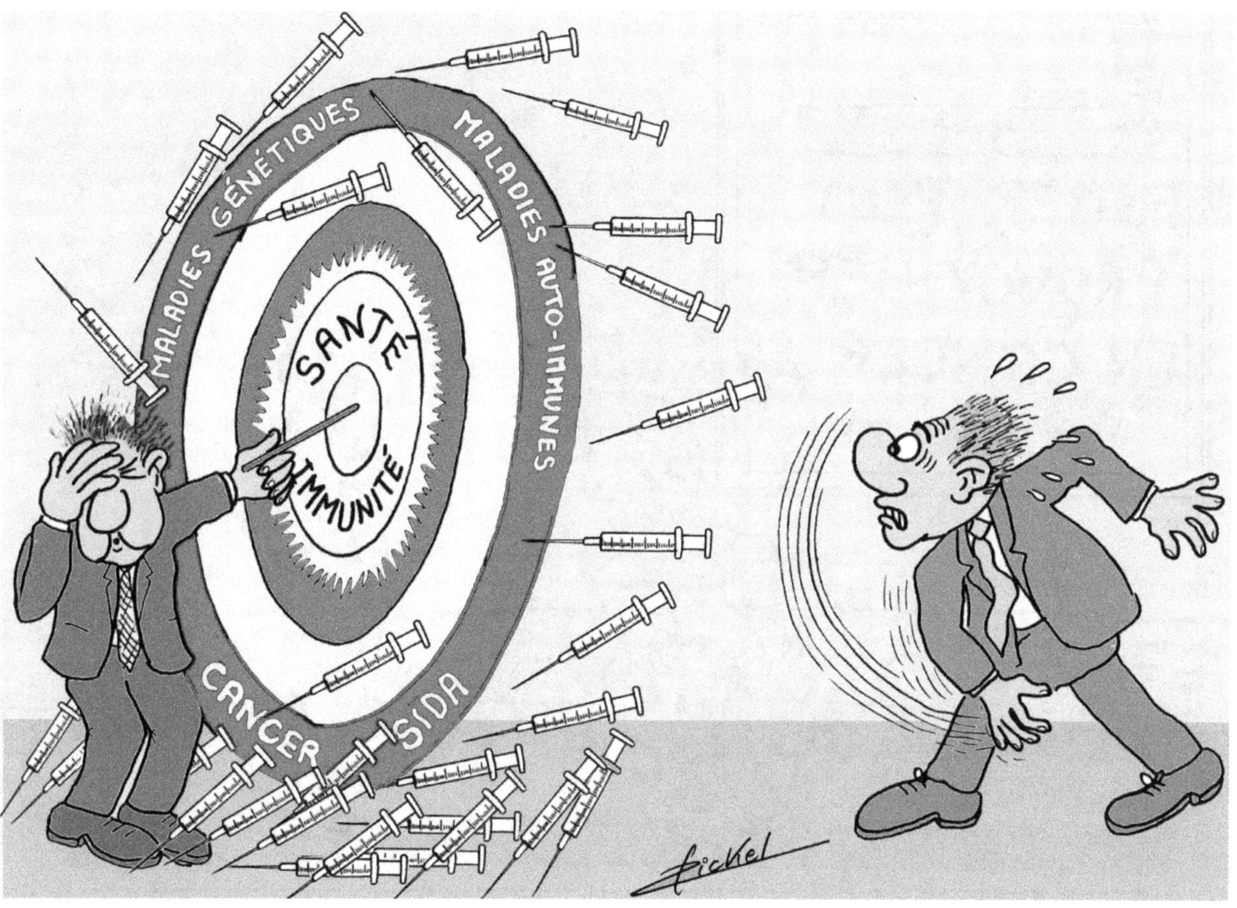

L'humanité serait depuis longtemps heureuse si tout le génie que les hommes mettent à réparer leurs bêtises, ils l'employaient à ne pas les commettre.

G. Bernard Shaw

Le seul vaccin sûr est un vaccin qui n'est jamais utilisé.

Dr James A. Shannon

Les vaccins peuvent causer l'arthrite chronique évolutive, la sclérose en plaques, le lupus systémique érythémateux, la maladie de Parkinson et le cancer.

Pr R. Simpson, American Cancer Society

Drogue Info
DANGER
FUMER PEUT PROVOQUER UN CANCER
LES VACCINS AUSSI
Ligue contre le tabac

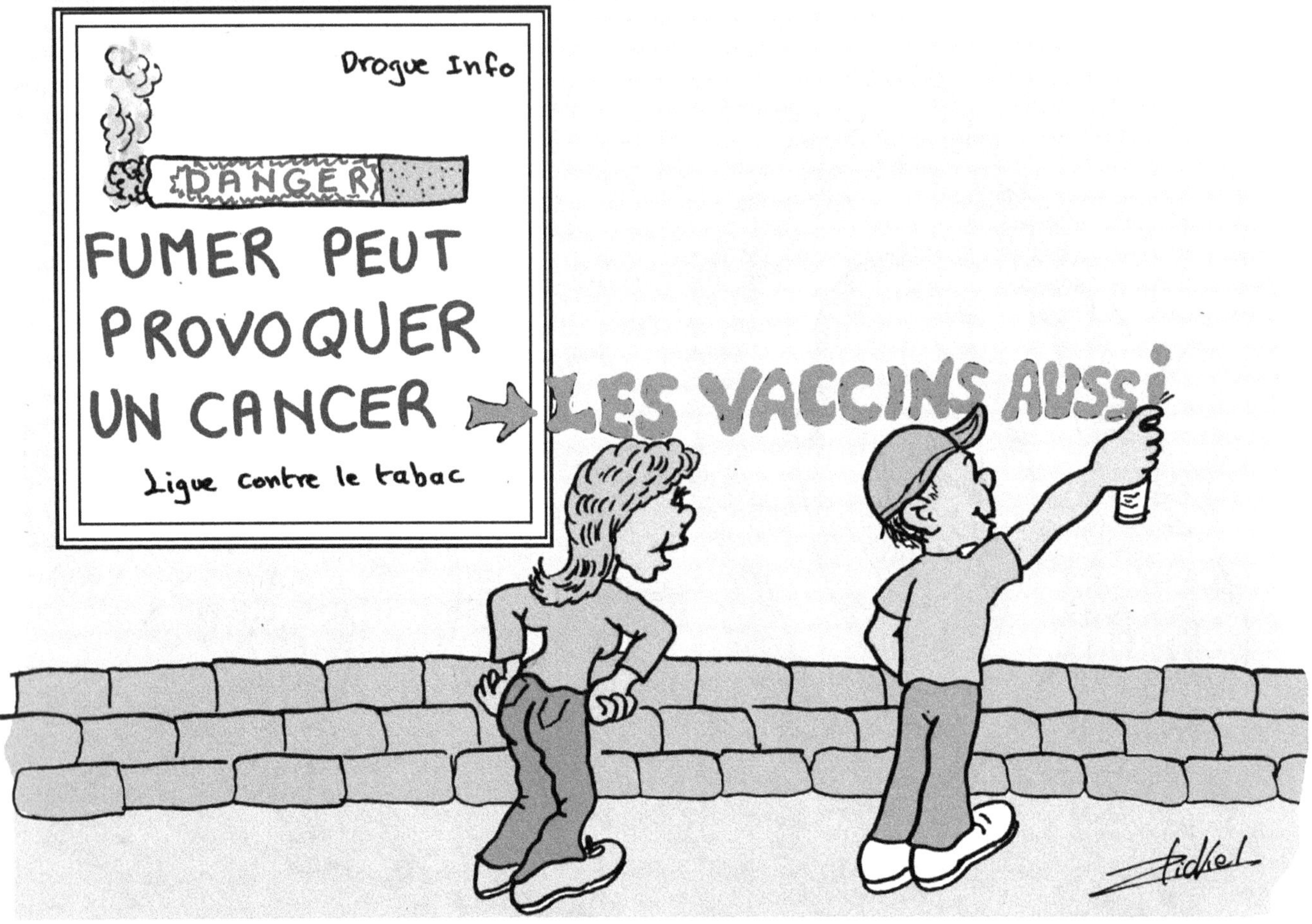

Allons-nous échanger la rougeole contre le cancer et la leucémie ?

Dr Robert Mendelsohn

Les enfants non vaccinés sont en meilleurs santé que les enfants vaccinés.

Une étude allemande menée par le Dr Andreas Bachmair a été effectuée sur 17 461 enfants vaccinés et non vaccinés. Les résultats de cette étude montrent d'une façon flagrante que les vaccins rendent malades.
Les enfants non vaccinés ne connaissent pratiquement pas l'autisme, les maladies auto-immunes, les allergies, l'asthme, le diabète et autres maladies infantiles qui ont atteint des proportions épidémiques ces dernières années.

Le Dr Bachmair a examiné trois autres études similaires qui corroborent ses conclusions.

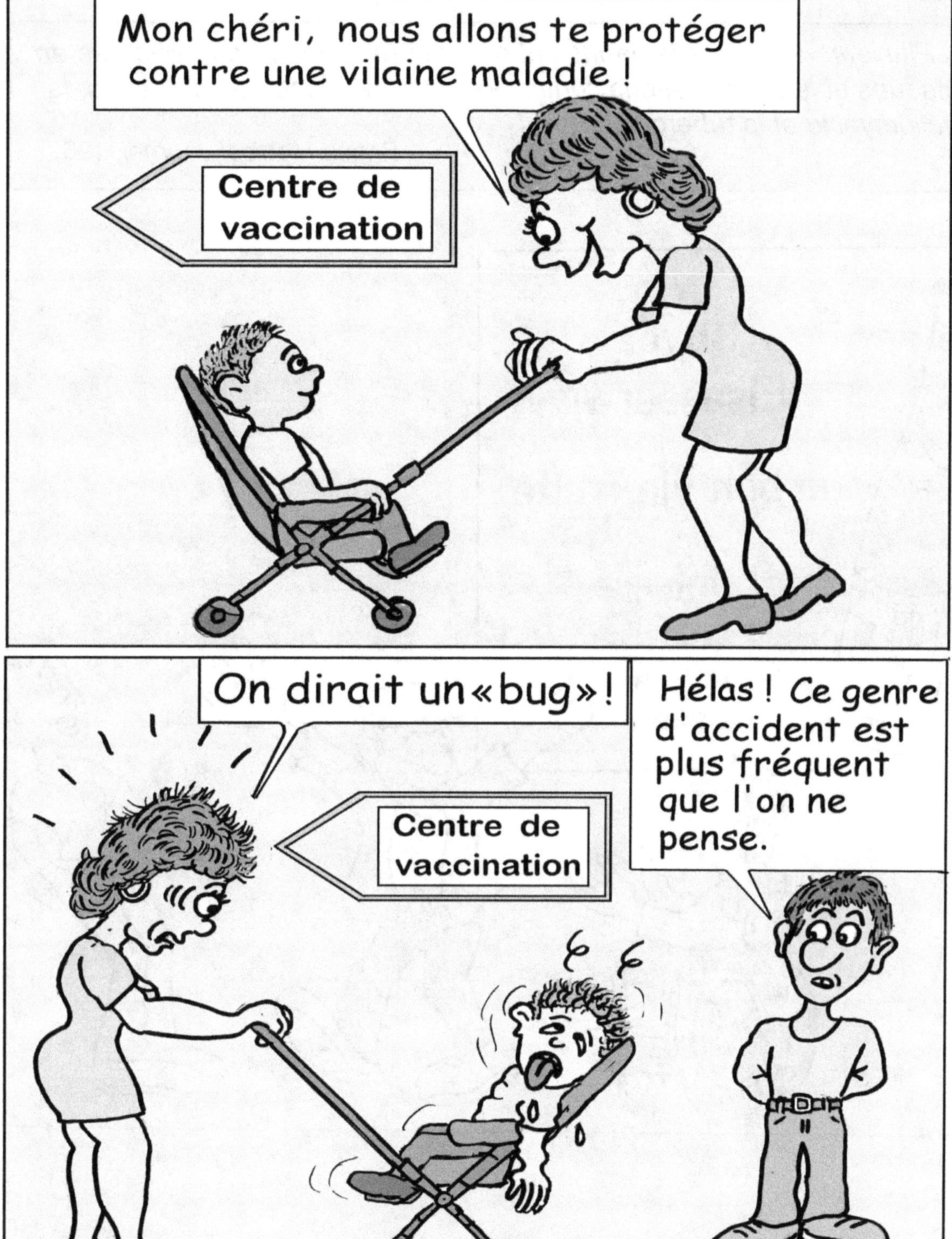

La vaccination est un traitement médical qui comporte des risques, y compris celui de décès. Il est tout à fait contraire à toute éthique médicale d'imposer ces risques à quiconque.

Dr Lee Hieb, MD

Plusieurs auteurs allemands ont décrit la relation entre la sclérose en plaques et les vaccinations contre la variole, la typhoïde, le tétanos, la poliomyélite et la tuberculose.

British Medical Journal, 1967

Buvez
Elsasserwi
un bon vin fruité
Attention,
l'abus d'alcool
nuit à
la santé
ET DE VACCINS

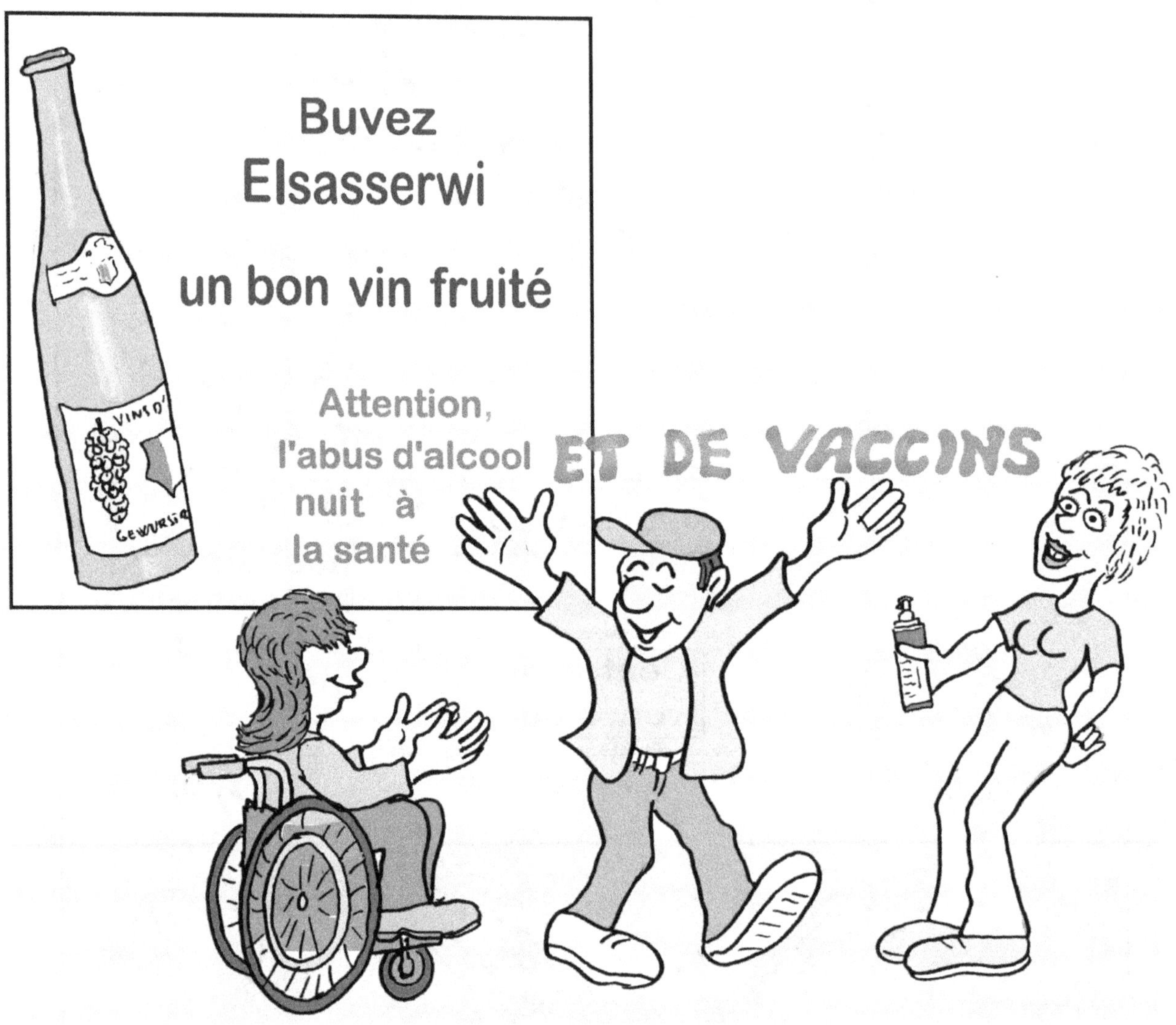

Certaines souches de vaccins peuvent être impliquées dans des maladies dégénératives telles que l'arthrite rhumatoïde, la leucémie, le diabète et la sclérose en plaques.

Dr G. Dettman, *Australian Nurses Journal*

Toute vaccination est susceptible de provoquer une encéphalite légère ou grave.

Dr Harris Coulter
(Vaccination Social Violence and Criminality)

Chaque vaccination cause une encéphalopathie, même mineure, qui détruit des cellules du cerveau.

Dr Gerhard Buchwald
(Vaccination: Business based on fear)

Les conséquences des vaccinations ne sont pas toujours visibles dans l'immédiat. Elles peuvent se solder par des déséquilibres neuro-végétatifs, de l'arriération mentale ou de l'autisme, par exemple.

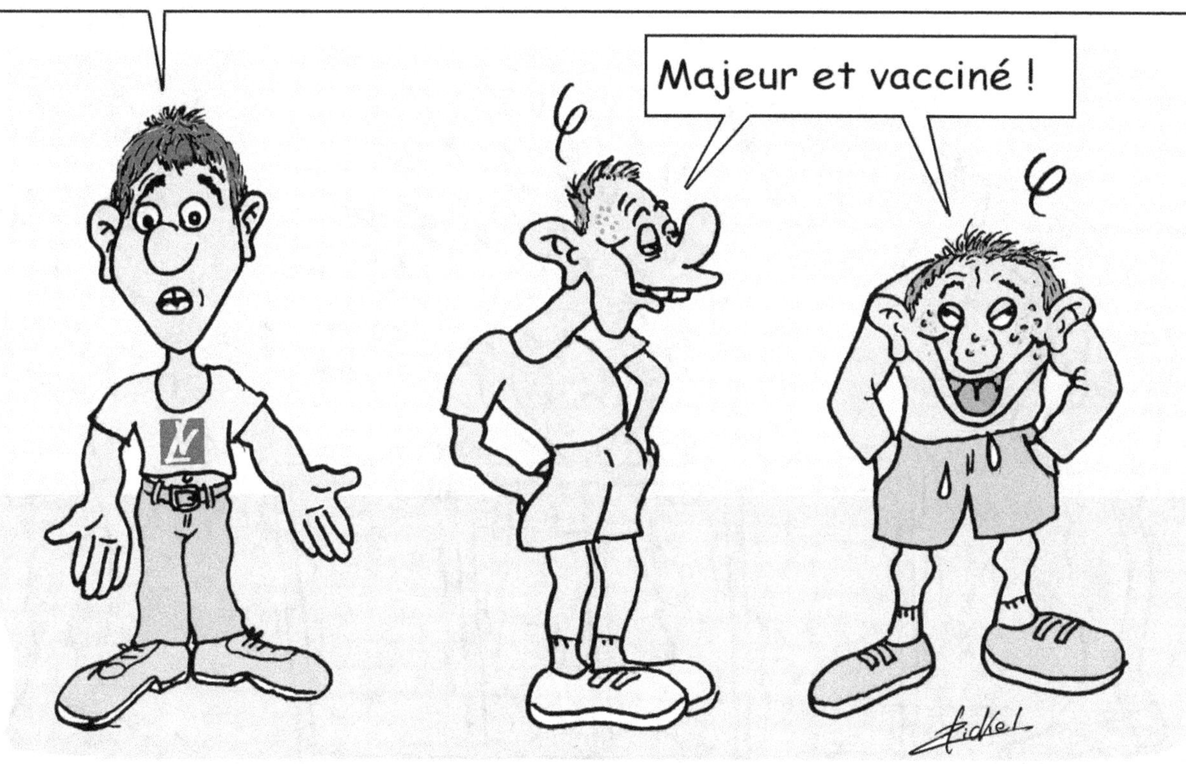

C'est une véritable épidémie … Il est grotesque de prétendre qu'il n'existe aucun lien entre l'autisme et la vaccination sauf des coïncidences. La vérité est que des enfants sont blessés par les vaccinations.

Dr Bernard Rimland
Directeur et fondateur de l'Autism Research Institute of San Diego

Sur les 3,3 millions d'enfants vaccinés annuellement aux Etats-Unis avec le DPT, 16 038 démontrèrent des crises aiguës et des pleurs persistants – ce qui est considéré par plusieurs neurologistes comme l'indication d'une irritation du système nerveux central ; 8 484 eurent des convulsions dans les 48 heures suivant l'injection du DPT. (1)

Dr Allan Hinman et Jeffrey Copelan,
Journal of the American Medical Association

(1) DPT = Diphteria, Pertussis, Tetanus (Diphtérie, coqueluche, tétanos)

Les parents observent fréquemment des troubles caractériels après vaccinations.
Des séquelles neurologiques peuvent survenir même en l'absence de réactions extêmes !

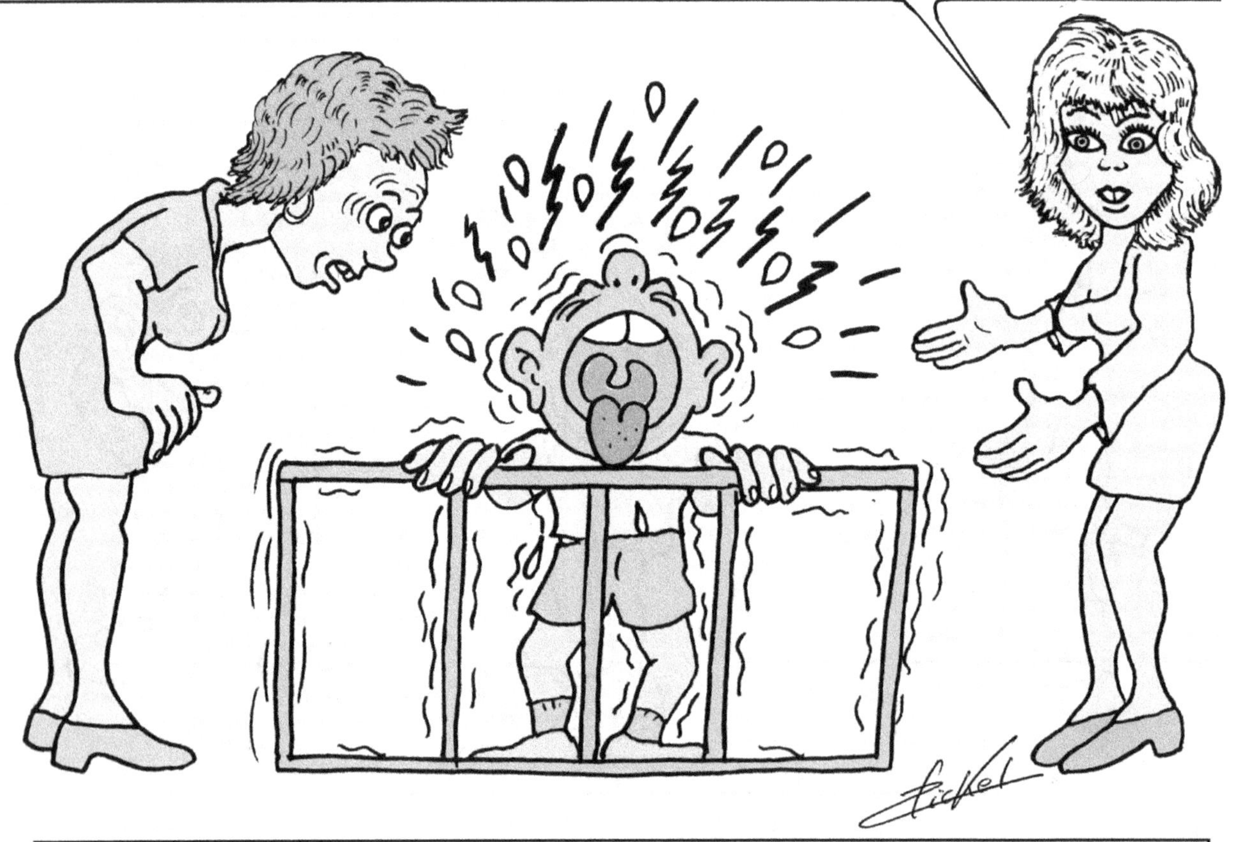

Pendant 23 ans, j'ai observé que les enfants non vaccinés étaient plus sains et plus robustes que les enfants vaccinés. Les allergies, l'asthme et des perturbations comportementales étaient clairement plus fréquentes chez mes jeunes patients vaccinés. D'autre part, les premiers souffraient plus souvent ou plus sévèrement de maladies infectieuses que les autres.

Dr Philip Incao

> *Si l'on pouvait mettre à jour tous les cas de décès par vaccination dans le monde entier, ces chiffres feraient frémir Hérode lui-même.*
>
> G. Bernard Shaw

Mourir aussi jeune, c'est incompréhensible !
Oui ! D'autant plus qu'il venait de faire tous les rappels de vaccins...
REGRET
REGRET

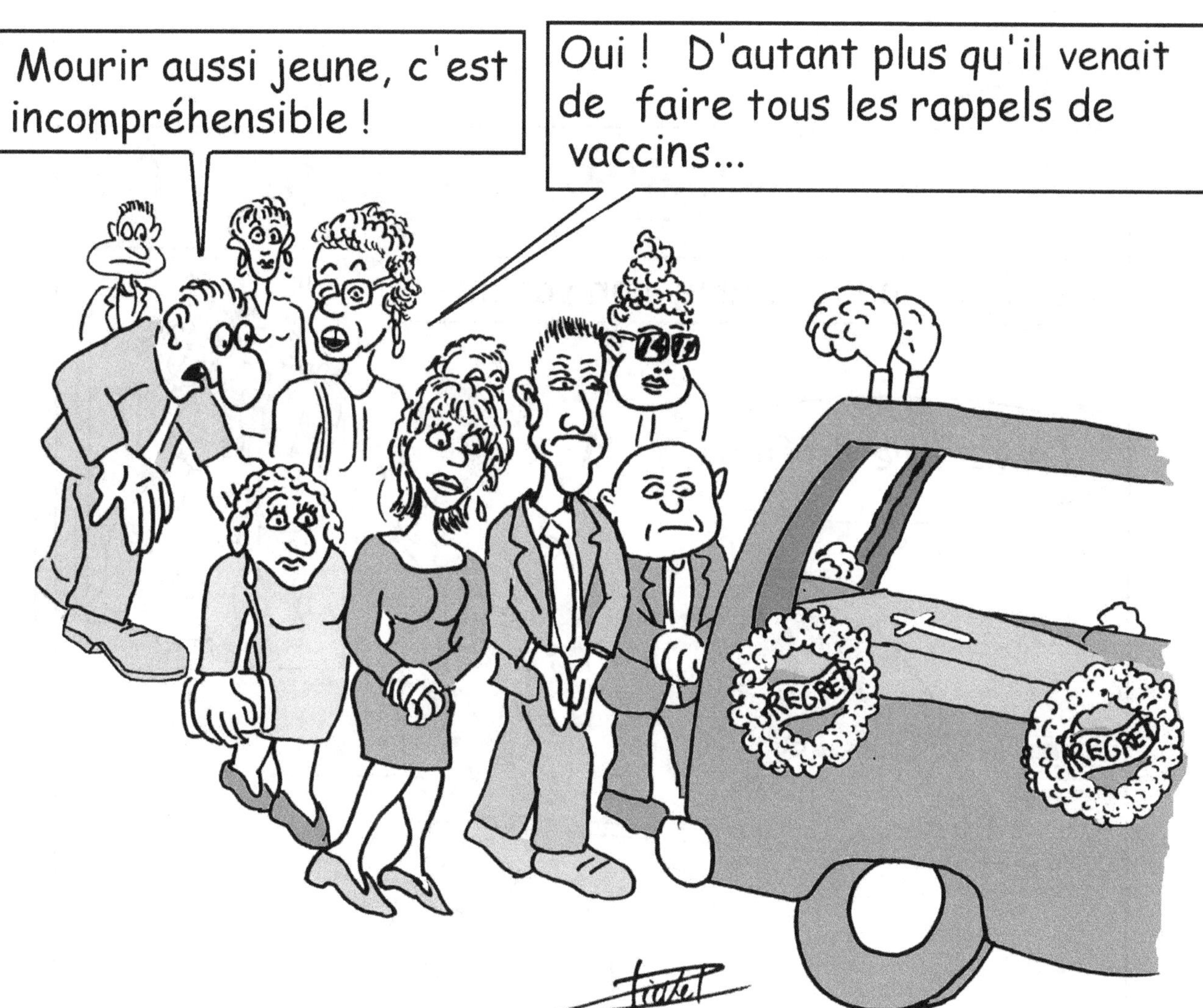

> *Ce sont les vaccinations de masse à base de virus vivants, inutiles et dangereuses, qui sont à l'origine de l'extention du SIDA .*
>
> Pr Richard Delong, *Live Viral Vaccines*

Les tares induites par les vaccinations peuvent se transmettre à la descendance.

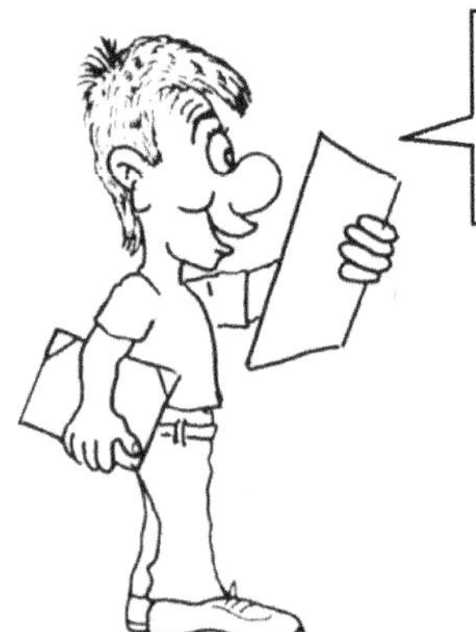

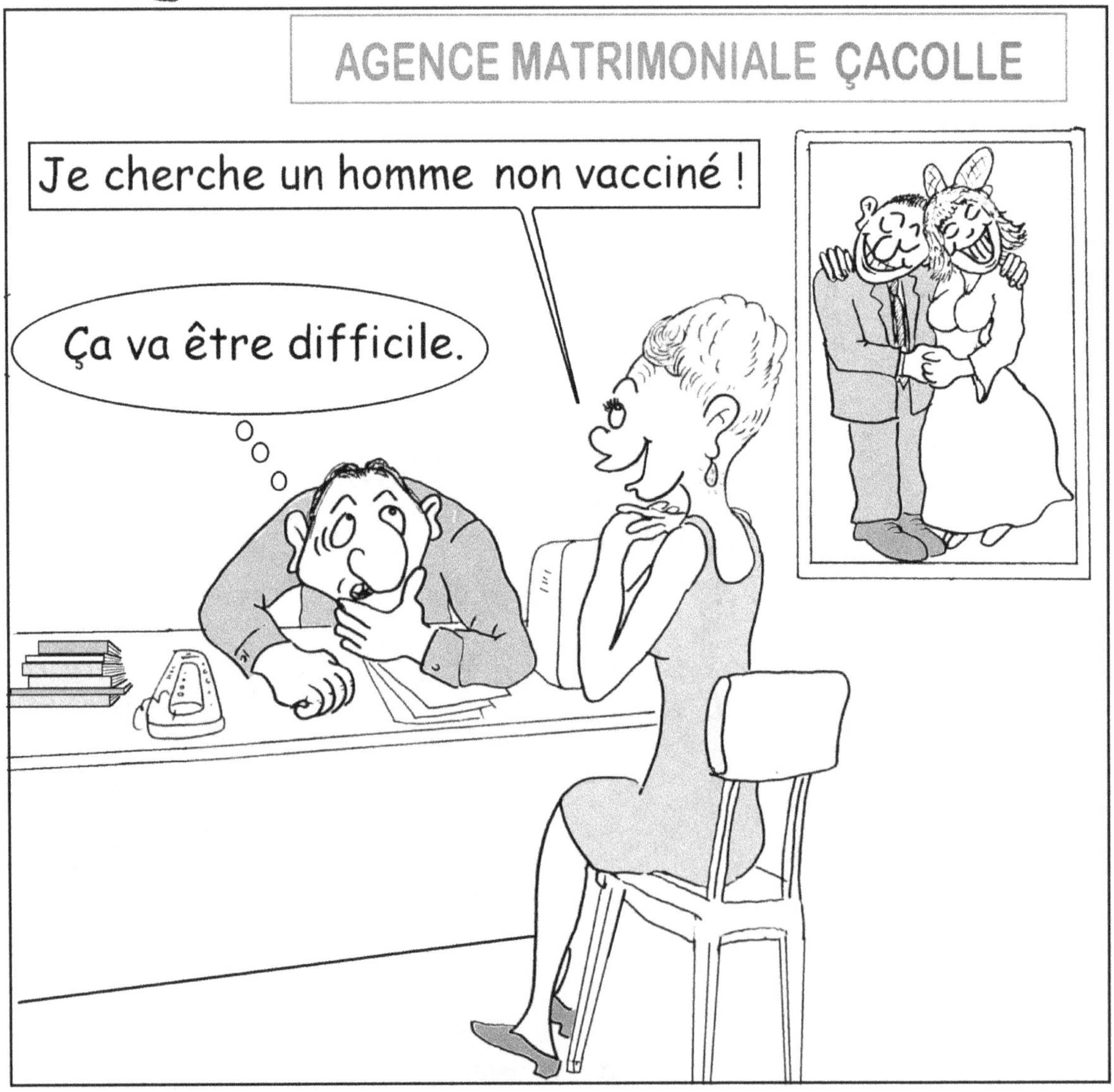

AGENCE MATRIMONIALE ÇACOLLE

Je cherche un homme non vacciné !

Ça va être difficile.

Les vaccins provoquent des changements génétiques et des malformations cardiaques.

Dr Gerhard Buchwald

Euh... nous... nous n'allons quand même pas faire le lien avec la vaccination ... Il n'y a aucune preuve !
Docteur, j'ai l'impression que vous avez peur des autorités médicales !

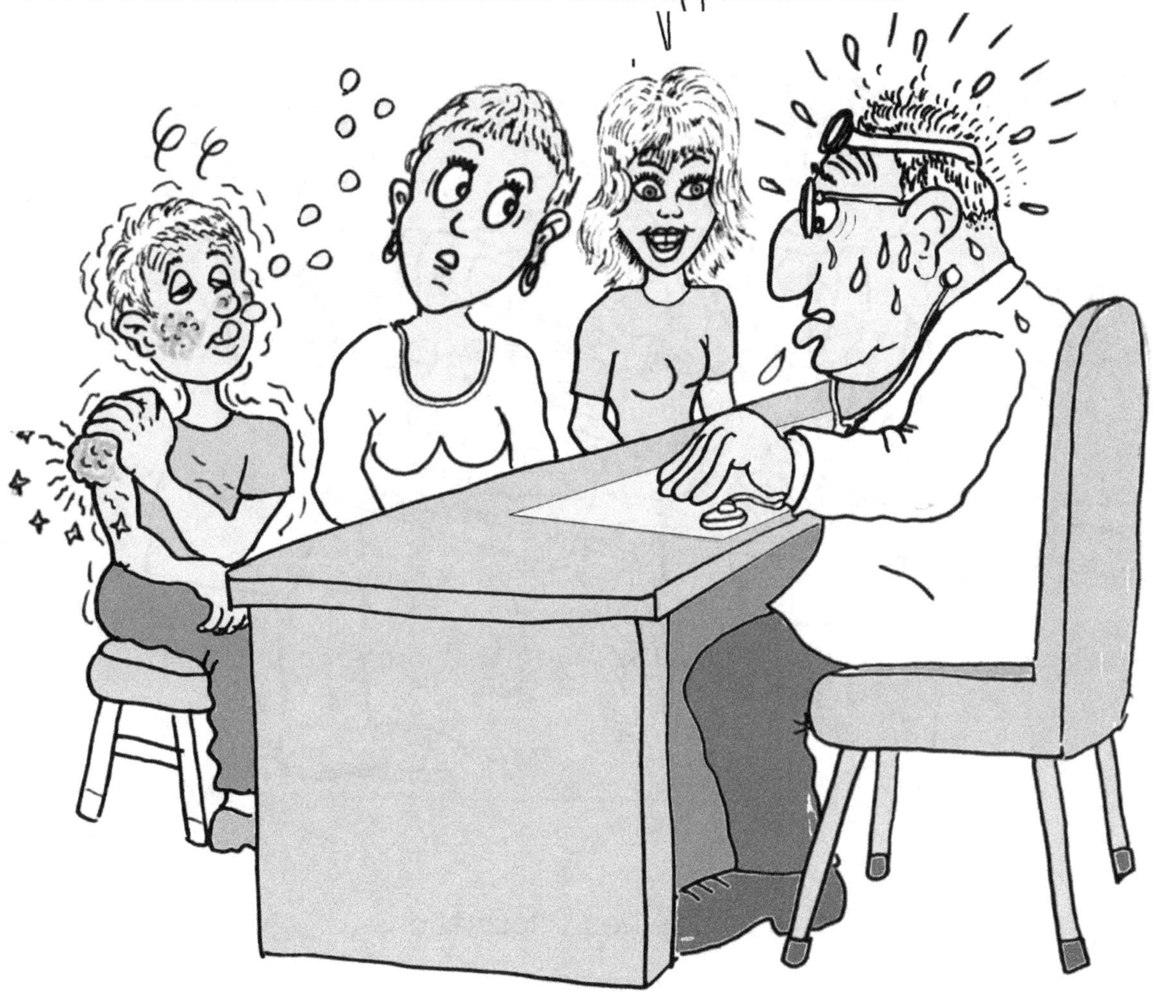

Peu de médecins sont disposés à attribuer un décès ou une complication à une méthode qu'ils ont eux-mêmes recommandée et à laquelle ils croient.

Pr Georges Dick,
British Medical Journal, juillet 1971

Les autorités médicales se montrent très réticentes quand il s'agit de reconnaître les accidents post-vaccinaux.
En France, grâce à l'intervention de la LNPLV, (1) une loi est votée en 1956 pour indemniser les victimes des vaccinations obligatoires.
Poubelle
Dossiers Accidents post-vaccinaux

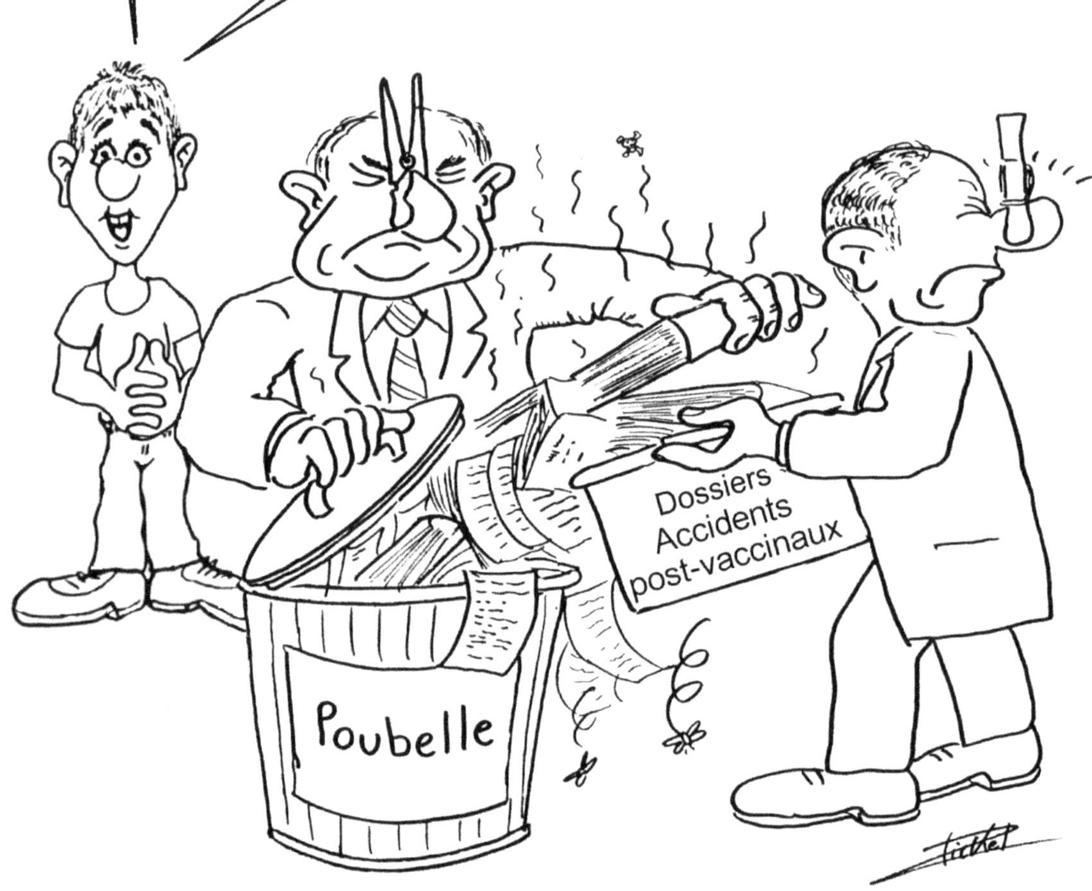

(1) Ligue Nationale Pour la Liberté des Vaccinations

> *Les vaccinations débouchent souvent sur des complications dont on ne vous parle jamais, mais qui n'en sont pas moins nombreuses et parfois mortelles.*
>
> Dr Jacques Kalmar

Accident post-vaccinal !... Il faut chaque fois expliquer aux parents qu'il n'y a pas de relation de cause à effet !
Dr SOUMI
Ordre des Médecins
Laboratoire Dufric

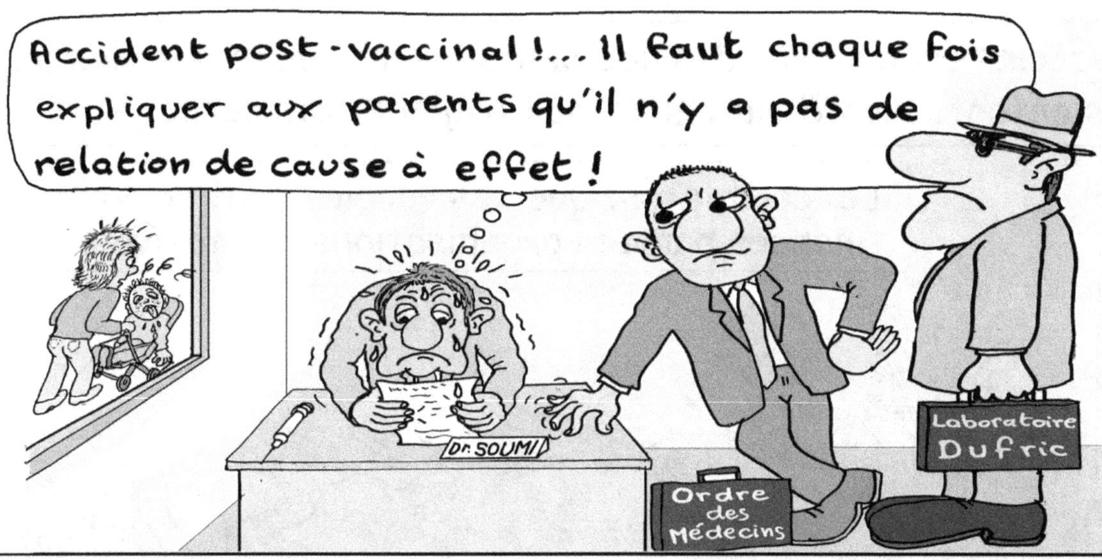

Après l'échec retentissant du vaccin Salk (au Massachusetts, 75 % des cas *paralytiques avaient pourtant reçu 3 doses du vaccin ou davantage), une parade géniale fut trouvée pour sortir l'industrie du médicament du pétrin (Life Science) : on décida de nouvelles normes pour l'établissement du diagnostic de la polio.*

Pr Greenberg

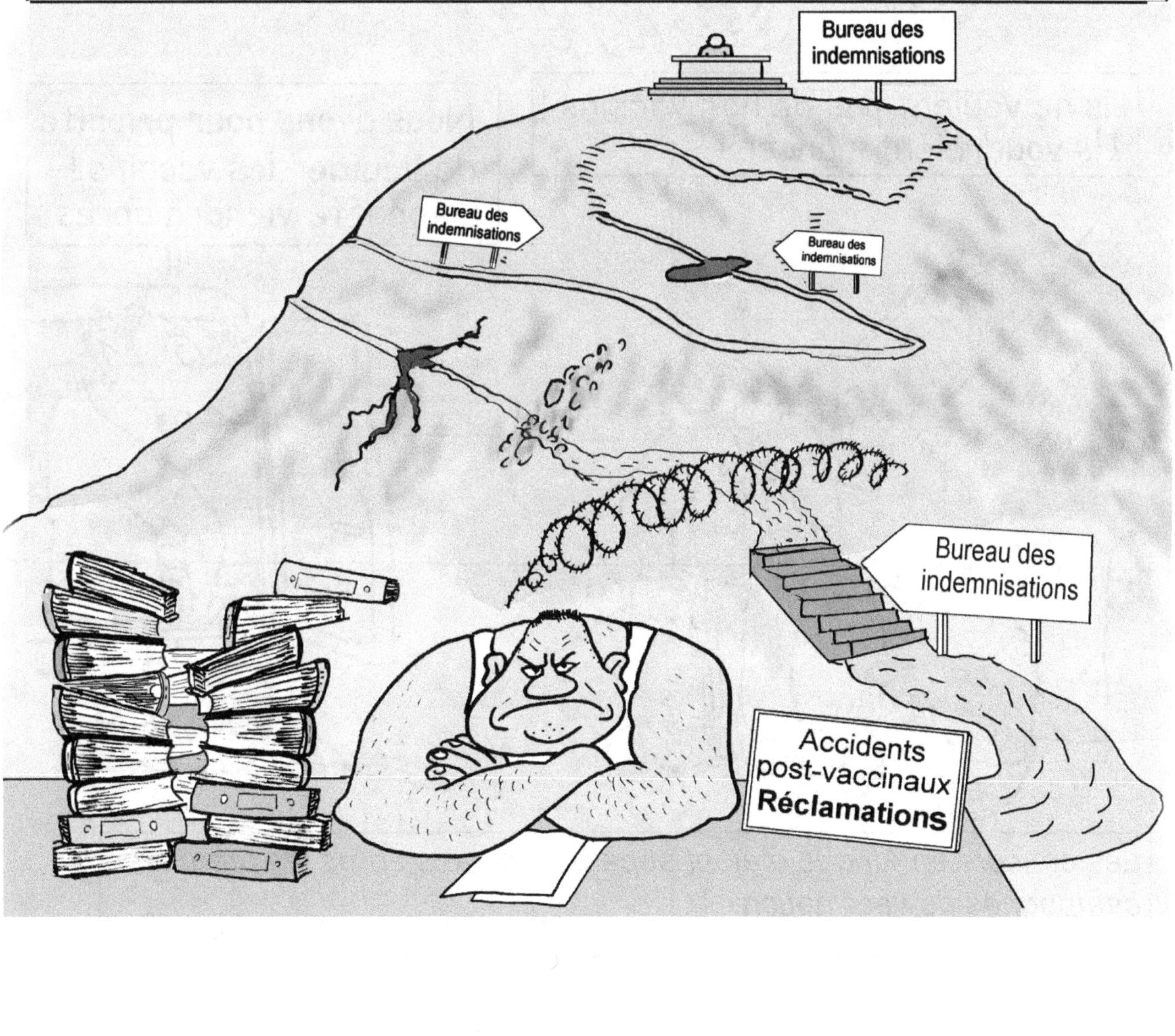
Bureau des indemnisations
Bureau des indemnisations
Bureau des indemnisations
Bureau des indemnisations
Accidents post-vaccinaux
Réclamations

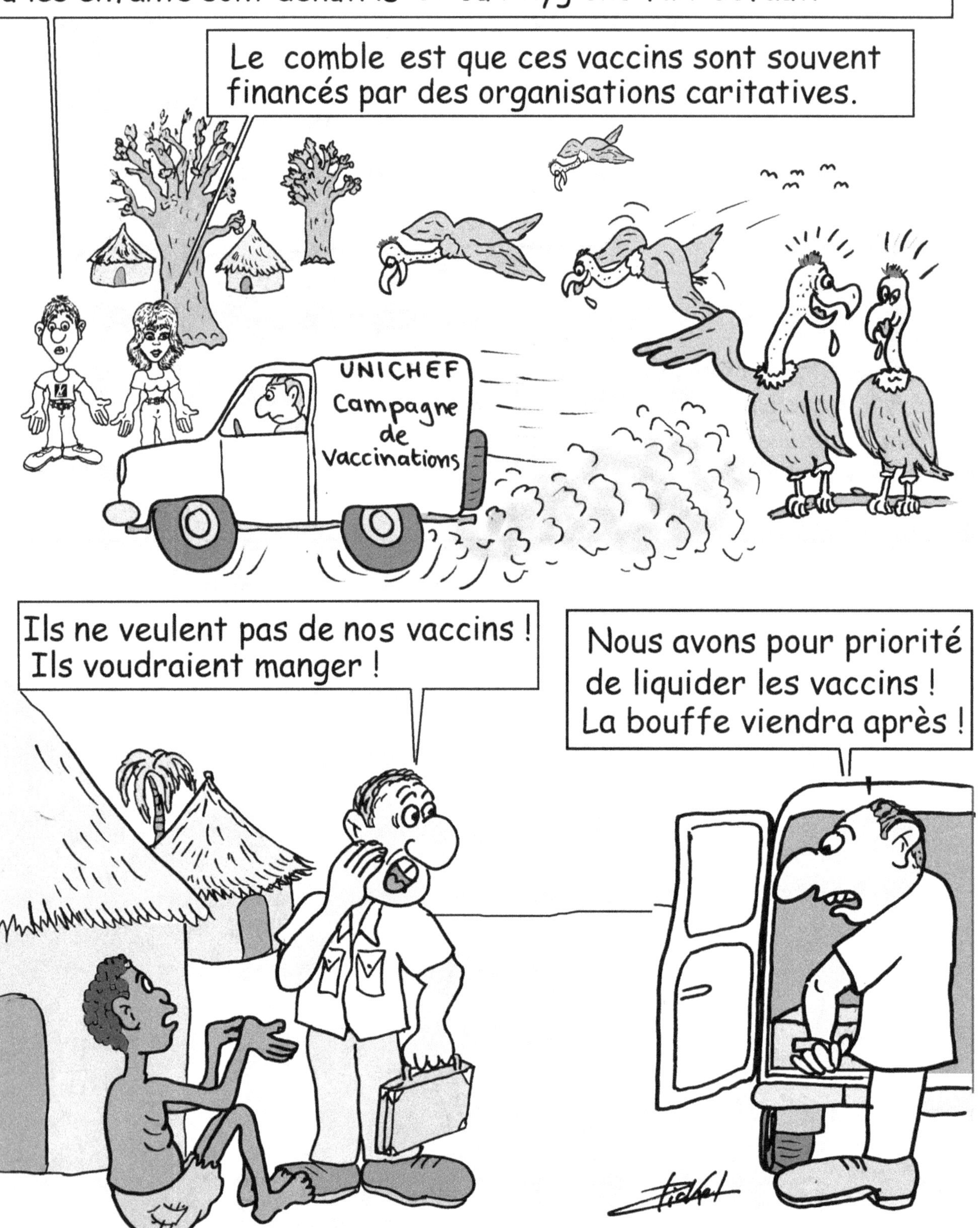

Les cancers en Afrique étaient apparus cinq ans après les premières campagnes de vaccination.

Dr Albert Schweitzer, prix Nobel de la paix

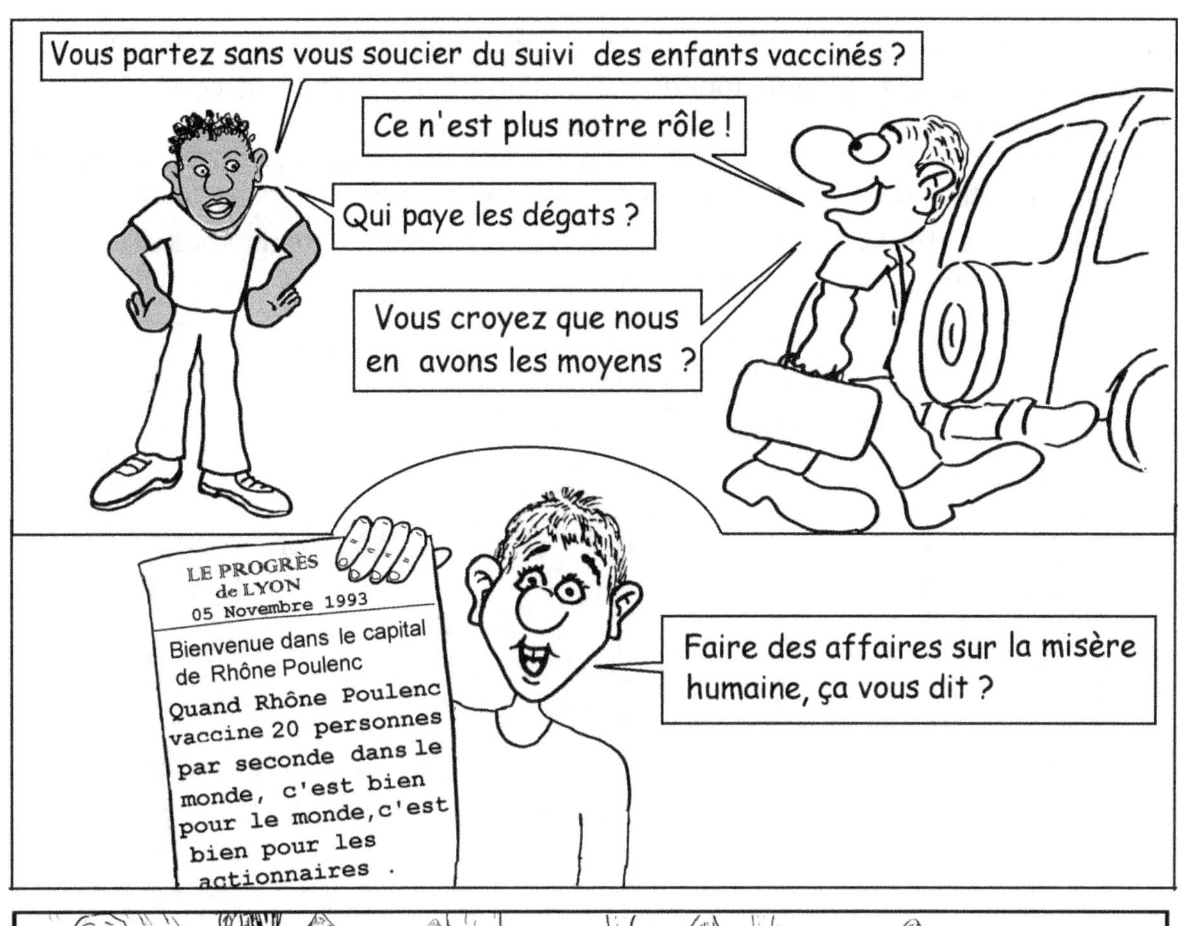
Vous partez sans vous soucier du suivi des enfants vaccinés ?
Ce n'est plus notre rôle !
Qui paye les dégats ?
Vous croyez que nous en avons les moyens ?
LE PROGRÈS de LYON 05 Novembre 1993
Bienvenue dans le capital de Rhône Poulenc
Quand Rhône Poulenc vaccine 20 personnes par seconde dans le monde, c'est bien pour le monde, c'est bien pour les actionnaires.
Faire des affaires sur la misère humaine, ça vous dit ?

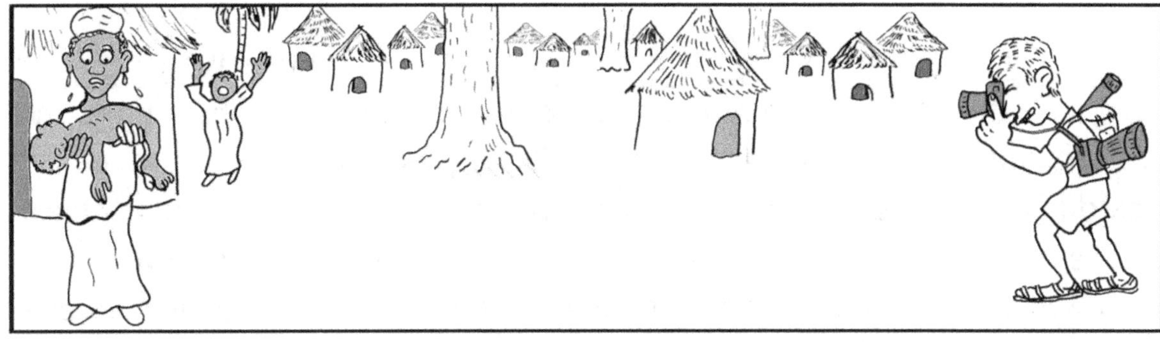

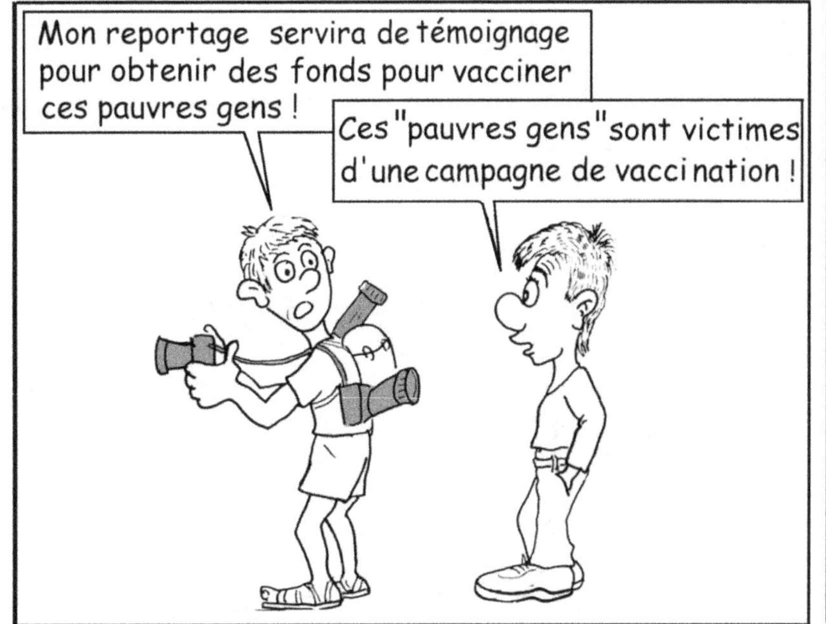
Mon reportage servira de témoignage pour obtenir des fonds pour vacciner ces pauvres gens !
Ces "pauvres gens" sont victimes d'une campagne de vaccination !

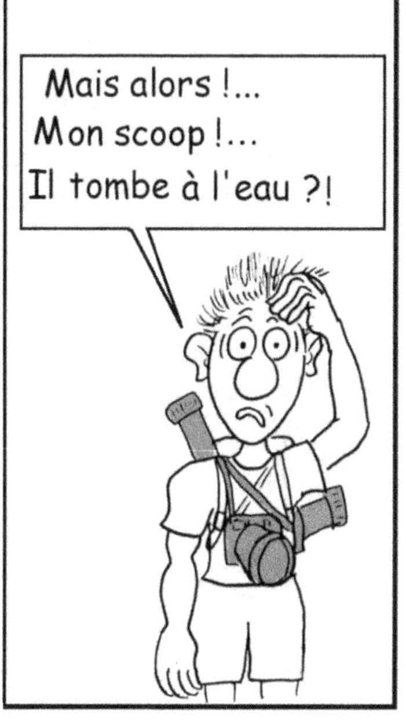
Mais alors !...
Mon scoop !...
Il tombe à l'eau ?!

L'expérimentation des vaccins se fait en général sur des cobayes non consentants, comme les pensionnaires d'orphelinats, les handicapés mentaux et particulièrement le tiers-monde !

Suite aux dégâts occasionnés par les expérimentations vaccinales sur les enfants d'Afrique, les fabricants sont condamnés à effectuer leurs expériences sur eux-mêmes !

Je ... je crois que nous allons plutôt investir dans les médecines douces !
Huissier de justice

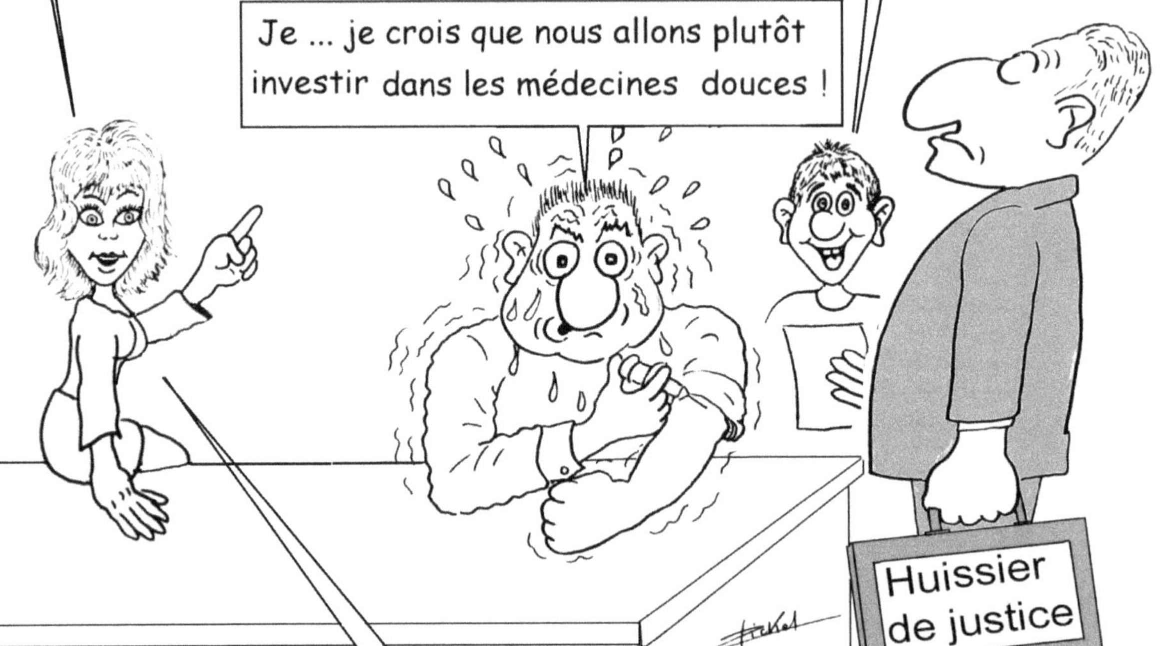

Les défavorisés du tiers-monde ont besoin de moyens pour produire une meilleure nourriture, un accès à une meilleure hygiène, pas nos vaccins ! Le cas du Biafra (1) est un exemple des dérives de l'aide «humanitaire». Destinés à une population affamée et exsangue, les dons ont servi à débarrasser les labos de vaccins inutilisés chez nous car ils provoquaient de graves réactions ! (2)

(1) En guerre de sécession avec le Nigeria (1967/1970)

(2) 2 millions de doses de vaccins antipolio et 800 000 doses de vaccins contre la rougeole.

Avec ces émouvantes images, les dons affluent !
C'est le moment de faire liquider des stocks indésirables !

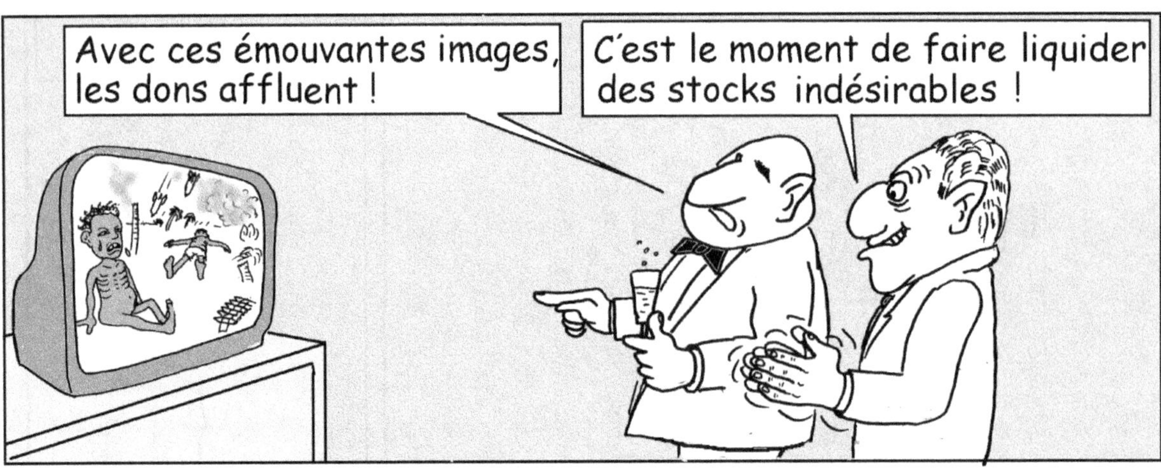

Tout comme l'industrie de l'armement a besoin de guerre pour prospérer, l'industrie pharmaceutique a besoin de malades...
... et les vaccins contribuent à fabriquer de futurs malades !

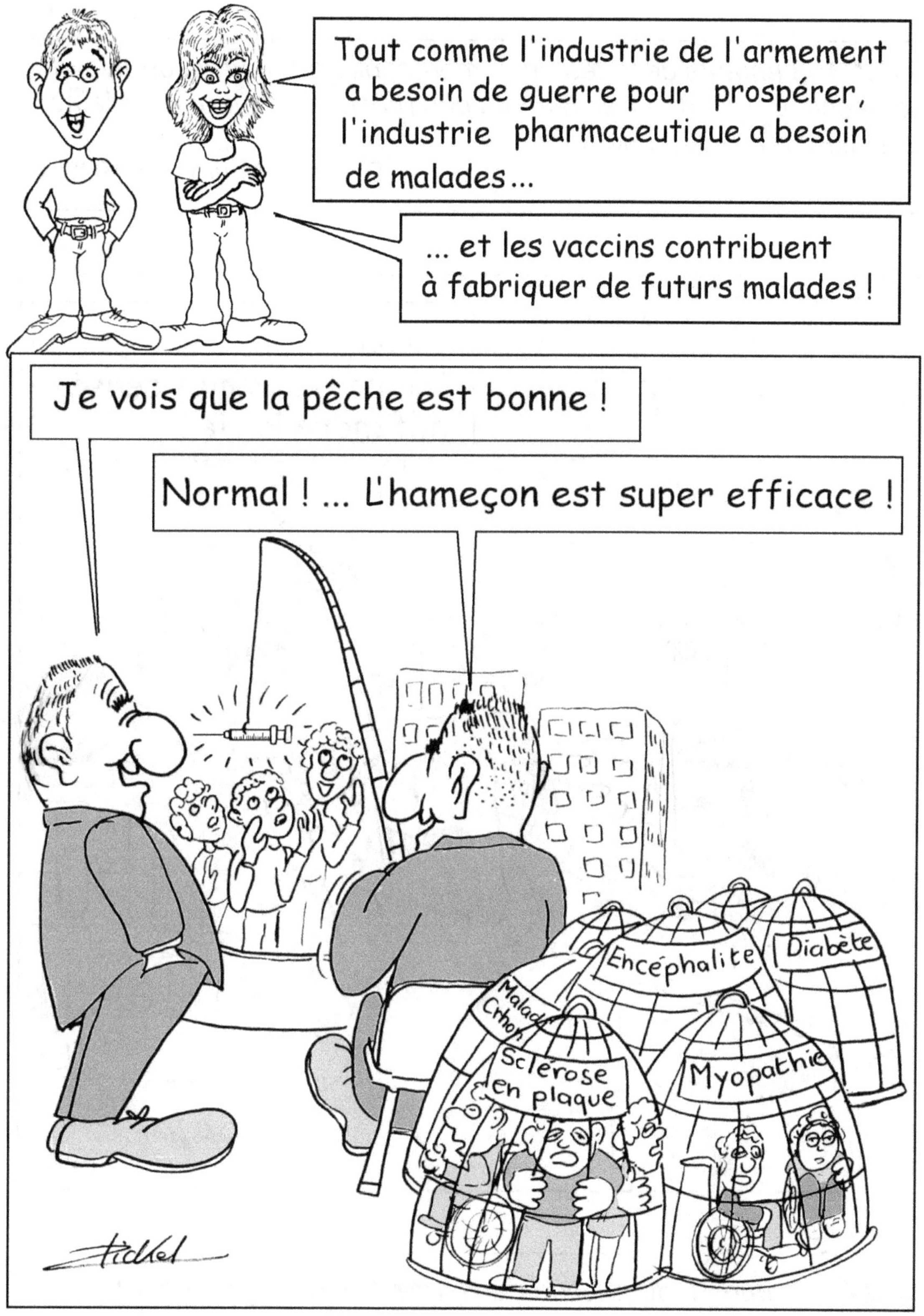

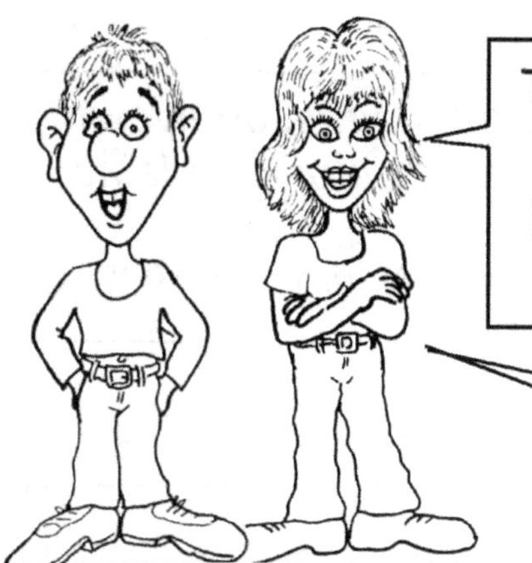

Je vois que la pêche est bonne !

Normal ! ... L'hameçon est super efficace !

Encéphalite

Diabète

Sclérose en plaque

Myopathie

La médecine crée ses propres clients et les prolonge.

Pr Péquignot (Conférence mondiale des médecins)

2/3 des 103 enfants décédés de la mort subite du nourrisson avaient reçu le vaccin D.T.P. dans les 3 semaines précédant la mort. Certains même étaient morts le lendemain.

Dr Torch, *Neurology*, 1982

Labo POMPAFRIX
Planque-toi ! Ici, nous sommes censés défendre la vie !

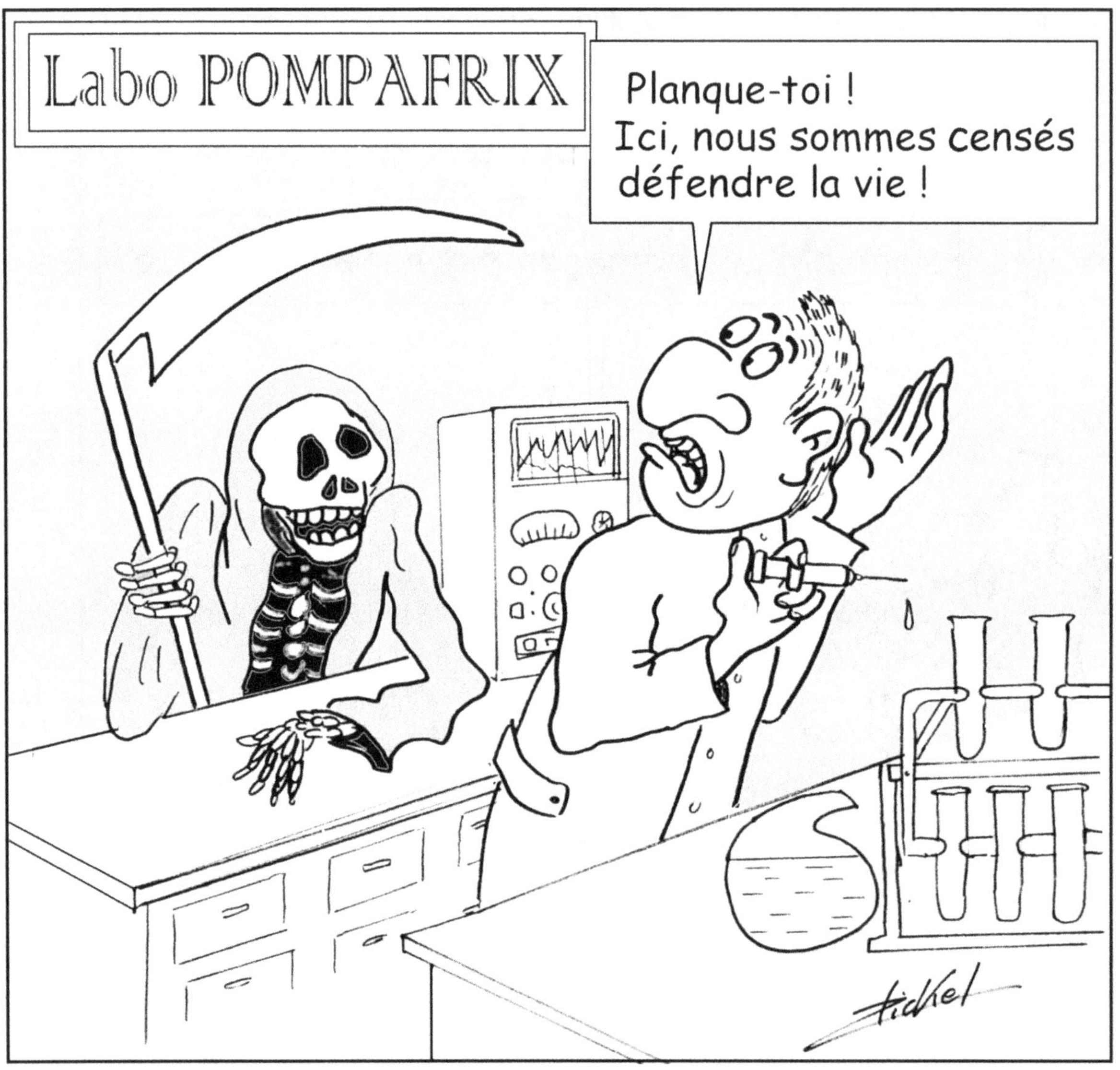

« En 1992, une étude publiée dans The American Journal of Epidemiology a démontré qu'un enfant a 8 fois plus de chances de mourir, trois jours après avoir reçu le vaccin DCT (diphtérie, coqueluche et tétanos) qu'un enfant non vacciné. »

Nous retrouverons toujours les mêmes remarques concernant les effets défavorables des vaccinations. Une vaccination, quelle qu'elle soit, est toujours, biologiquement et immunitairement parlant, une offense pour l'organisme.

Pr R. Bastin, *Concours médical*, 1er février 1986

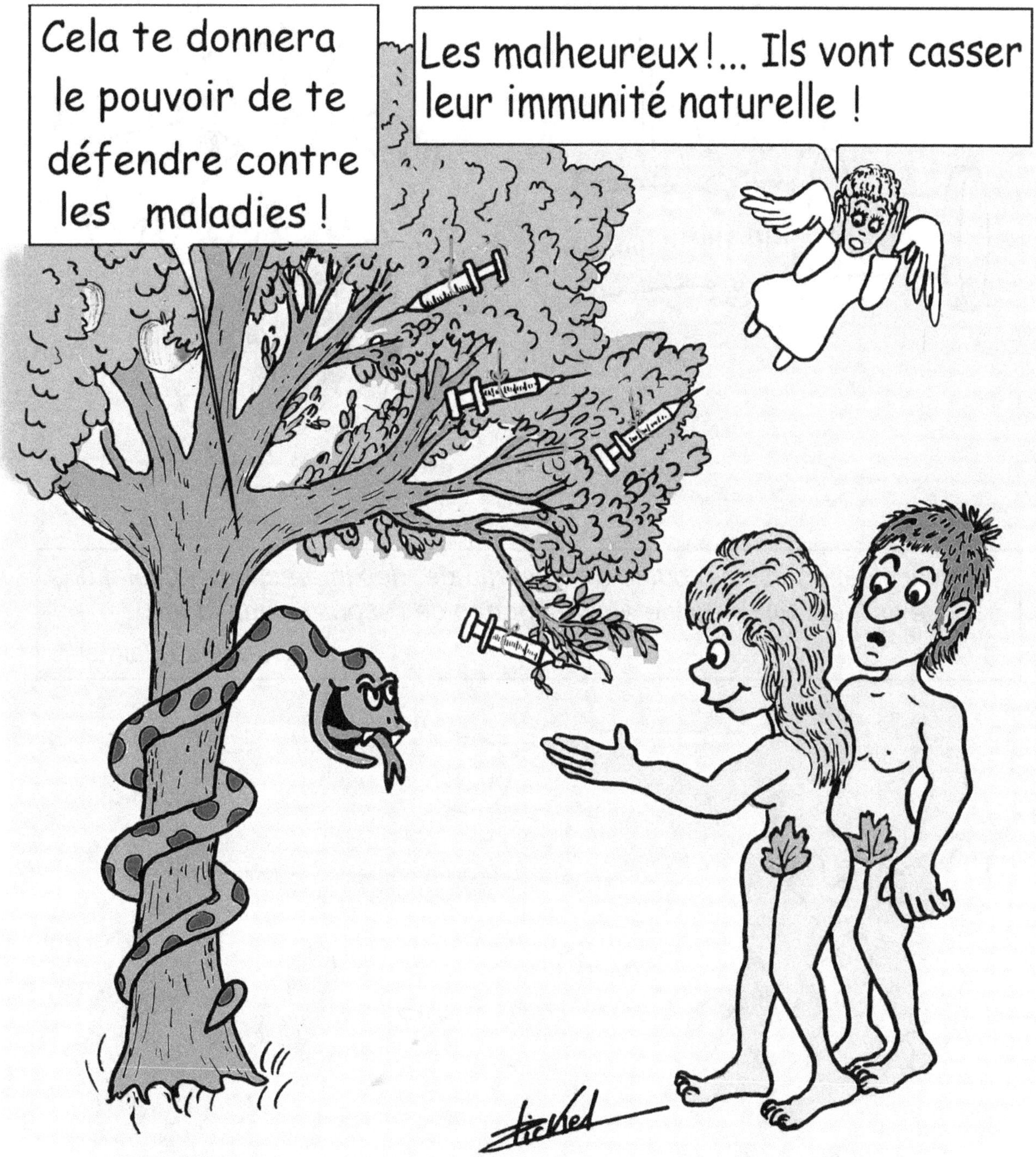

Vaccineer ne sert à rien,
Vacciner ne protège pas,
Vacciner nuit.

Dr Gerhard Buchwald

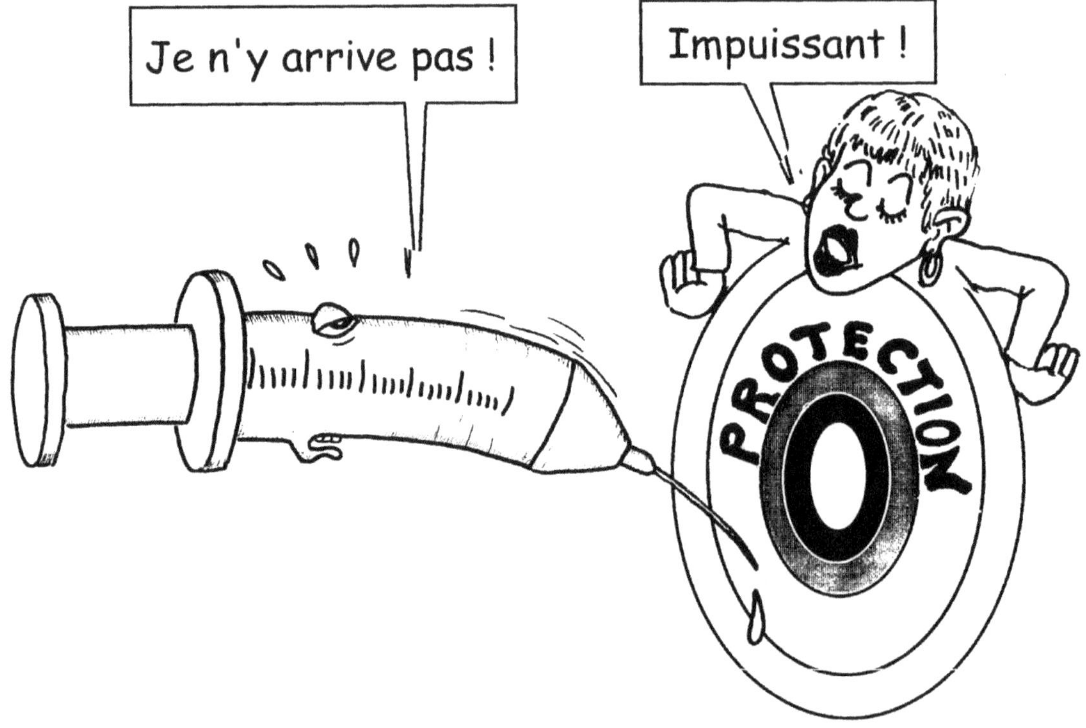

La vaccination est le modèle de l'incertitude, des interactions et relations imprévisibles. Elle se situe aux antipodes de l'esprit scientifique.

Dr Jacques Kalmar

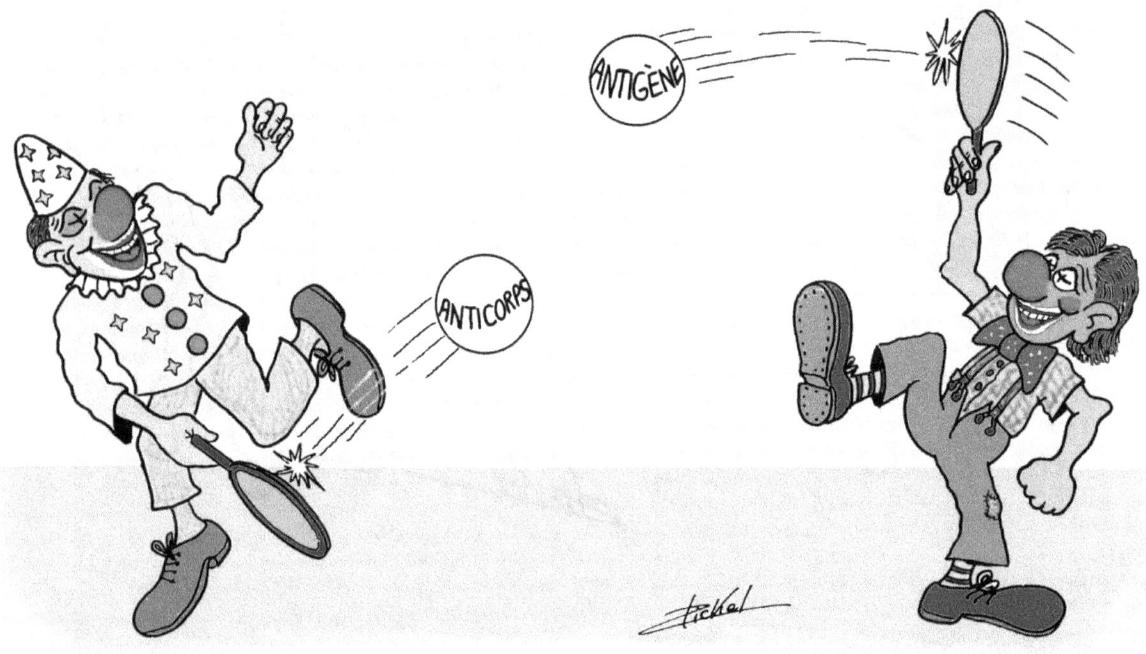

Plus nous découvrons l'univers, plus nous nous posons de questions sur celui-ci !
Eh oui ! En immunologie, plus nous en savons, plus nous nous posons de questions sur l'intérêt des vaccinations.
Voilà un siècle que ça dure !

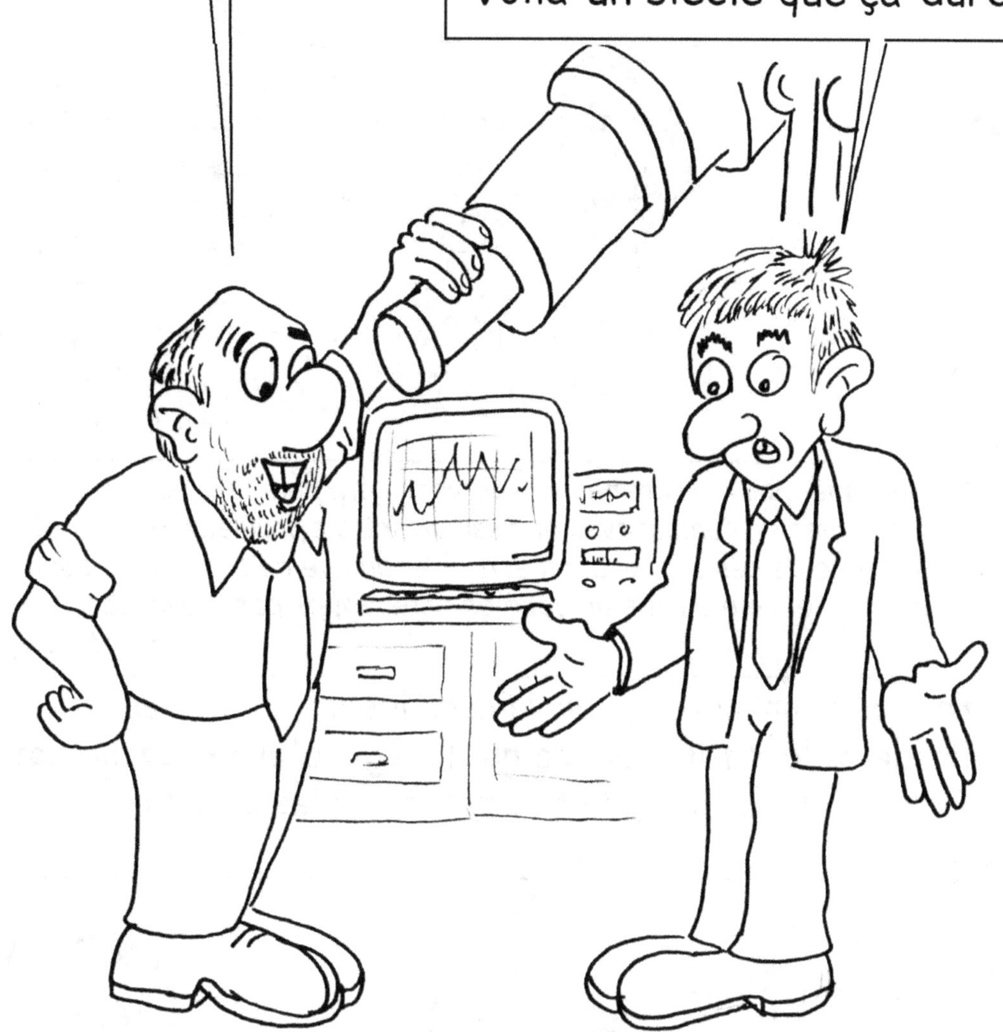

Si le principe de la vaccination était concevable au début du 20ème siècle du fait que le monde médical et scientifique ignorait pratiquement tout de la biologie moléculaire, des virus et rétrovirus endogènes et même exogènes et du principe de la recombinaison de ces derniers, il en va tout autrement depuis quelques décennies.
Continuer à vacciner des populations entières, depuis 1978 des centaines de millions d'individus, constitue non seulement une erreur, mais également un acte criminel, véritable génocide, à l'échelle planétaire.

Dr Louis de Brouwer, *Sida, le vertige*

Et si les vaccins servaient encore à autre chose ?
Déjà la propagande fait de nous des esclaves soumis à de faux dogmes. Mais peut-on imaginer pire ?
Et si les vaccins servaient à nous freiner dans notre évolution ?

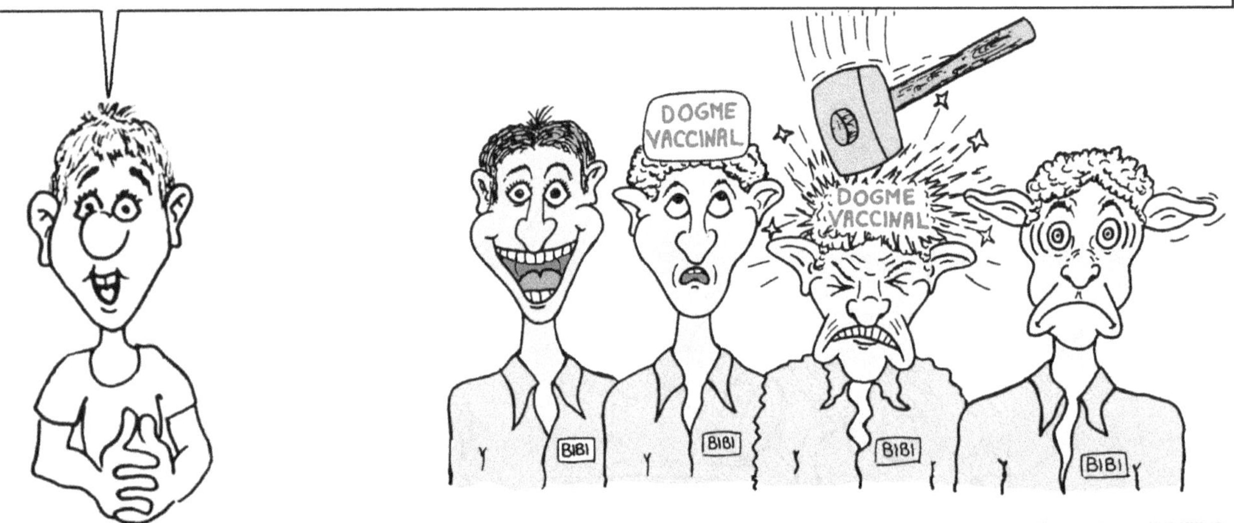

Si vous injectez du thimérosal à un animal, son cerveau sera perturbé (deviendra malade). Si vous le mettez en contact avec du tissu vivant, les cellules mourront. Si vous le mettez dans une boîte de pétri, la culture meurt. À la lumière de cette information, il serait choquant d'injecter ce produit à un bébé en espérant ne pas provoquer de dégâts.

Pr Boyd Haley

Nous avons trouvé un moyen pour vaincre les irréductibles !
Ce faux druide va leur faire croire qu'il s'agit d'une nouvelle potion magique !... En réalité, ce produit va peu à peu les affaiblir et les abrutir !

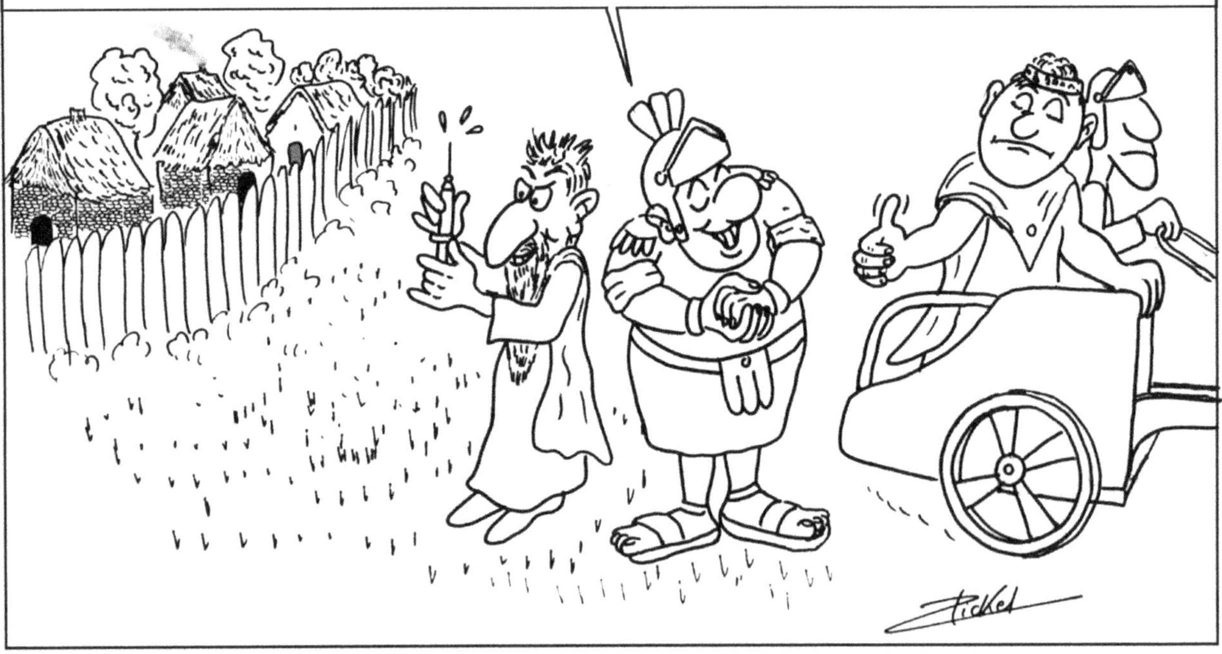

Composition des vaccins

Le monde des micro-organismes n'est jamais constant. Les virus vaccinaux peuvent changer de forme et retrouver leur virulence par recombinaison avec d'autres virus. (1)
Les protéines étrangères, les fragments d'ADN et autres substances contaminantes présentes dans les vaccins ne sont pas dépourvus d'effets graves ! (2)
Les nouveaux vaccins fabriqués avec les techniques du génie génétique ne sont pas exempts de risques.
OGM
Hydroxyde d' Aluminium
Sérum de veau
Phénoxy = éthamol
Ether de glycol
Mercure
Thiomersal
Formol
Antibiotique
Cellules d'ovaires de hamster cancérisés
Gélatine de porc
Nanoparticules métaliques

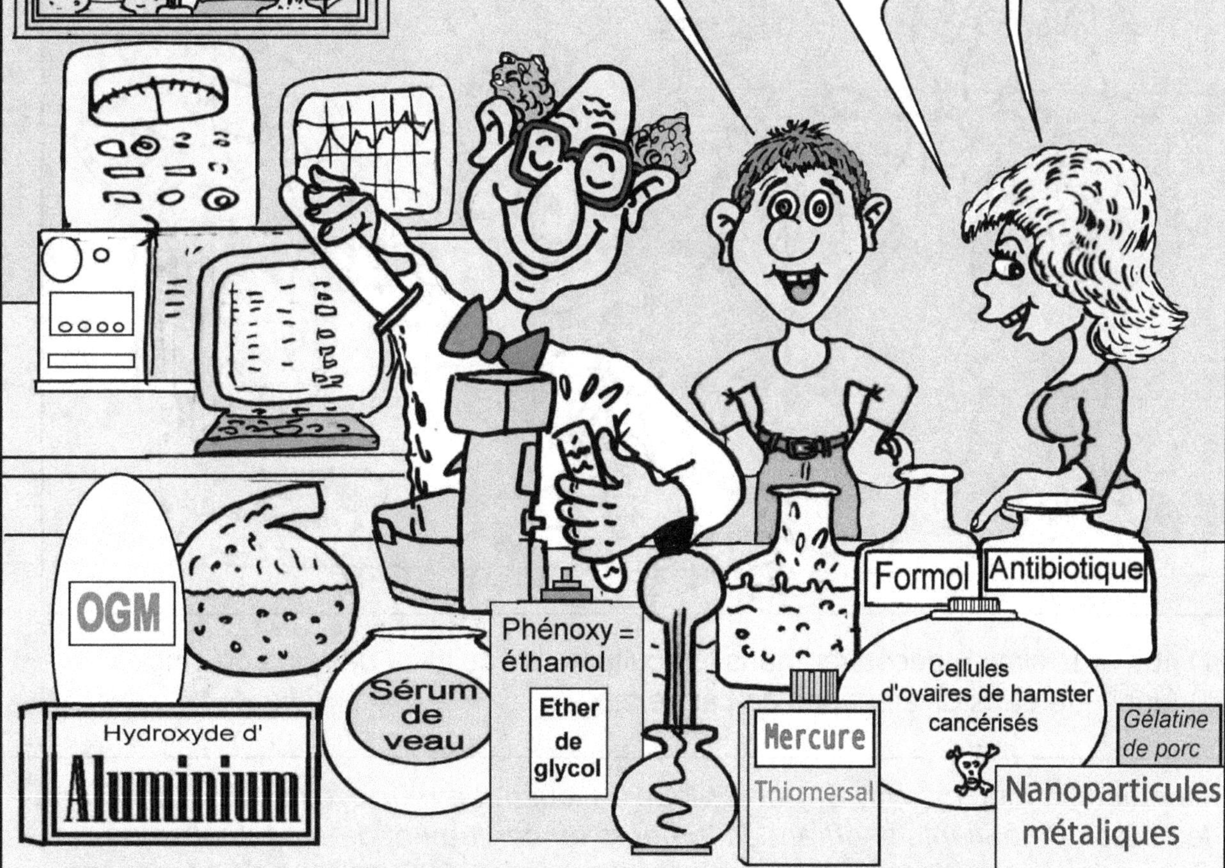

Michel Georget : « Vaccination, les vérités indésirables »

(1) Pages 73 à 78 (avec de nombreuses références scientifiques)

(2) Pages 91 à 124 " " " " "

Dans les années 60, des chercheurs ont découvert que le vaccin antipolio a été contaminé par le virus SV 40 (1).

Hou là là ...! des études ont révélé que le SV 40 est capable de cancériser des cultures cellulaires et d'induire des tumeurs cérébrales chez les hamsters !
D'autres recherches révèlent la présence du SV 40 dans les tumeurs cérébrales humaines ! (2)
Quoi ?!!! Des millions d'individus ont reçu ces vaccins contaminés ?
Rassurez-vous, cela ne fera pas la une des jounaux !

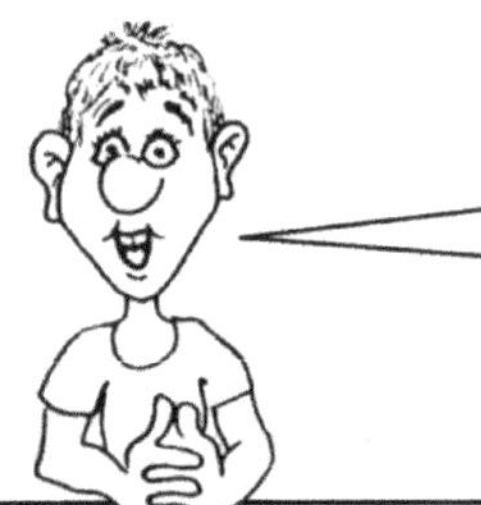

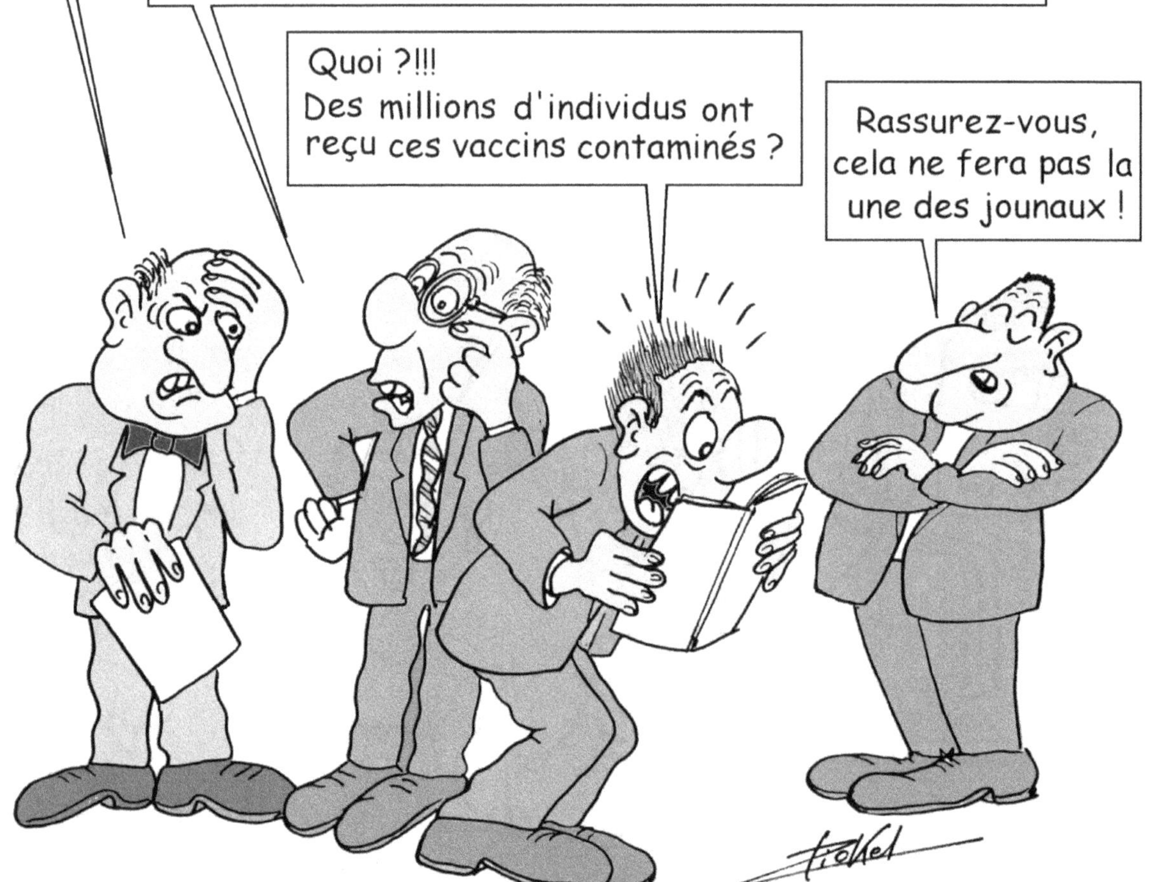

(1) 40e virus simien découvert dans les cultures de cellules de reins de singes.
(2) Ainsi que dans divers types de cancers.

> *Une équipe médicale du Baylor College à Houston a retrouvé le virus SV 40 dans les tissus de patients souffrant de tumeurs du cerveau et de mésothéliomes. Ce virus, reconnu cancérigène, a ainsi été injecté à 600 millions de personnes à travers le monde par le vaccin contre la polio...*
>
> Michel Thibon-Cornillod, conseiller technique au ministère de la Santé, *Sciences-Actualités*, mai 1998

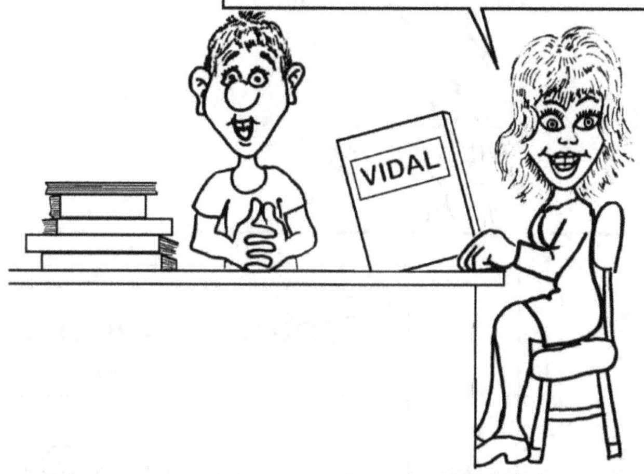
L'hydroxyde d'aluminium est un adjuvant extrêmement dangereux. Certains vaccins en contiennent 1250 microgrammes, alors qu'il est reconnu que 60 microgrammes par litre de sang présentent un danger pour les cellules nerveuses !
Les sels de mercure, connus pour leur extrême dangerosité neurologique, entraient encore récemment dans la composition de millions de doses de vaccins !
VIDAL

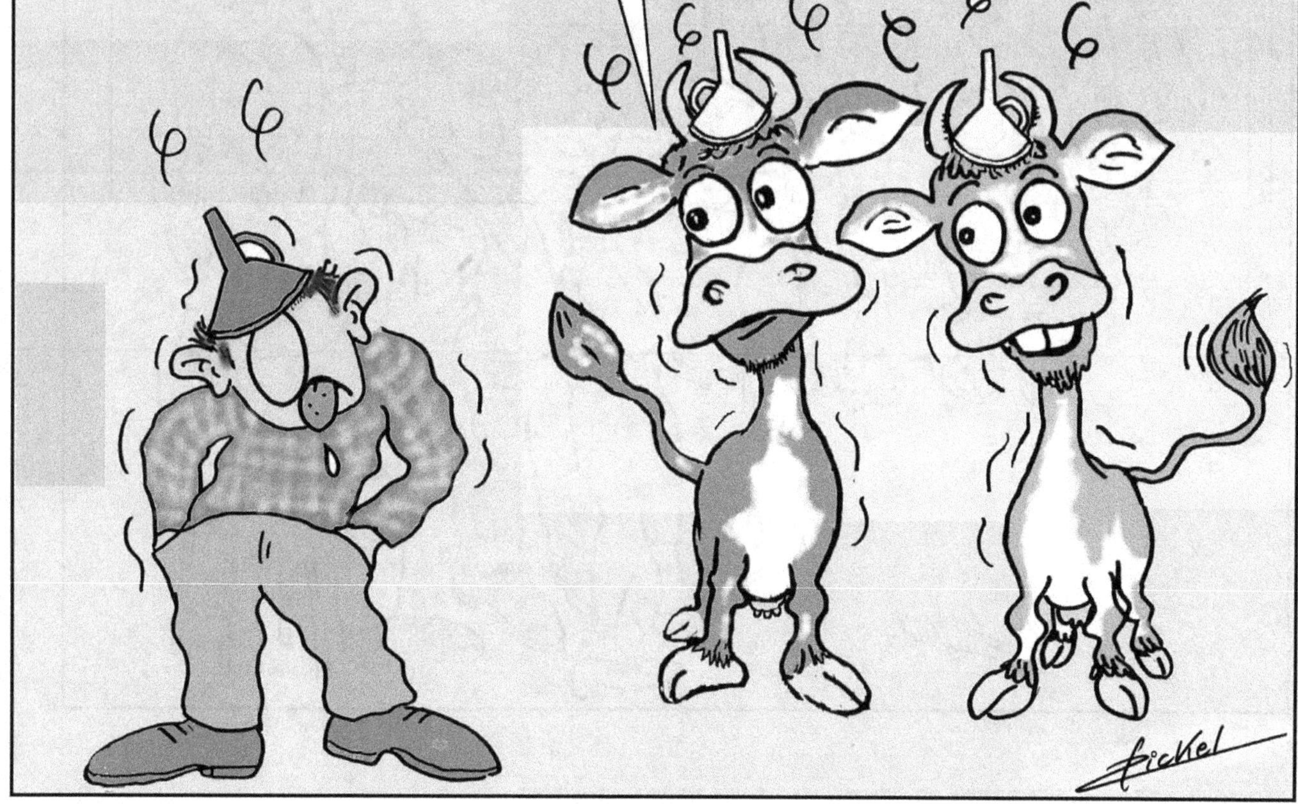
S'ils persistent avec leurs vaccins à l'aluminium, il faudra en abattre un max !
Fickel

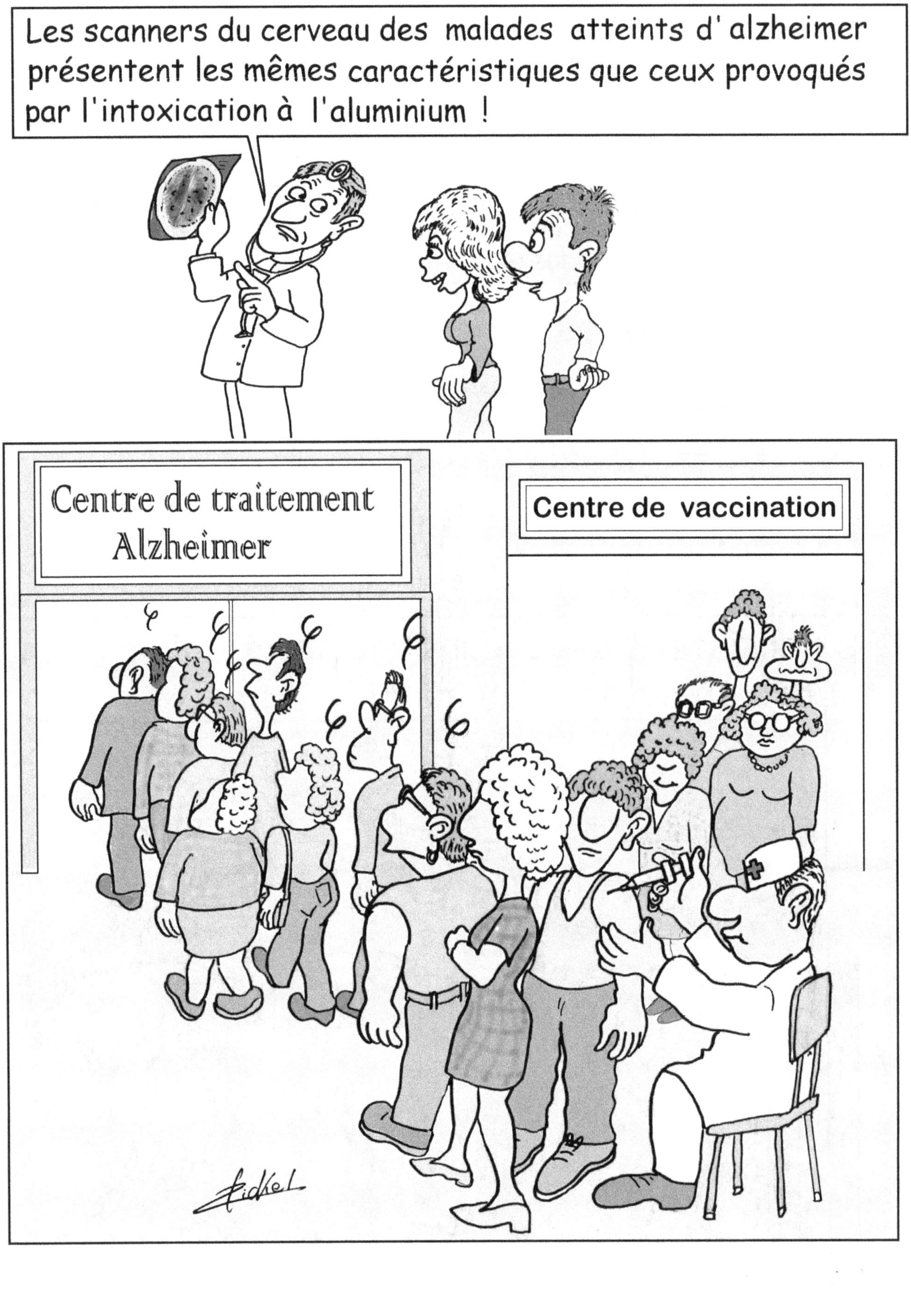

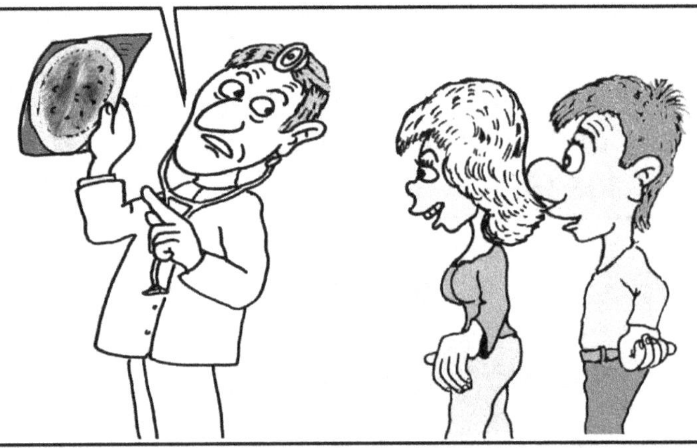
Les scanners du cerveau des malades atteints d'alzheimer présentent les mêmes caractéristiques que ceux provoqués par l'intoxication à l'aluminium !
Centre de traitement Alzheimer
Centre de vaccination

Dr., savez-vous que l'éther de glycol utilisé dans les peintures a été reconnu responsable de malformations et d'atteintes aux fonctions de reproduction ? **Il y en a aussi dans les vaccins !**
Hou la laaaaa ! Il va falloir que je me documente ailleurs que chez les labos si je ne veux pas passer pour un ignare.
Réalités & Vaccinations
Liberté Information Santé

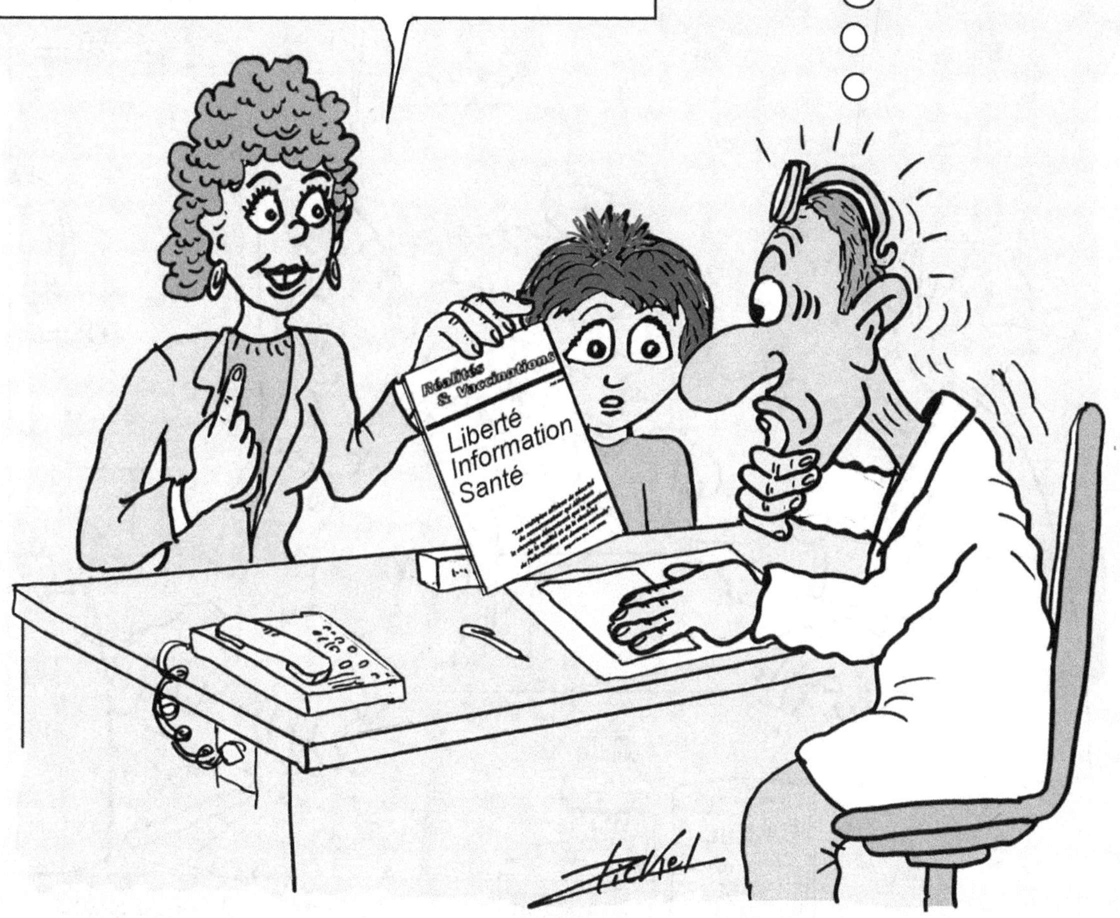

Nous sommes assiégés par nos peurs et l'on combattra les microbes jusqu'à la mort avec des méthodes qui horrifieront les générations à venir.

Dr Jacques Kalmar

L'introduction volontaire et non nécessaire de virus infectieux dans un corps humain est un acte dément qui ne peut être dicté que par une grande ignorance de la virologie et des processus d'infection. [...] Le mal qui est fait est incalculable.

Pr R. Delong, virologue et immunologue, université de Toledo, États-Unis

Toutes ces horreurs seront injectées à des êtres humains ?
Si vous êtes trop sensible, changez de métier !
FORMALIN
Contenant
37% de
Formaldéhyde
DANGEREUX
Phénol
Toxique
Thimérosal
Toxique

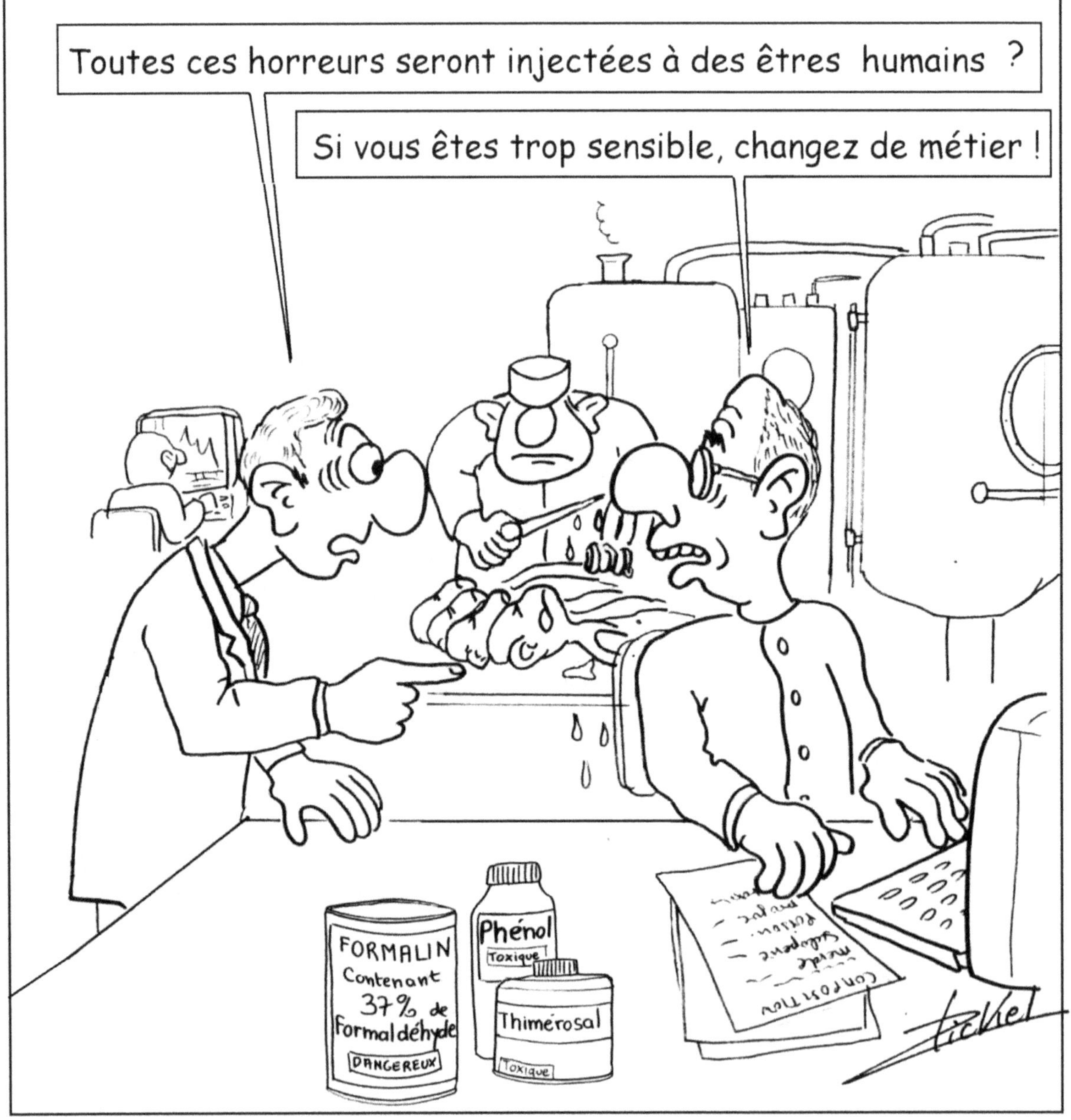

Les micro-organismes inoculés à travers toutes les barrières naturelles ont été bricolés de telle manière que la majorité des individus développe des pathologies chroniques dont les symptômes ne sont pas faciles à rattacher à leur cause initiale.

Dr Jacqueline Bousquet,
Docteur ès-science, chercheur honoraire au CNRS

Les vaccinations en bas âge ne peuvent pas aider car elles ont des effets dangereux sur le système immunitaire de l'enfant laissant peut-être ce système tellement atteint qu'il ne peut plus protéger l'enfant durant sa vie, ouvrant la voie à d'autres maladies suite à une dysfonction immunitaire.

Drs H. Buttram et J. Hoffmann

Vous recommandez constamment de tout stériliser, et là, vous lui injectez une soupe de purulence directement dans le corps !

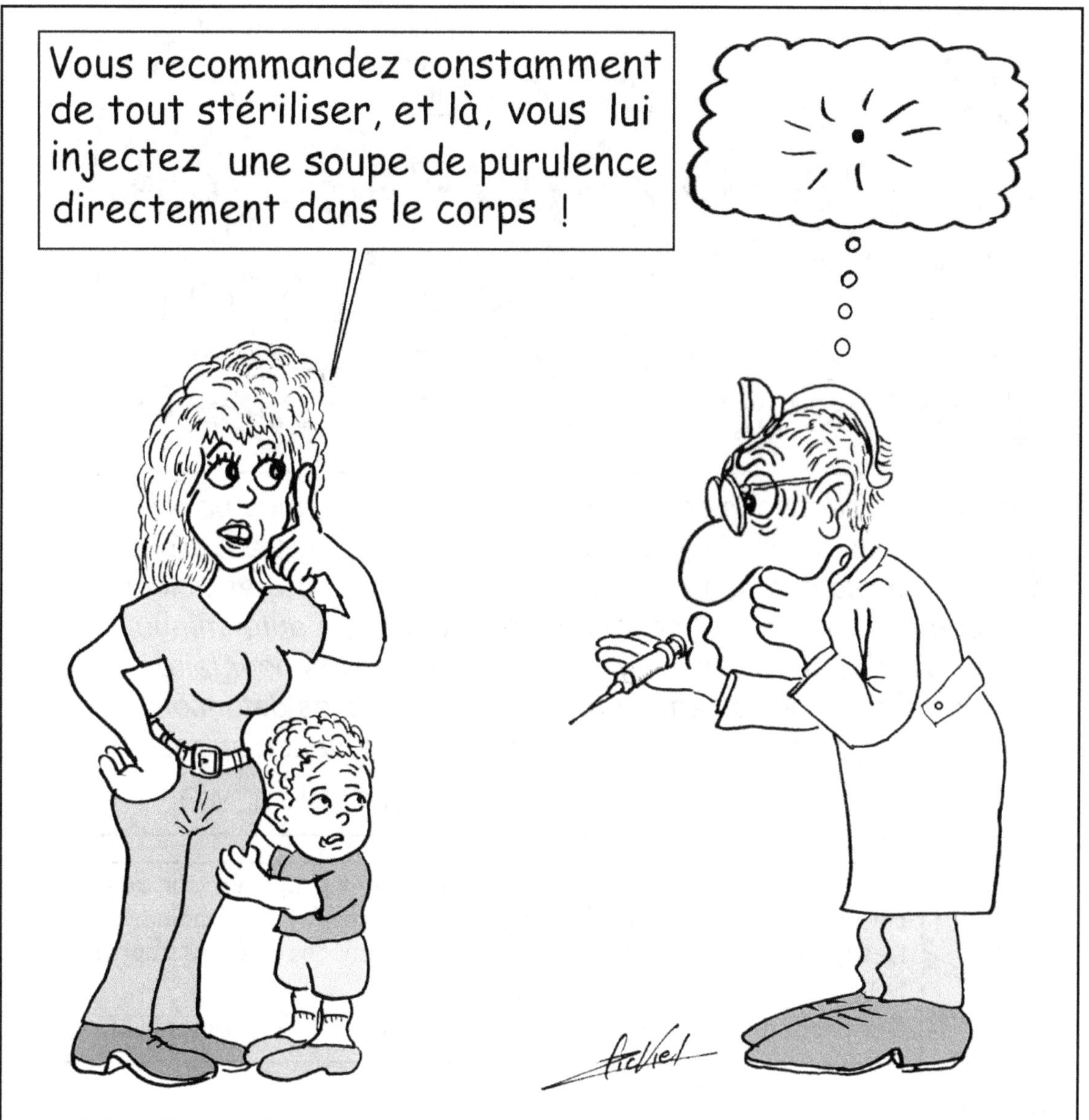

C'est une grande insulte faite au système immunitaire d'un enfant que d'introduire dans son sang des protéines étrangères ou les virus vivants dont sont composés les vaccins d'aujourd'hui.

Dr Moskowitz

Des millions d'animaux sont sacrifiés sur l'autel de la "science" vaccinaliste !
Nous cautionnons ces massacres en nous soumettant à la dictature vaccinaliste !
Ce carnage ne profite même pas à la santé humaine !
Pire !... Il favorise leur dégénérescence !
Nos organes servent à fabriquer leur horrible mixture !
Singe Rhésus des Indes
Singe vert d'Afrique

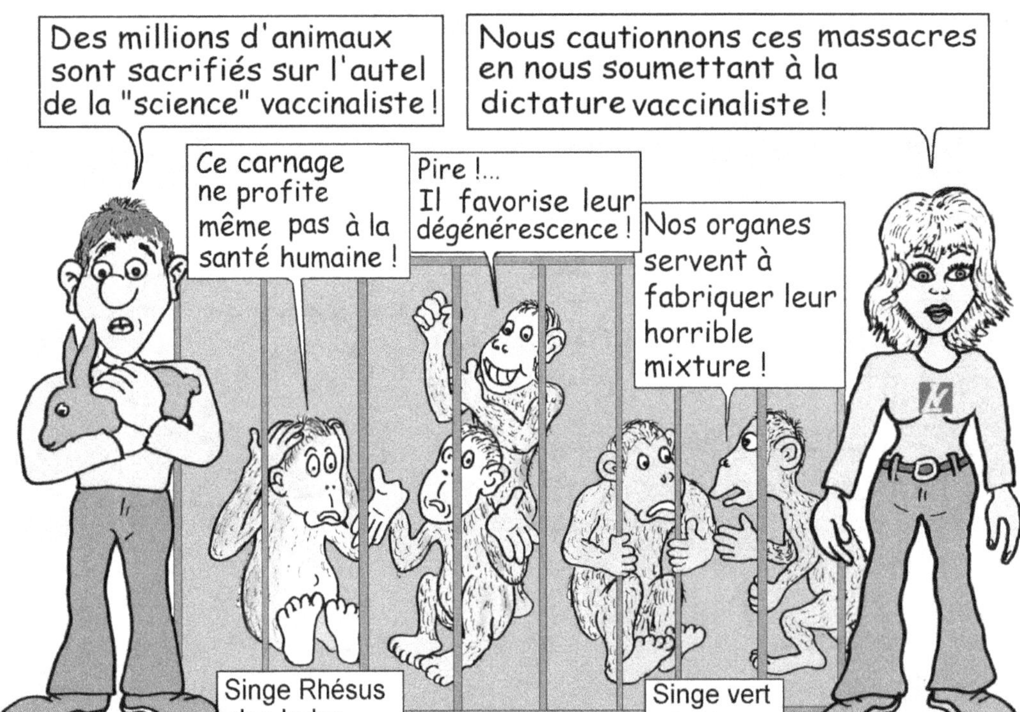

Quand nous mangeons des protéines, le corps s'arrange pour les dégrader en leurs constituants, les acides aminés… Le fait qu'une protéine animale entre dans le flux sanguin sans avoir préalablement été dégradée, peut déclencher une réponse de type auto-immun… En injectant des éléments qui n'ont jamais été prévus pour faire partie du corps, non seulement nous contournons les défenses mêmes du corps, mais nous activons dangereusement d'autres types de défenses.

Dr Robyn Cosford, M.D.

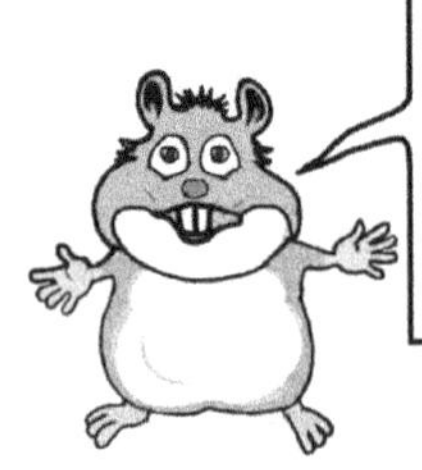

Des milliards de doses de vaccins viraux sont préparés sur des cultures de cellules cancérisées, soit animales (1) ou humaines ! (2) Des résidus de protéines étrangères sont encore présents après filtration !

Des produits animaux se trouvent aussi dans les adjuvants ! (3)

(1) Hamsters, singes, embryon de poulets, bovins, etc.
(2) Fœtus
(3) Squalène, gélatine de porc.

Il n'existe aucune souche vaccinale issue des singes qui soit dépourvue de virulence neurologique.

Dr Garcia Silva (*Le Maroc médical* n° 43)

Des vaccins tous identiques pour des individus tous différents

Les vaccinalistes ne se préoccupent pas de savoir si les sujets à vacciner ont une formule et une réactivité immunologiques identiques.
Même la morphologie de l'individu n'est pas prise en compte !
Mon bébé aura droit à la même dose que moi ?! Vous le gâtez !

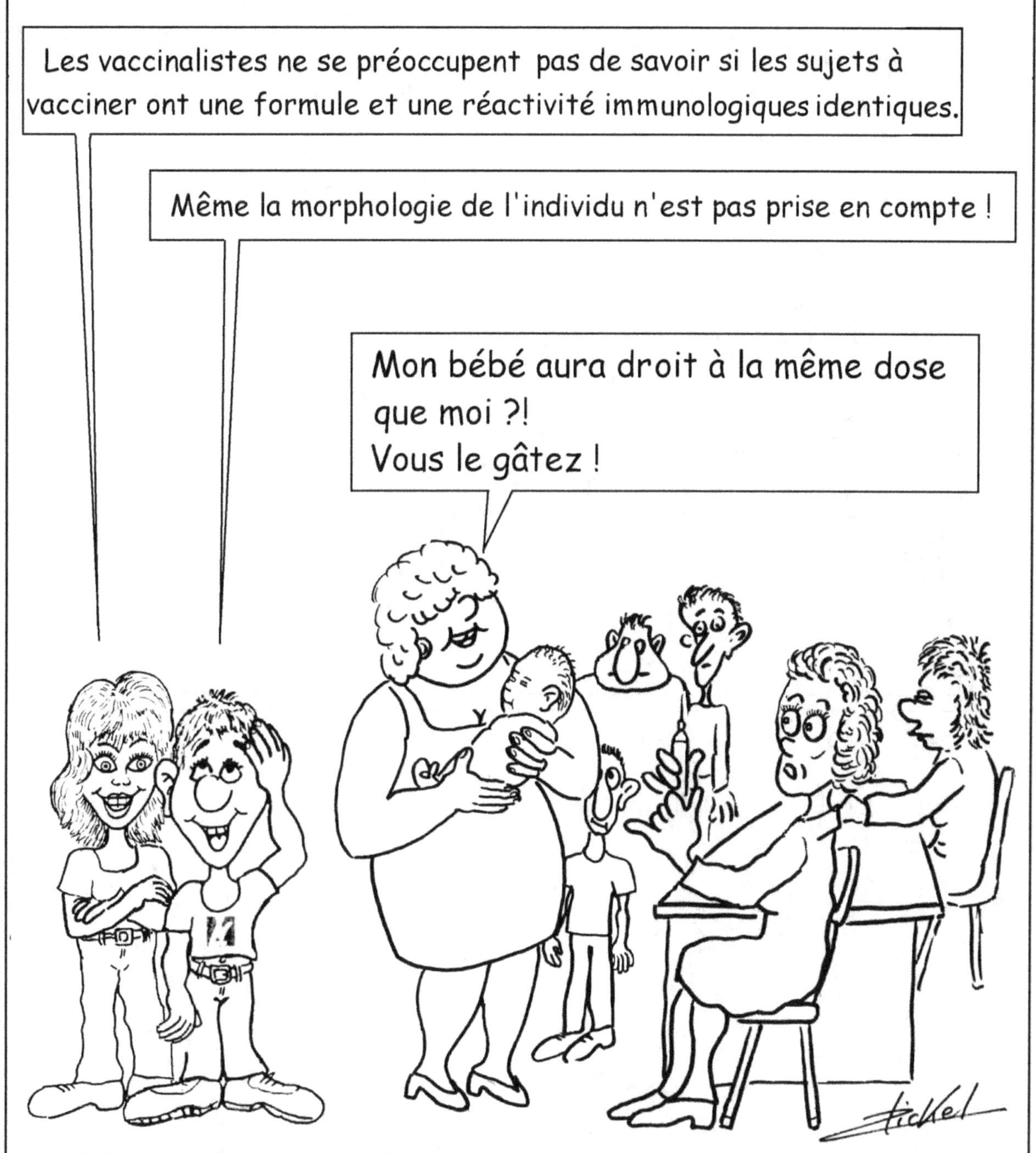

On peut très facilement – hélas ! – homogénéiser mentalement des foules énormes, mais, que je sache, on n'a jamais encore réussi à les homogénéiser sur le plan immunologique.

Dr Jacques Kalmar

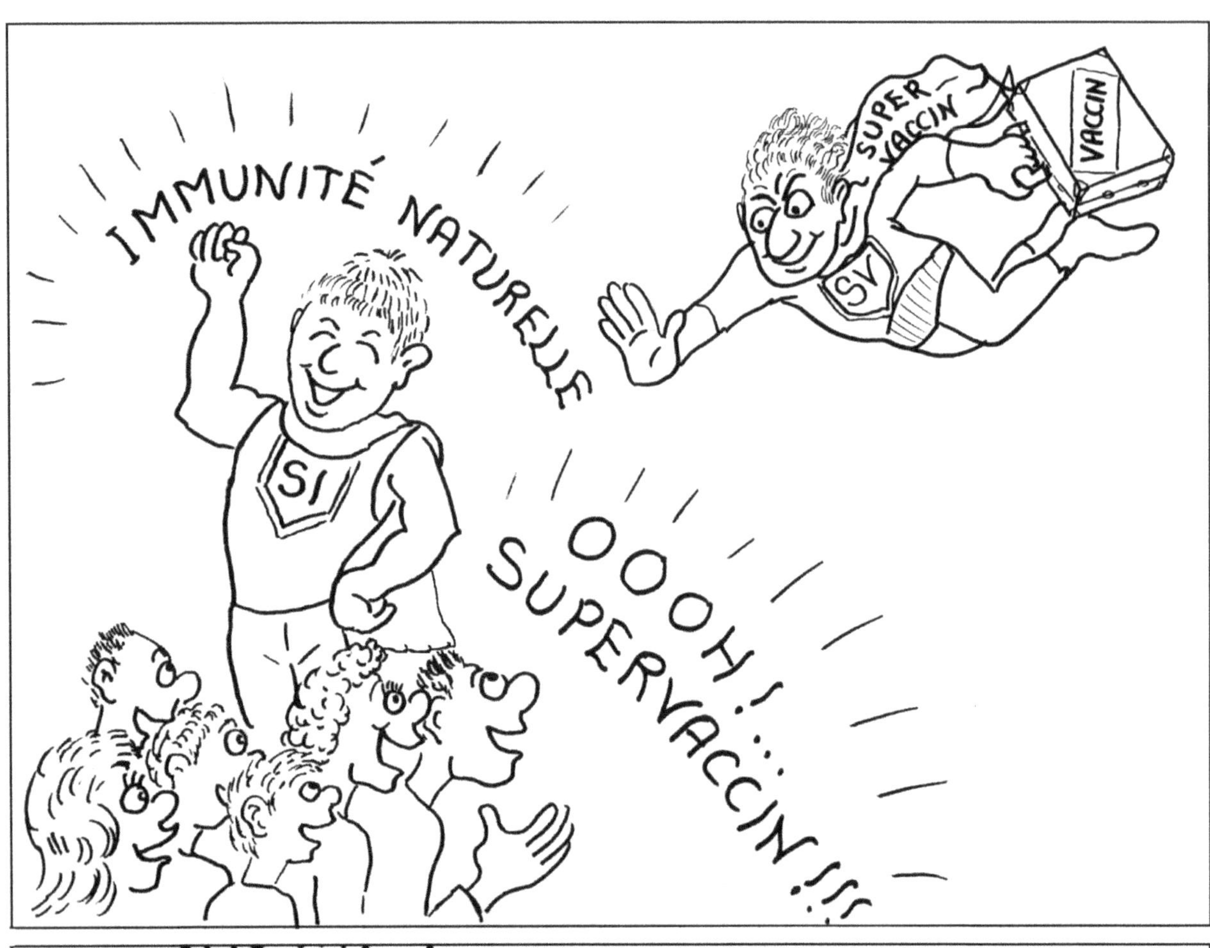
IMMUNITÉ NATURELLE
SI
SUPER VACCIN
SV
VACCIN
OOOH !.... SUPERVACCIN !!!!

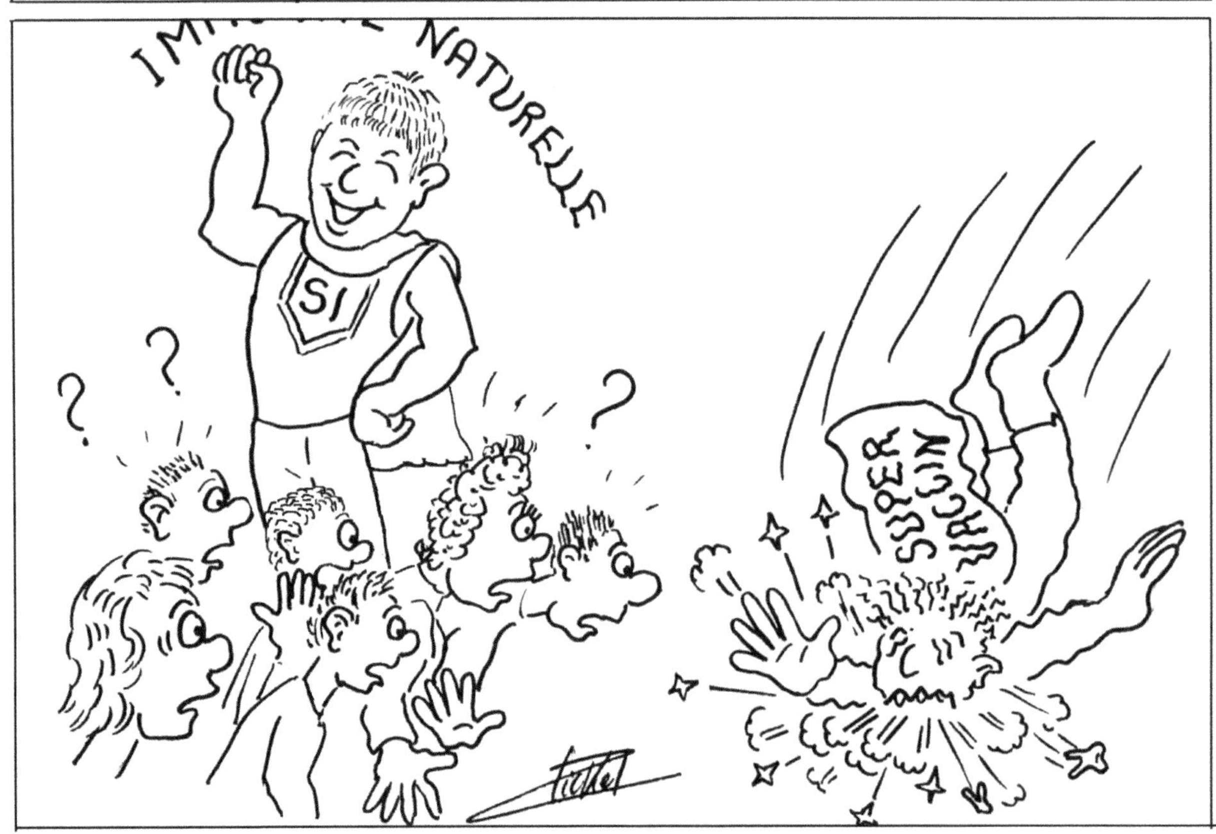
IM NATURELLE
SI
? ?
?
SUPER VACCIN

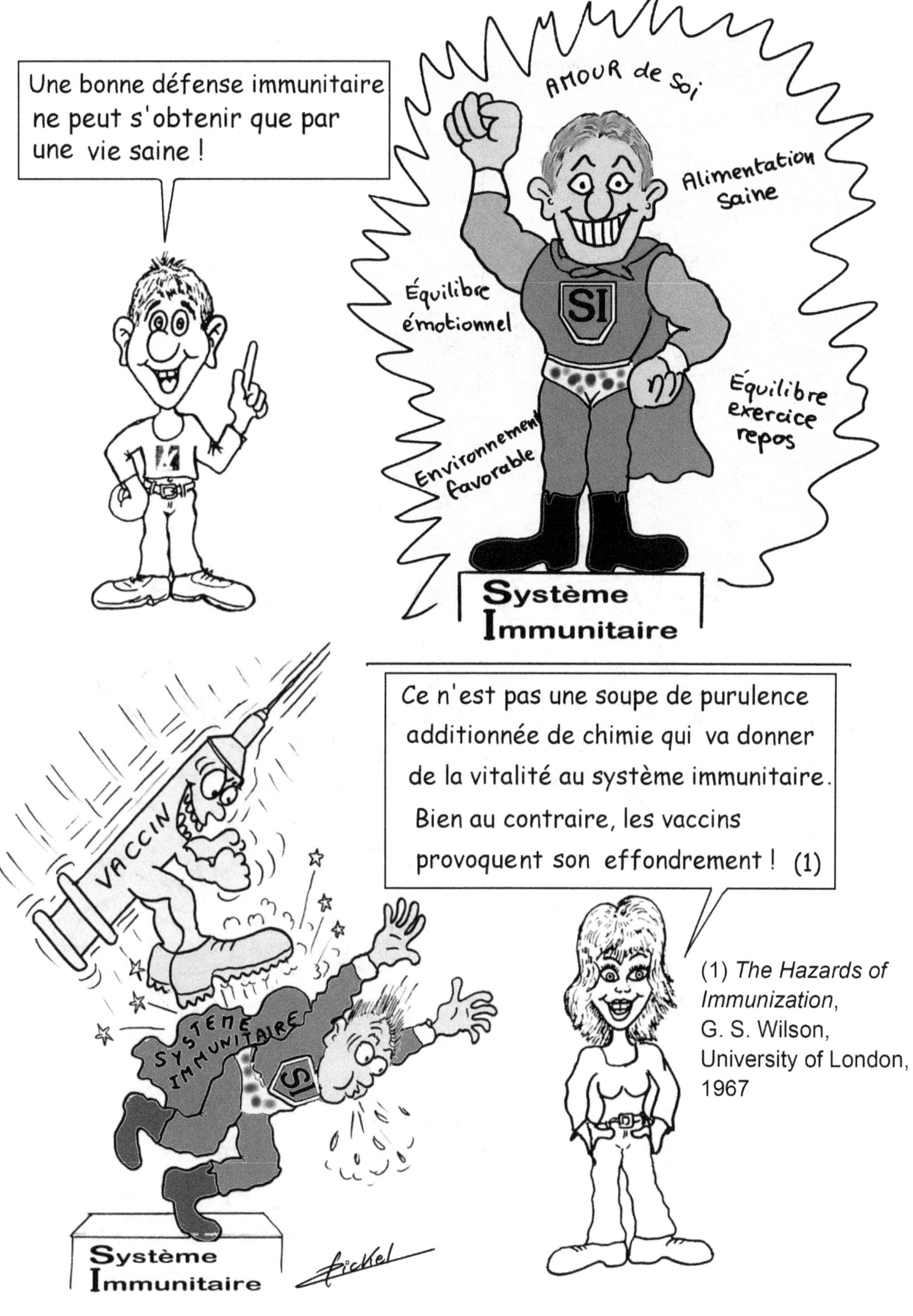

(1) *The Hazards of Immunization*, G. S. Wilson, University of London, 1967

Les vaccinalistes ont réduit l'immunologie au simple jeu antigène anticorps !
En réalité, le système immunitaire est infiniment plus complexe et les anticorps n'ont qu'un rôle de second plan !
Immunologie et vaccination
Allez anticorps ! allez !
Allez anticorps ! allez !
Anticorps
Anticorps
Anticorps
Hygiène générale
LEUCOCYTE
4
LYMPHOCYTE T2
2
LYMPHOCYTE T4
1
INTERFÉRON
7
ANTICORPS
3
MACROPHAGE
6
ANTIGÈNE

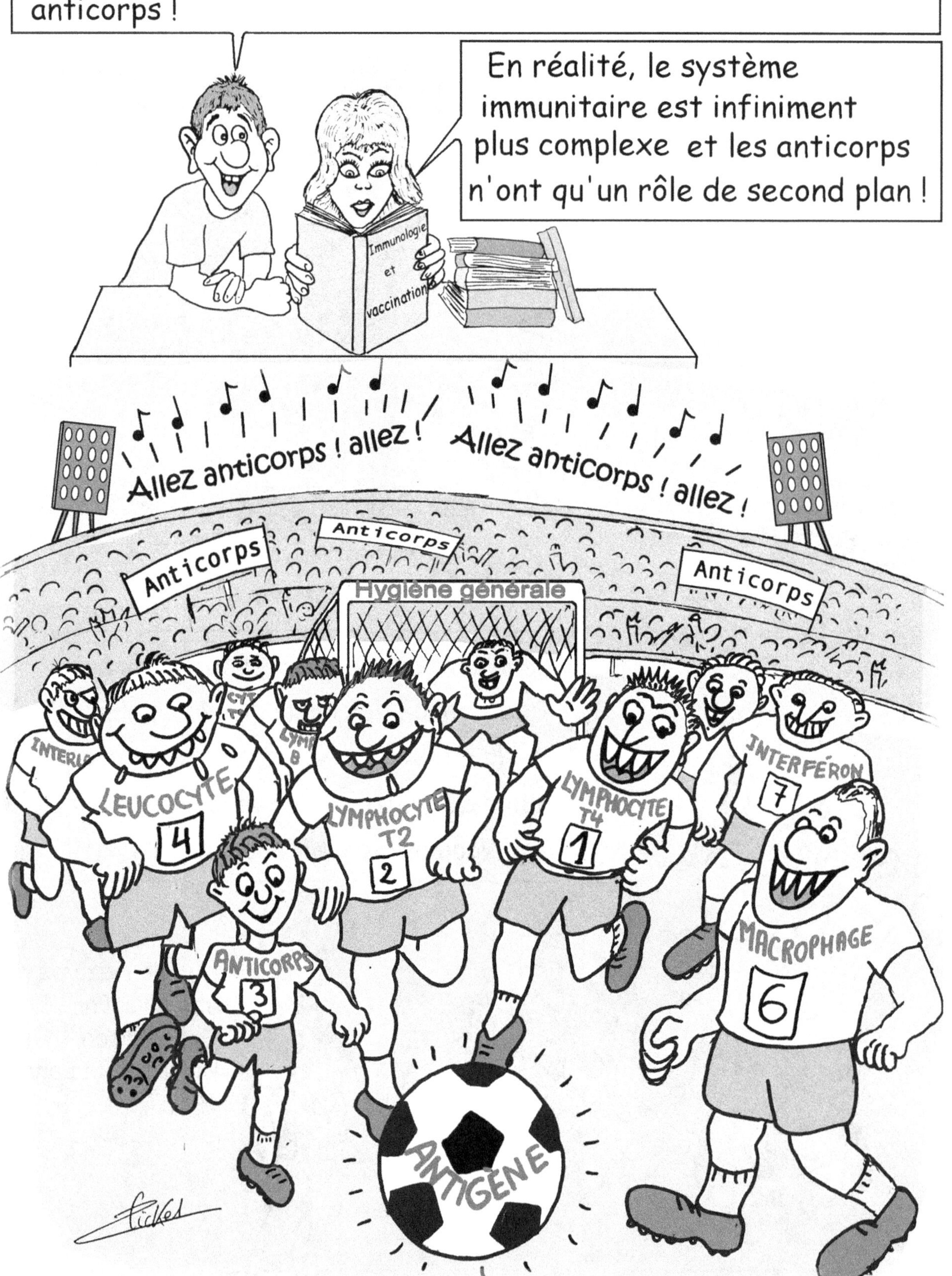

D'après « Immunologie et vaccination » du Dr Jacques Kalmar

La mise en jeu du système de défense n'aboutit pas toujours à la protection ! Les anticorps, même s'ils sont spécifiques à un type de maladie, n'empêchent pas le développement de maladies similaires ou différentes.
La vaccination peut même les favoriser ! (1)
On nous a signalé la présence de virus de type B !
ANTI CORPS
ANTI CORPS
Aaaah !... Ces anticorps, nous ne pouvons pas compter sur eux !
MACRO= PHAGE
MACRO PHAGE
Bonjours !
Je m'appelle Virusette !
Et toi ?
ANTIGÈNE
Les agents infectieux peuvent utiliser le système immunitaire à leur profit !
ANTI CORPS

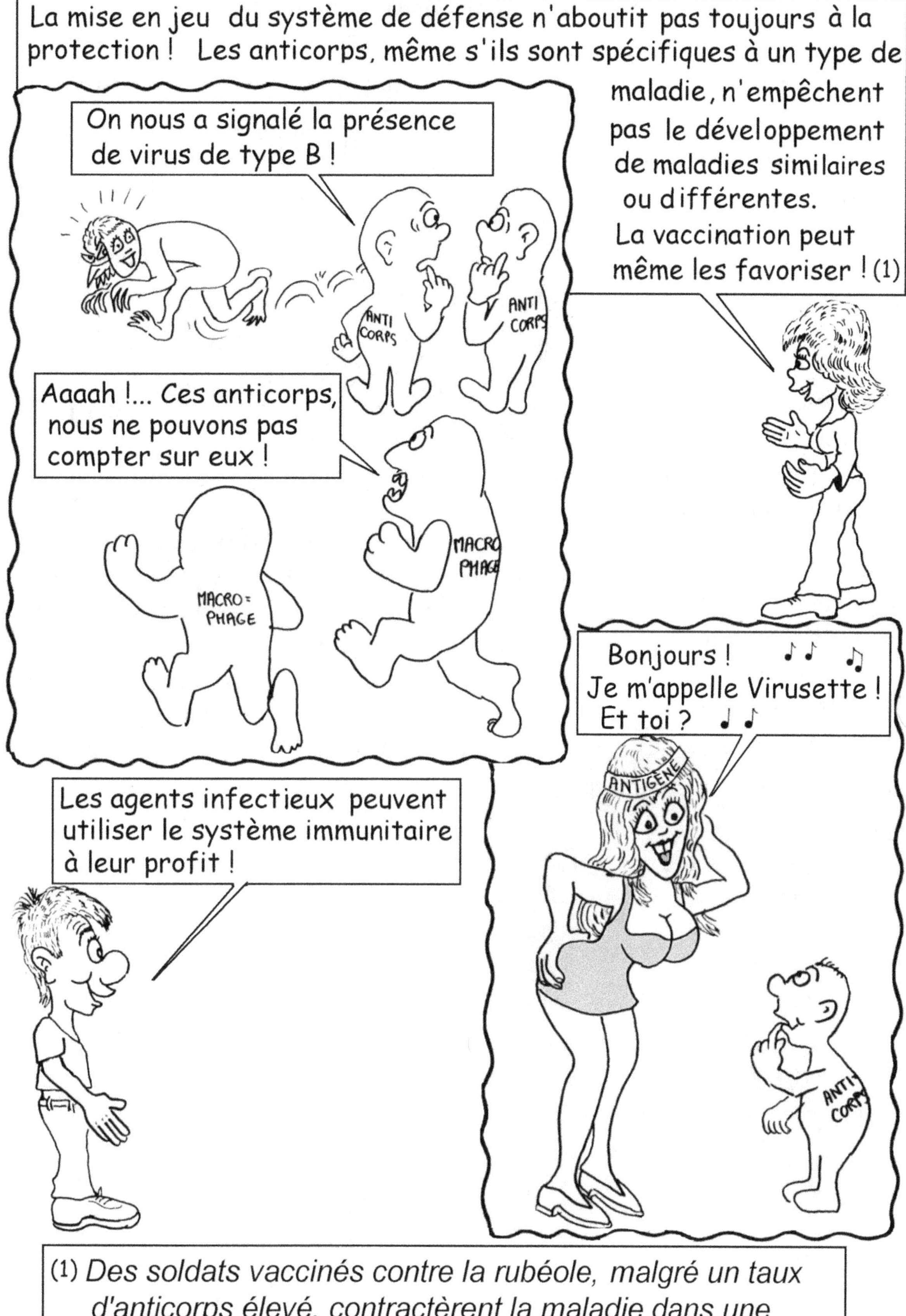

(1) *Des soldats vaccinés contre la rubéole, malgré un taux d'anticorps élevé, contractèrent la maladie dans une proportion de 80 %.*

Australian Journal of Medical Technology

Harmonie immuno-neuro-hormonale

Le système immunitaire fonctionne en interaction avec le système nerveux et le système hormonal.

La santé repose sur le bon fonctionnement de ces trois systèmes.

Le stress, en agressant le système nerveux, entraîne aussi un déséquilibre hormo= nal et immunitaire.

Le système immunitaire, constamment agressé par de multiples vaccinations, (les vaccinations elles-mêmes génèrent du stress) agit défavorablement sur l'équilibre neuro-hormonal. (1)

(1) Michel Georget, *Vaccination, les vérités indésirables*, pp. 61 à 63
Dr Harris Coulter, *Vaccination Social Violence and Criminality*

La fièvre est le moyen de défense le plus puissant.
Malheureusement, nous avons été conditionnés à la considérer comme maléfique.

C'est trop ! Nous n'y arriverons jamais !
Il faut faire appel à la fièvre pour nettoyer tout ça !

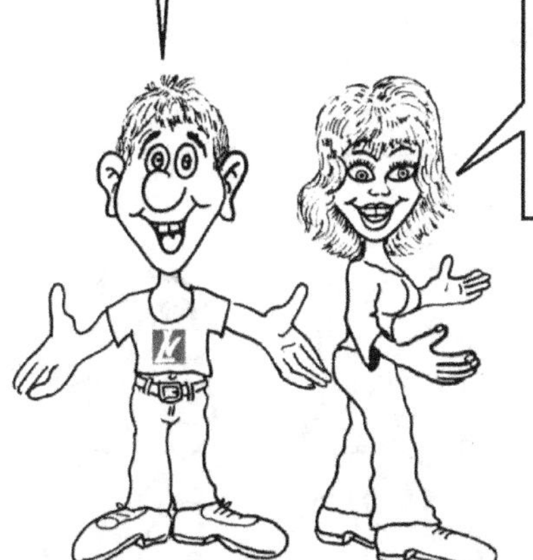

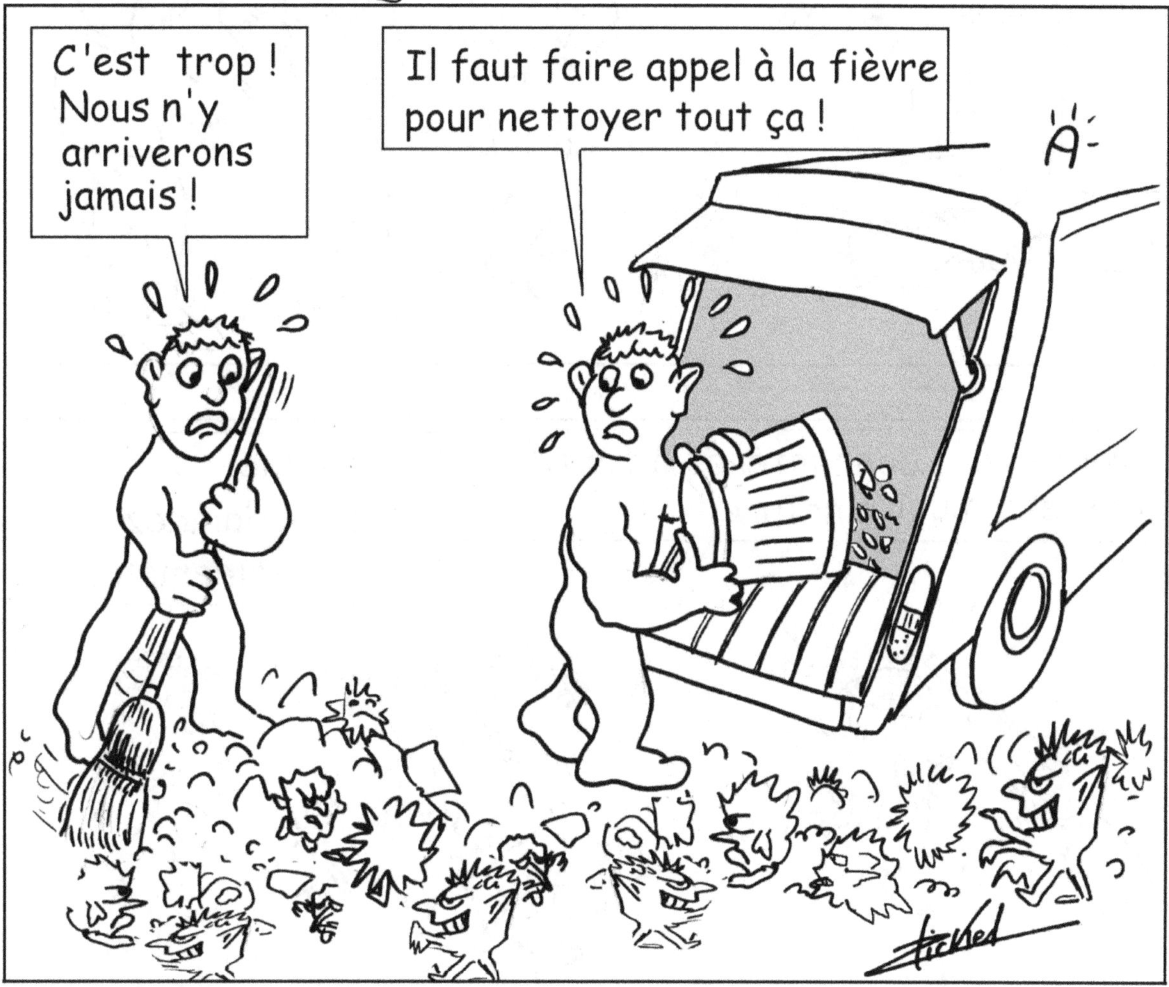

Ne vous hâtez pas de faire tomber la fièvre de votre malade ; s'il souffre d'une affection virale, vous risquez de compromettre sa guérison.

Pr André Lwoff,
prix Nobel de médecine

Le microbe n'est rien, le terrain est tout

Vous allez tous être décimés par une guerre bactériologique !

Nous avons donc intérêt à fortifier notre immunité naturelle !
En somme, vous nous condamnez à vivre sainement.

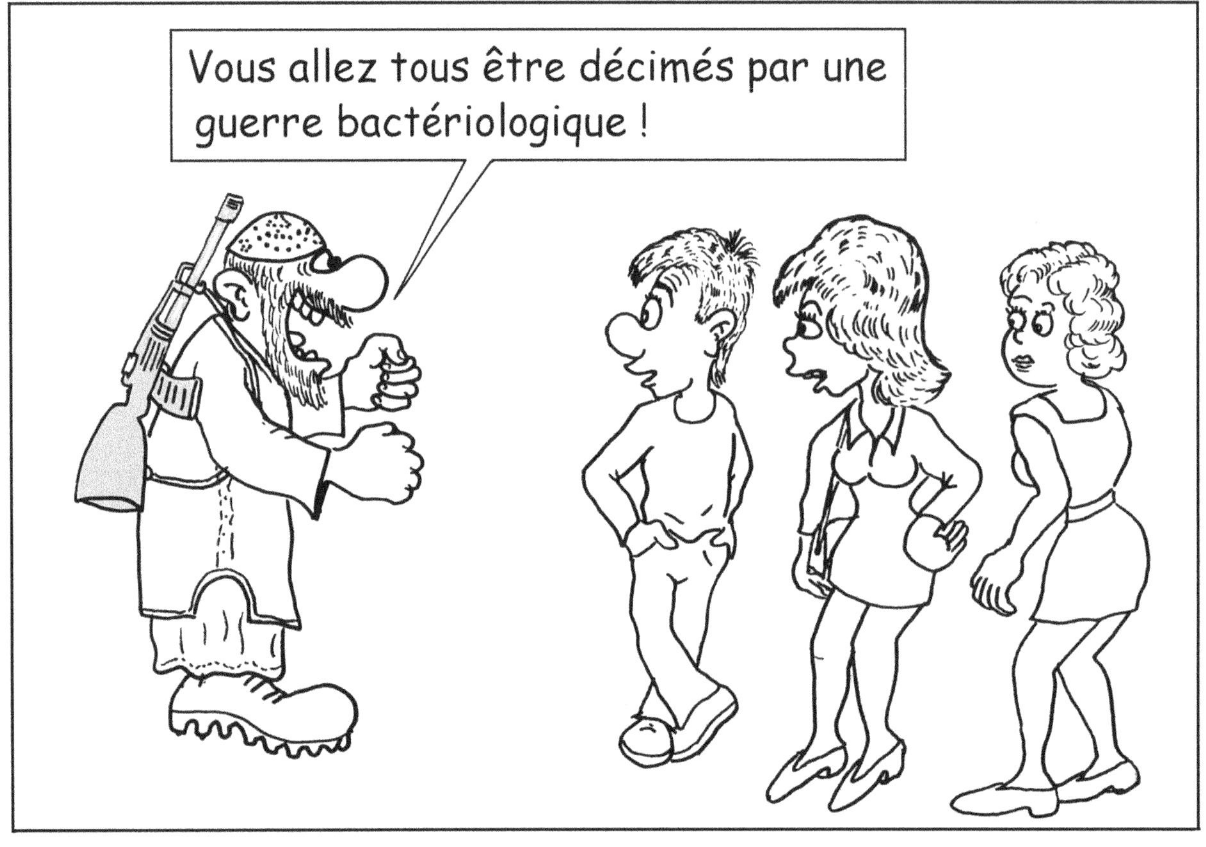

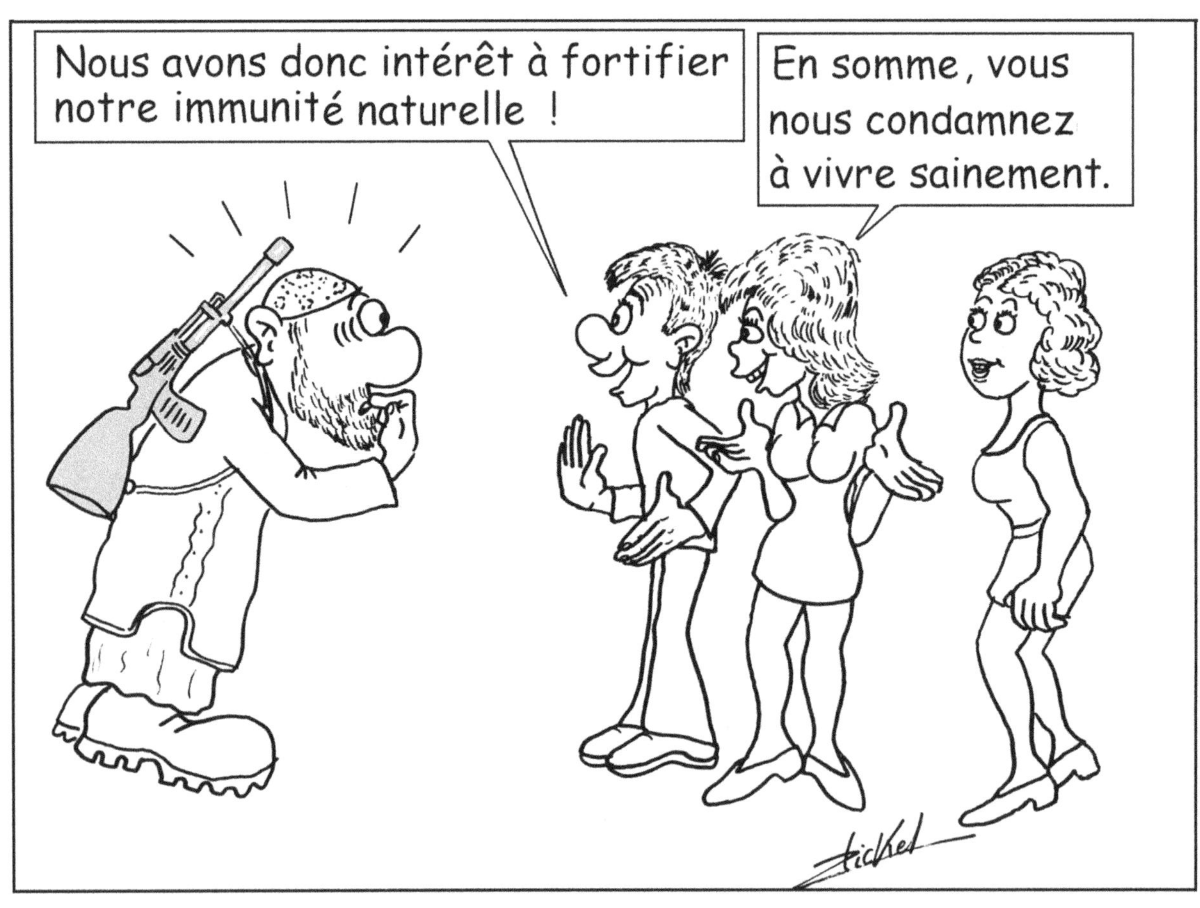

> *J'appelle ça de la vaccinomanie. Nous sommes arrivés à un point qui n'est plus défendable sur le plan scientifique. Introduire de nouveaux vaccins dans le corps sans savoir comment ils pourront affecter dans le temps les fonctions du système immunitaire frise la criminalité.*
>
> Nicholas Regush, journaliste médical

> *Les vaccins peuvent à long terme mener à une déficience du système immunitaire et causer des maladies plus graves que la maladie originale, impliquant des structures plus profondes, plus d'organes vitaux et ayant moins la possibilité de se résorber spontanément.*
>
> Dr R. Moskowitz

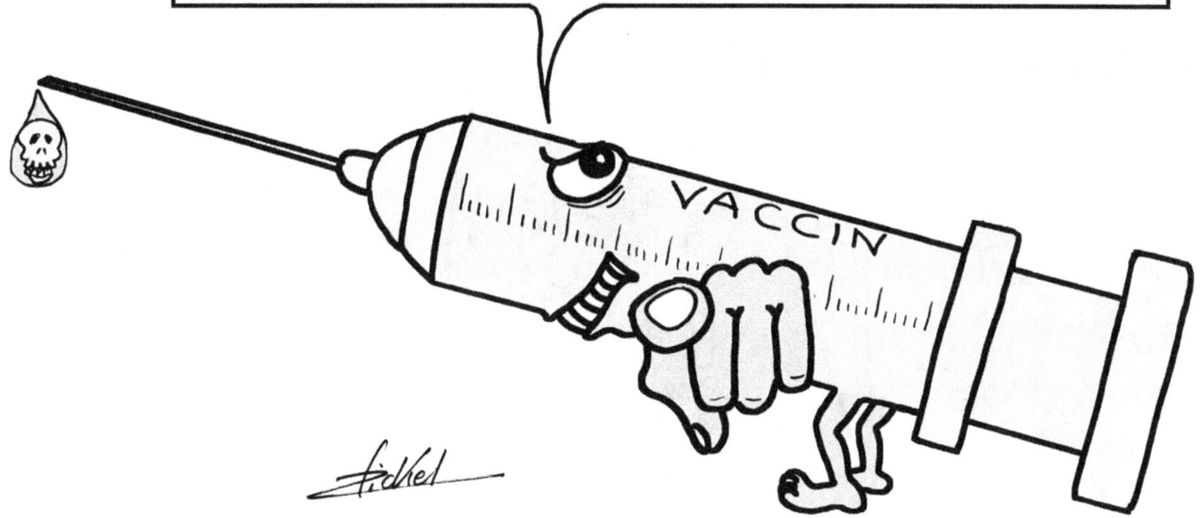

> *Le système immunitaire s'avère particulièrement endommagé à la suite de vaccinations de routine...*
> *(...) Le capital immunologique se trouve substantiellement amoindri chez les nombreux enfants soumis aux programmes vaccinaux courants.*
>
> Le Concours médical, *20 janvier 1974*

La couverture vaccinale

Les vaccinés, loin de constituer un barrage protecteur vis-à-vis des non-vaccinés, sont au contraire dangereux et peuvent contaminer le reste de la population, puisqu'il est prouvé qu'ils peuvent être porteurs et transmetteurs de virus poliomyélitiques par voie intestinale, et peut-être par d'autres voies...

Dr Yves Couzigou

Plage réservée aux vaccinés
Plage réservée aux non-vaccinés
T'approche pas ! Les non-vaccinés vont te contaminer !
Mais si je suis vacciné, je ne risque rien !
T'approche pas ! Les vaccinés sont pleins de virus dangereux !
Les non-vaccinés profitant égoïstement de la barrière protectrice des vaccinés est un dogme farfelu.

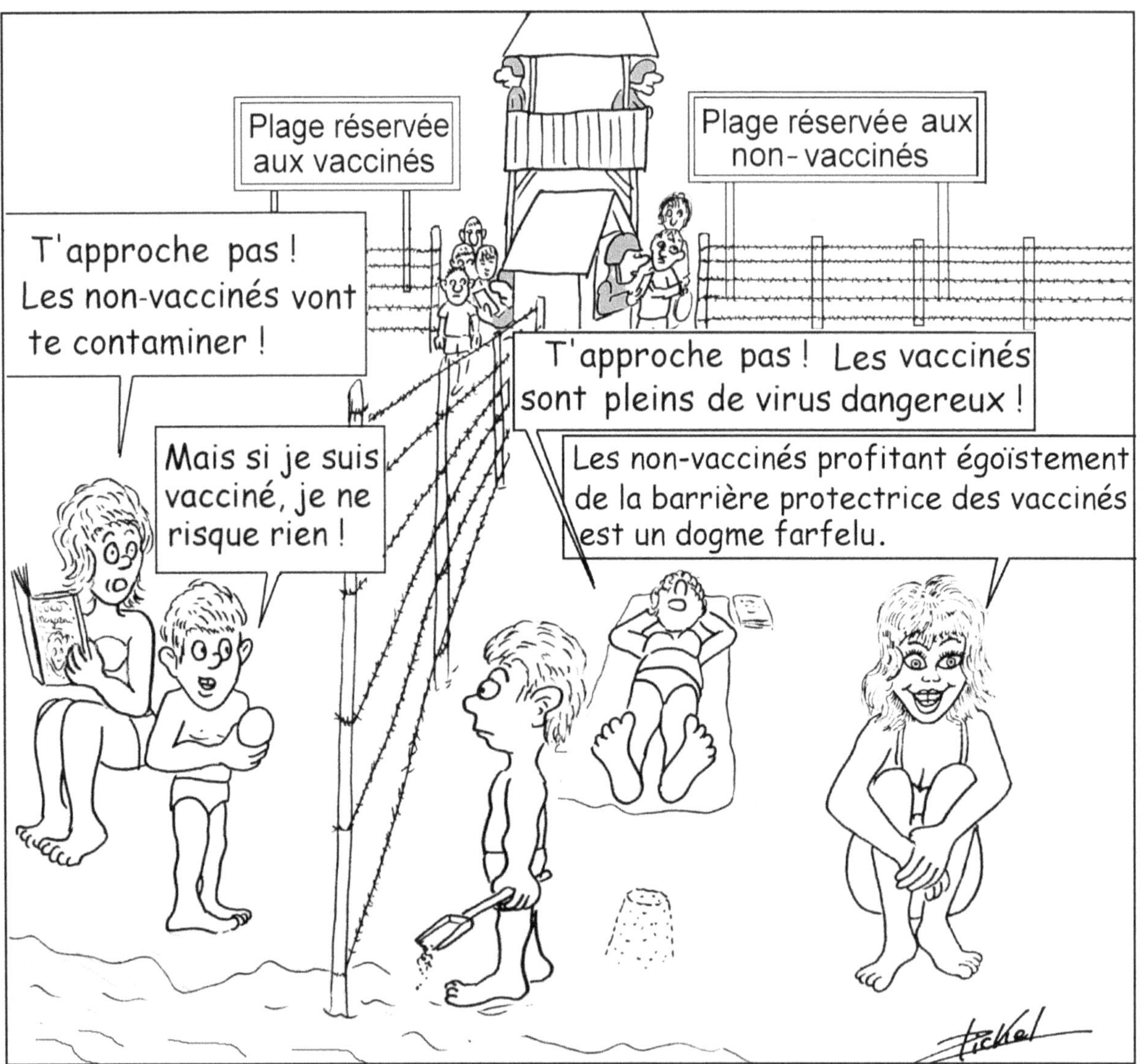

Prétendre instaurer une barrière immunitaire collective par les vaccinations pratiquées aveuglément dans un contexte conditionné par l'anti-hygiène est l'absurdité élevée à la puissance infinie.

Dr Jacques Kalmar

Les cas de polio chez les contacts des vaccinés par le vaccin oral sont bien connus.

Le Généraliste, *19 février 1985*

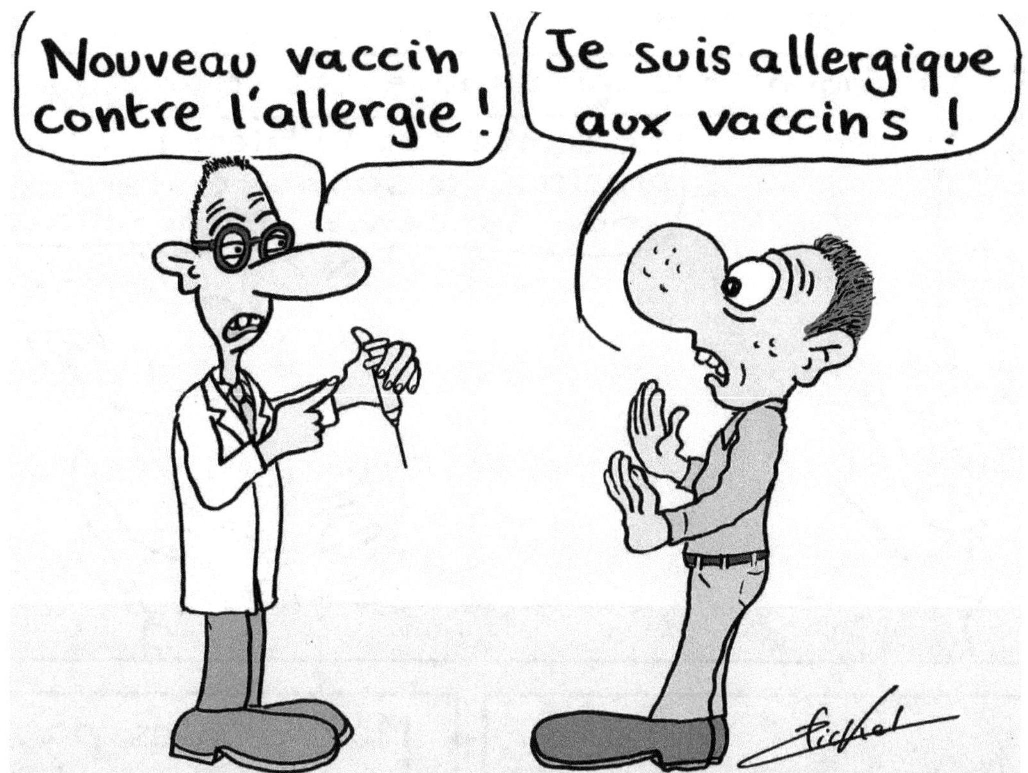

Jusqu'à mon dernier souffle, je ne parviendrai jamais à comprendre comment des gens s'obstinent à défendre leur droit de se faire injecter à eux-mêmes et à leurs enfants des poisons, des virus et des produits chimiques appelés « vaccins » sous prétexte que cette mixture est sans danger et leur assurera la santé.

Dr Sherri Tenpenny

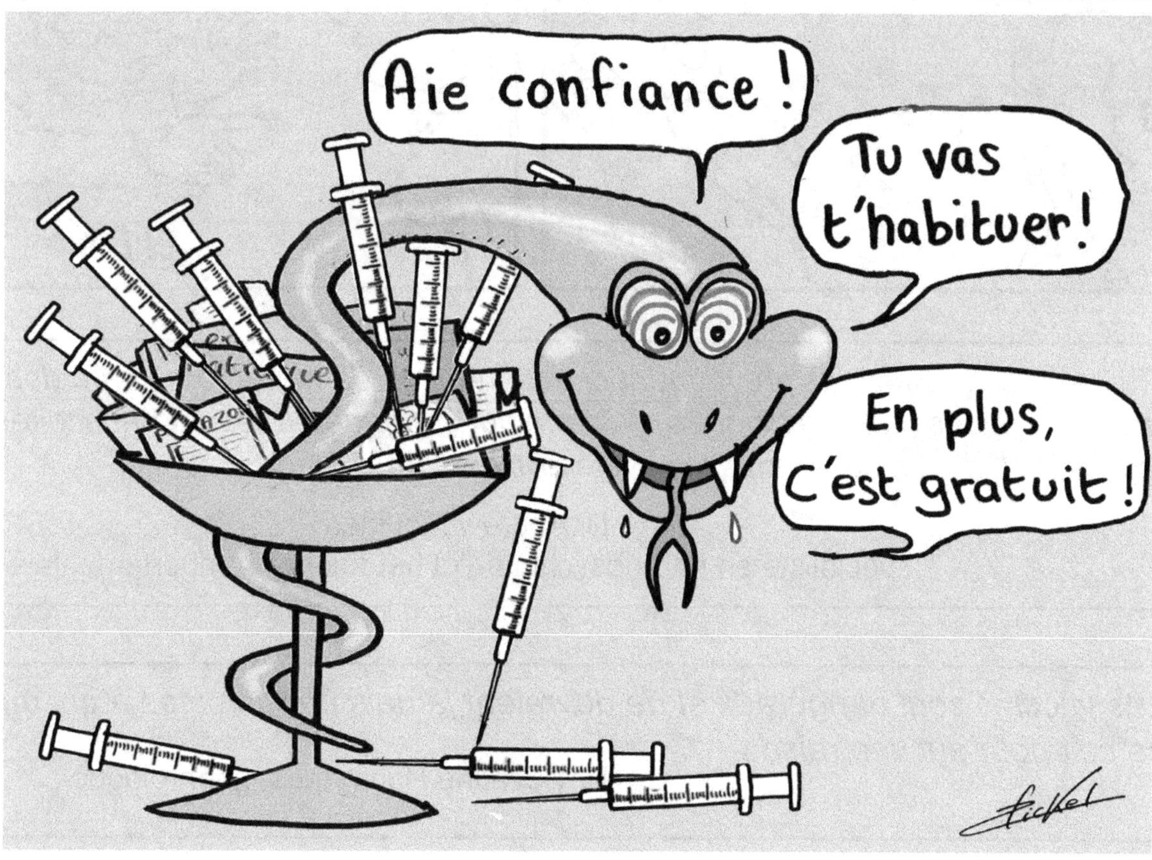

Je suis la bonne fée qui exauce tes voeux !
La santé est le bien le plus précieux, je souhaite renforcer mon système immunitaire !

Mais tu n'es pas une fée, tu n'es qu'une sorcière maléfique !

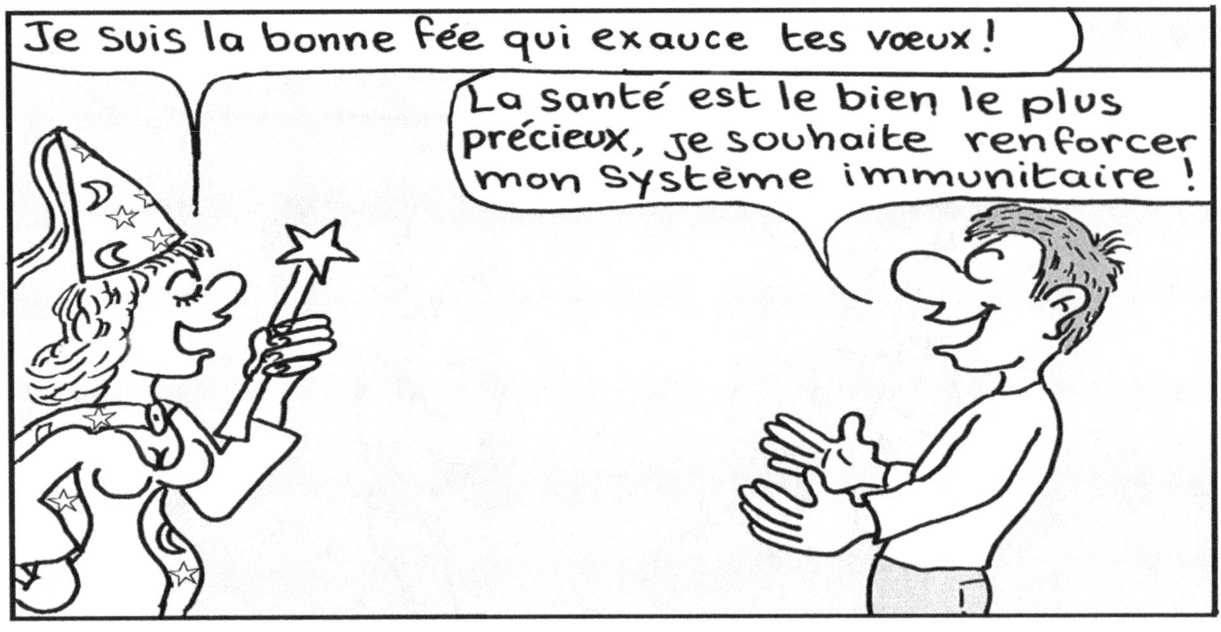

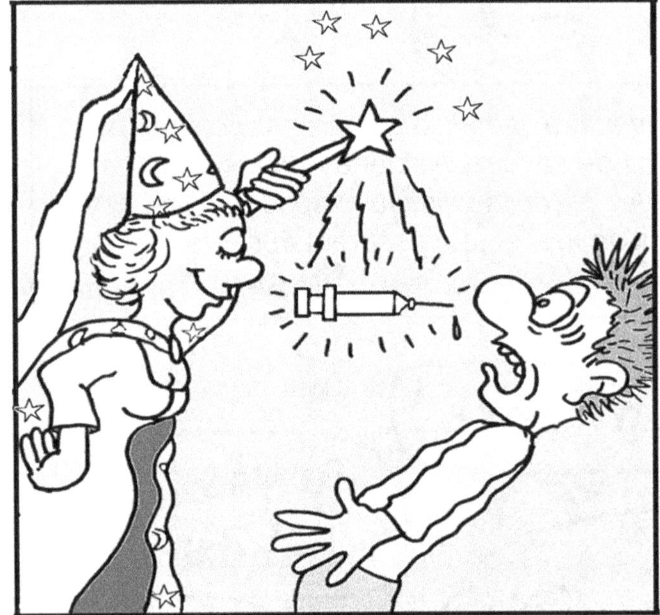

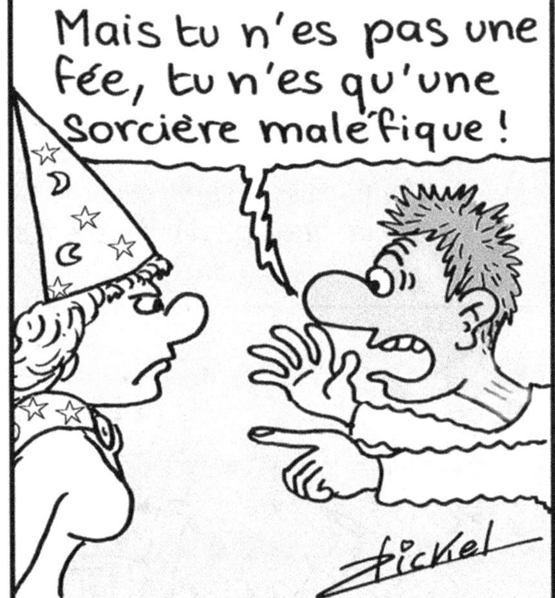

Toutes les vaccinations provoquent directement ou de manière différée des troubles et des maladies aiguës ou chroniques, permanentes ou transitoires susceptibles de toucher tous les systèmes du corps.

Dr Andrew Moulden,
spécialiste en neuropsychiatrie et neurologie comportementale

Les vaccins sont dangereux et ne devraient jamais être injectés à qui que ce soit pour aucune raison.

Dr Suzanne Humphries, néphrologue

Nous voulons bien nous faire vacciner pour être en conformité avec la loi...
... Dans ce cas il faudra certifier par écrit que nous sommes en bonne santé et garantir que nous le resterons après vaccination !
Ça, je ne peux pas le faire.

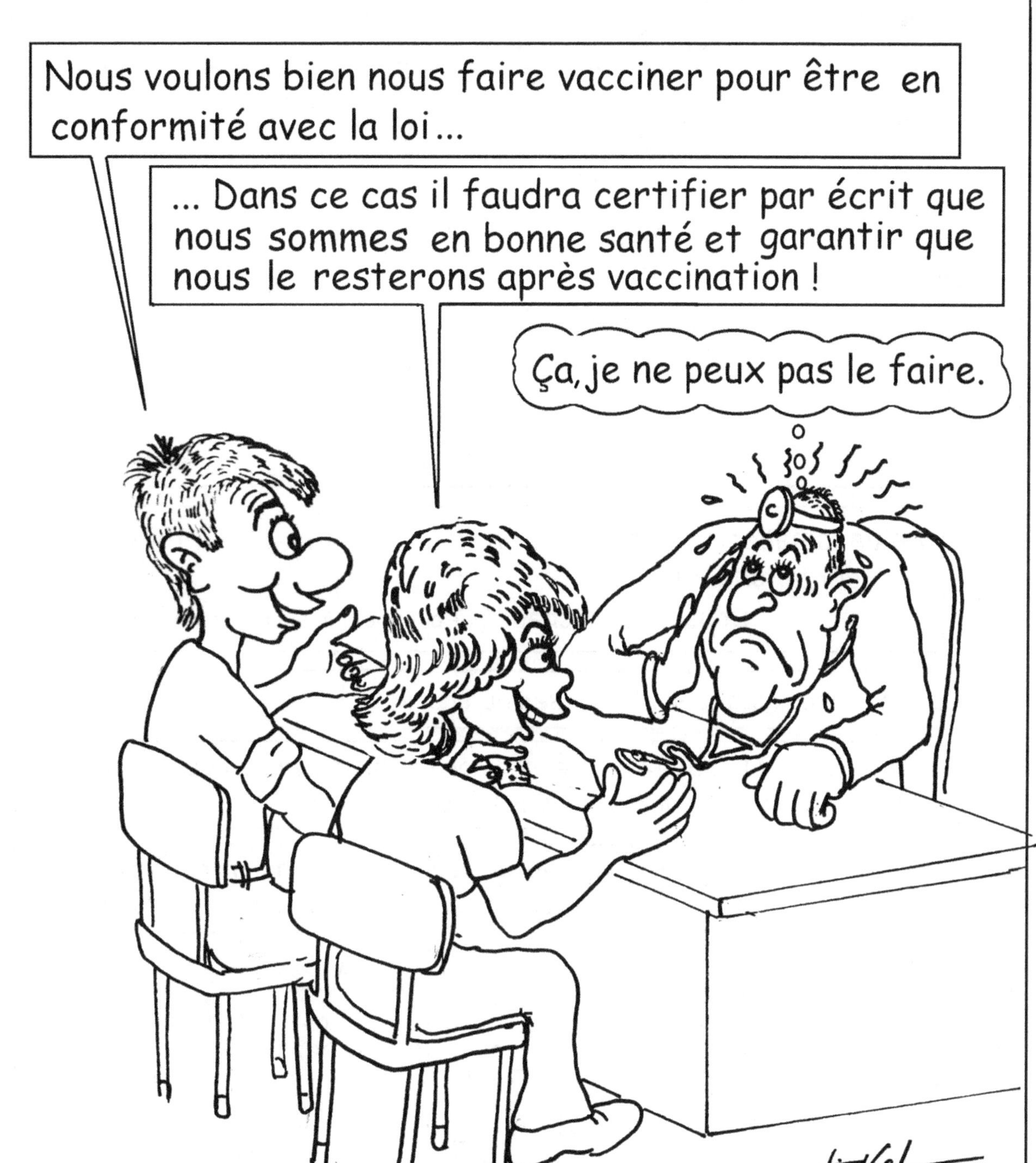

Si l'attitude et les prétentions dictatoriales des services de vaccination sont fondées sur des postulats imaginaires, notre détermination s'appuie, elle, sur les données actuelles de la science.

Dr Jacques Kalmar

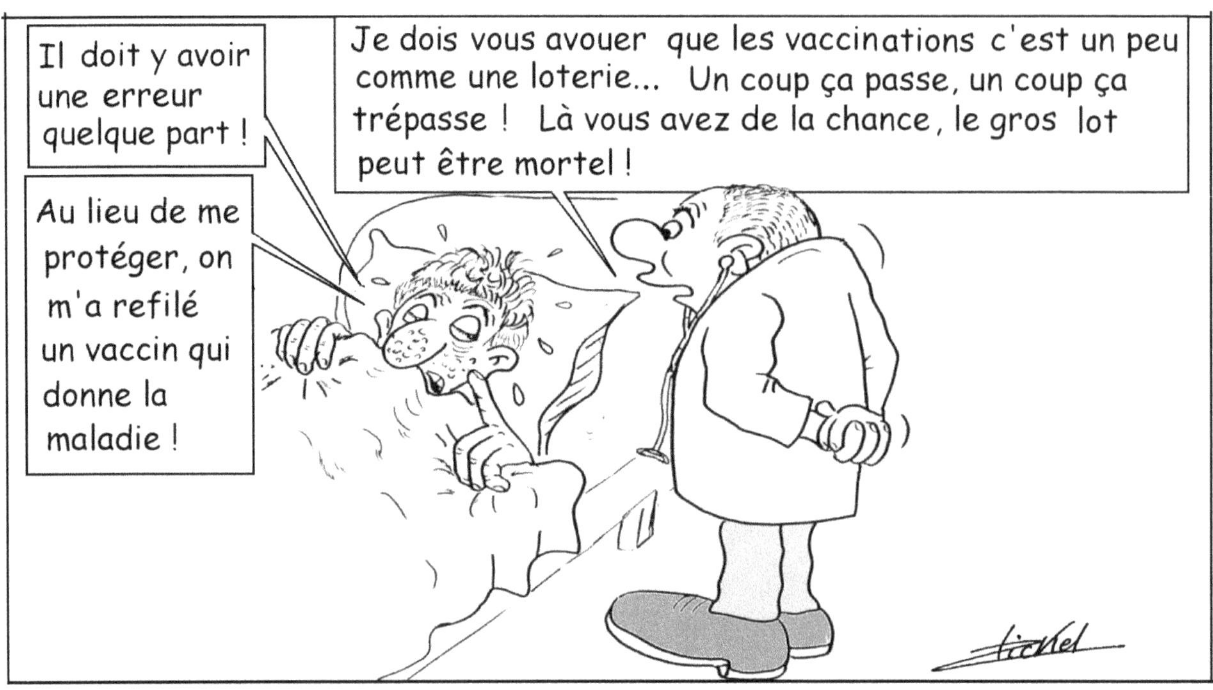

La vaccination n'est pas une protection, mais au contraire une contamination.

Dr Jacques Michaud (« Pour une médecine différente »)

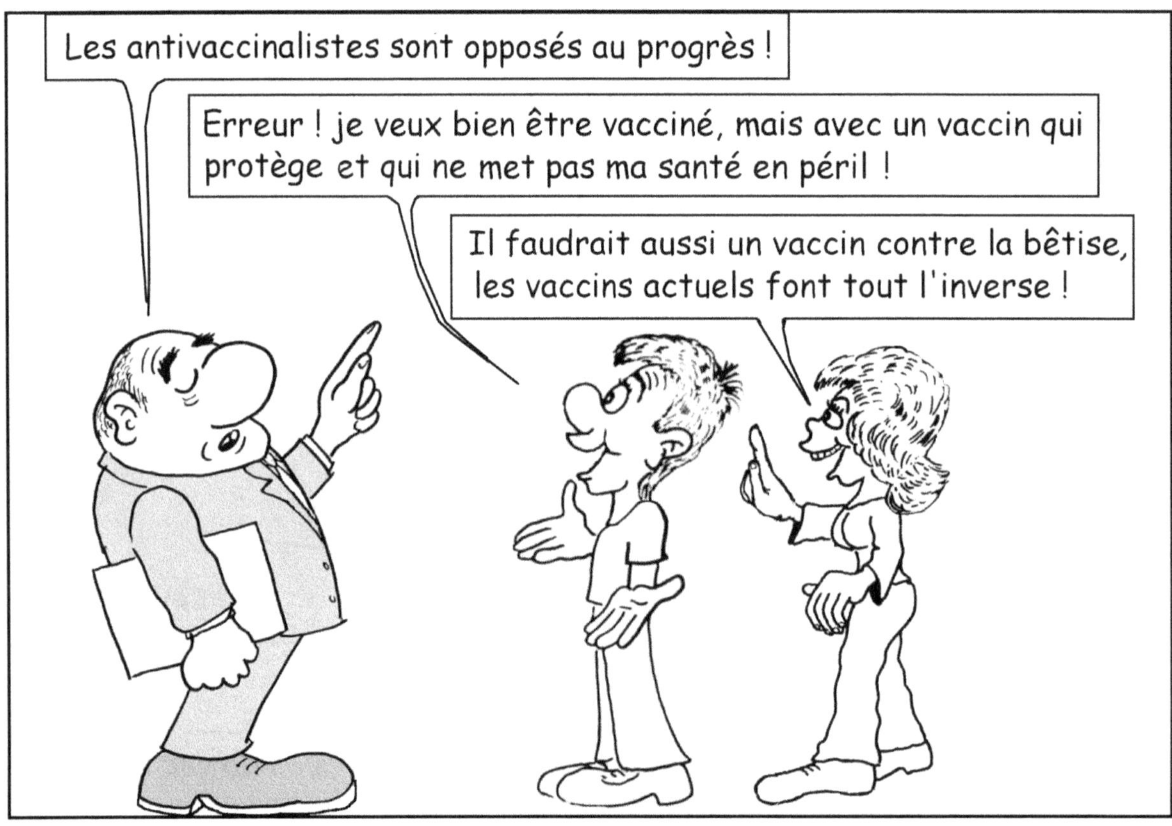

La vaccination est un traitement médical qui comporte des risques, y compris celui de décès. Il est tout à fait contraire à toute éthique médicale d'imposer ces risques à quiconque.

Dr Lee Hieb, MD

Ce n'est pas une pratique médicale sensée que de risquer sa vie en se soumettant à une intervention probablement inefficace, afin d'éviter une maladie qui ne surviendra vraisemblablement jamais.

Dr Kris Gaublomme

C'est ça, l'arme du crime ?
Oui !... Choc anaphylactique !
Alors on laisse tomber !

Soyez les bienvenus sur notre planète, à condition de ne pas y apporter vos stupides vaccins !

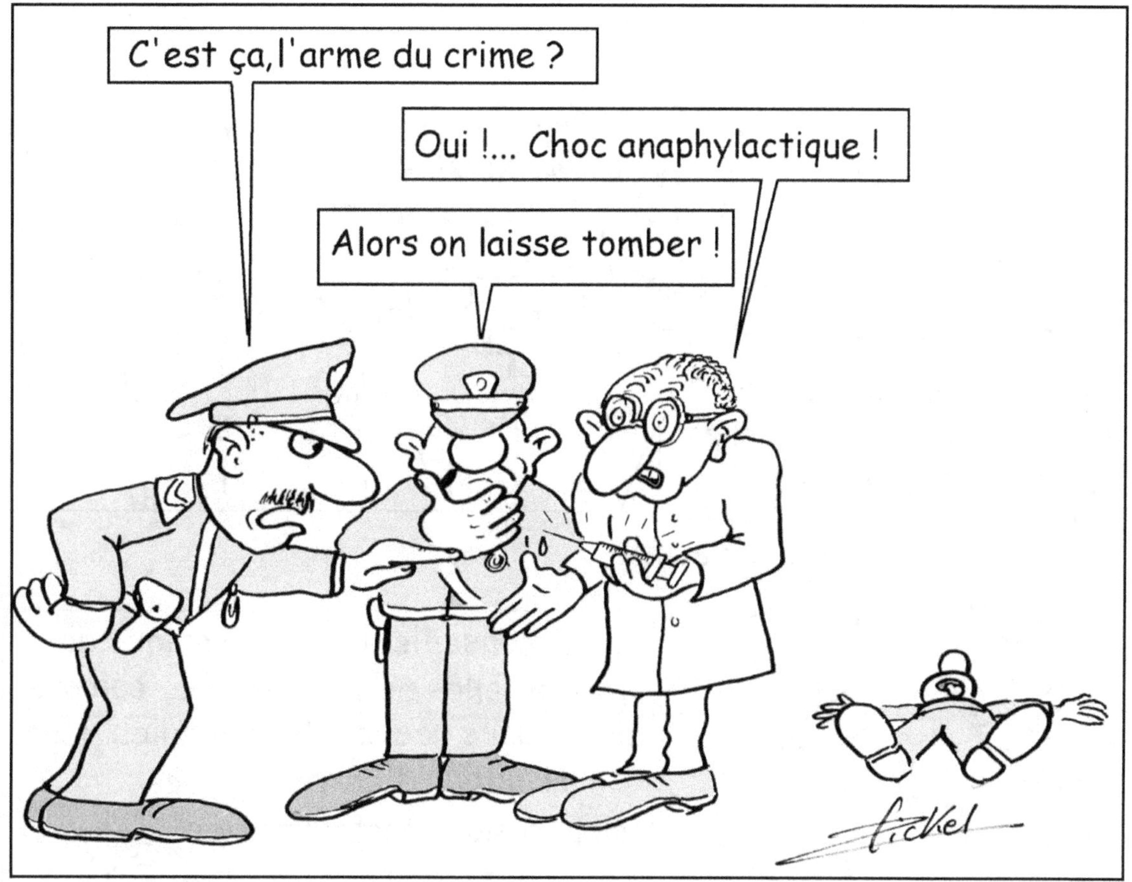

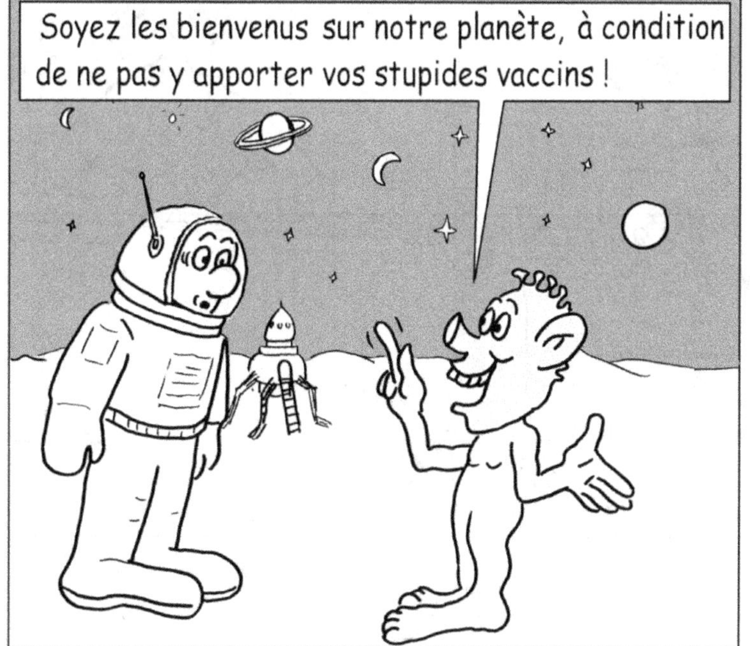

L'ânerie humaine est la source des pires catastrophes...

Montaigne

...Mais aussi une mine d'or inépuisable pour qui sait l'exploiter.

Dr Toulet

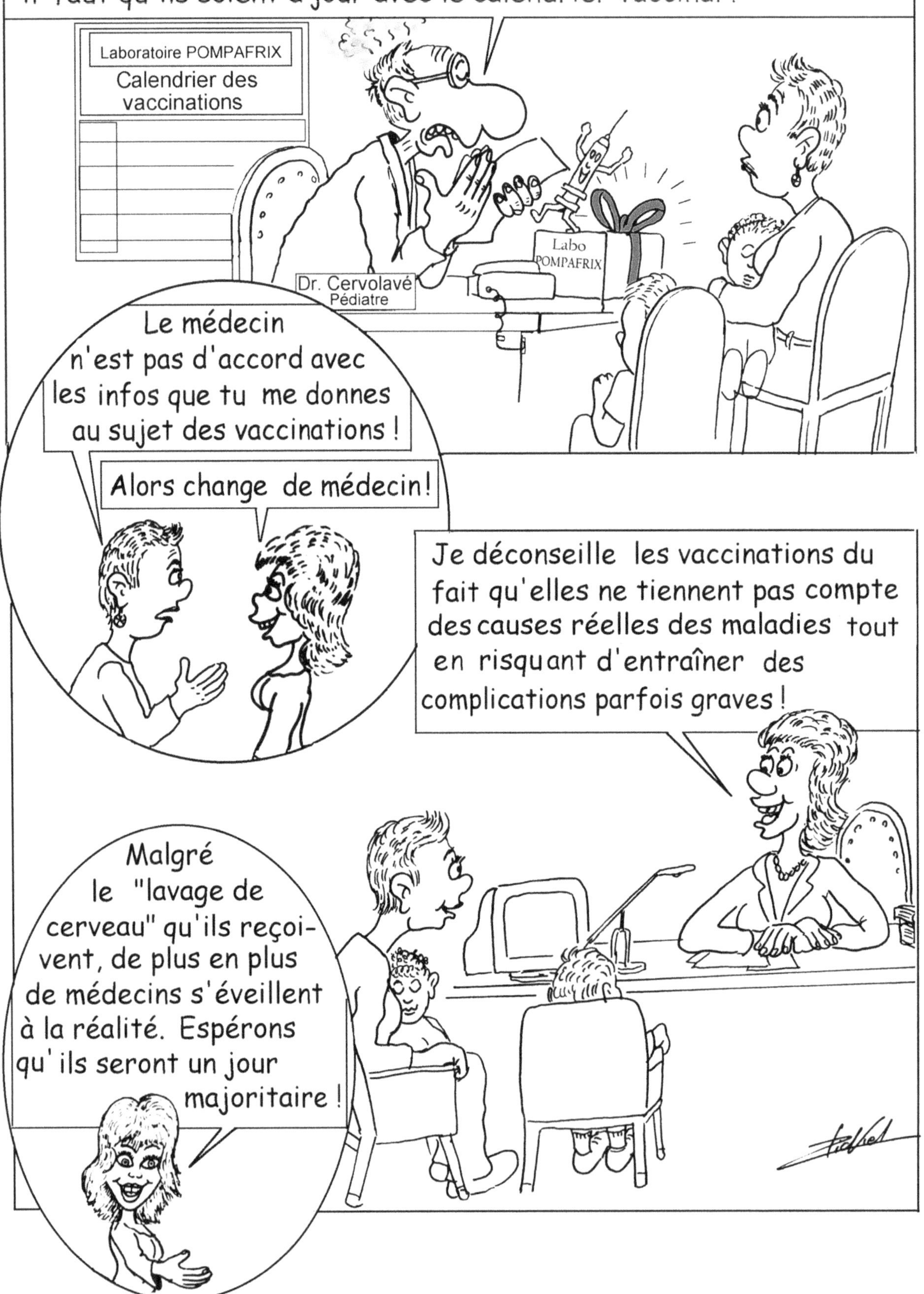
N'écoutez pas tout ce qui se dit à propos des vaccinations. Pour moi c'est clair, si vous voulez que je m'occupe de la santé de vos enfants, il faut qu'ils soient à jour avec le calendrier vaccinal !
Laboratoire POMPAFRIX
Calendrier des vaccinations
Labo POMPAFRIX
Dr. Cervolavé
Pédiatre
Le médecin n'est pas d'accord avec les infos que tu me donnes au sujet des vaccinations !
Alors change de médecin !
Je déconseille les vaccinations du fait qu'elles ne tiennent pas compte des causes réelles des maladies tout en risquant d'entraîner des complications parfois graves !
Malgré le "lavage de cerveau" qu'ils reçoi-vent, de plus en plus de médecins s'éveillent à la réalité. Espérons qu'ils seront un jour majoritaire !

J'ai lu un grand nombre de livres sur le danger des vaccinations, c'est hallucinant ! Si vous voulez, je vous prête celui-ci !
Euh ... vous savez je n'ai guère le temps de lire... Hm... Je ... Je vous prie de m'excuser, un visiteur médical m'attend !
Vaccinations
Les vérités indésirables
Labo OUFRIC
Labo OUFRIC Prospectus
Cadeaux

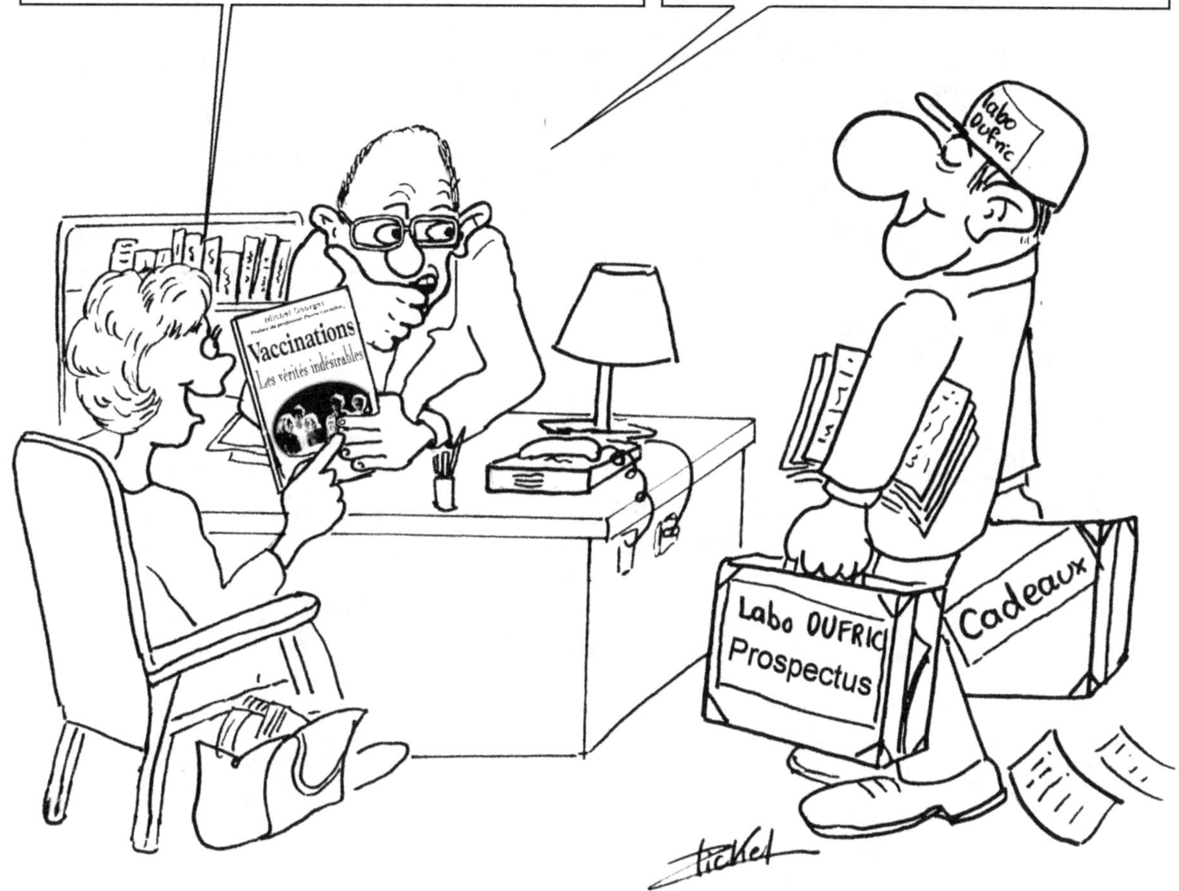

« Il n'est pas indifférent non plus, comme Jules ROMAINS l'a fait remarquer dans une pièce célèbre, que la lecture de la publicité pharmaceutique soit, en fait, le mode le plus habituel d'enseignement post-universitaire du médecin. »

Pr. Henri PEQUIGNOT

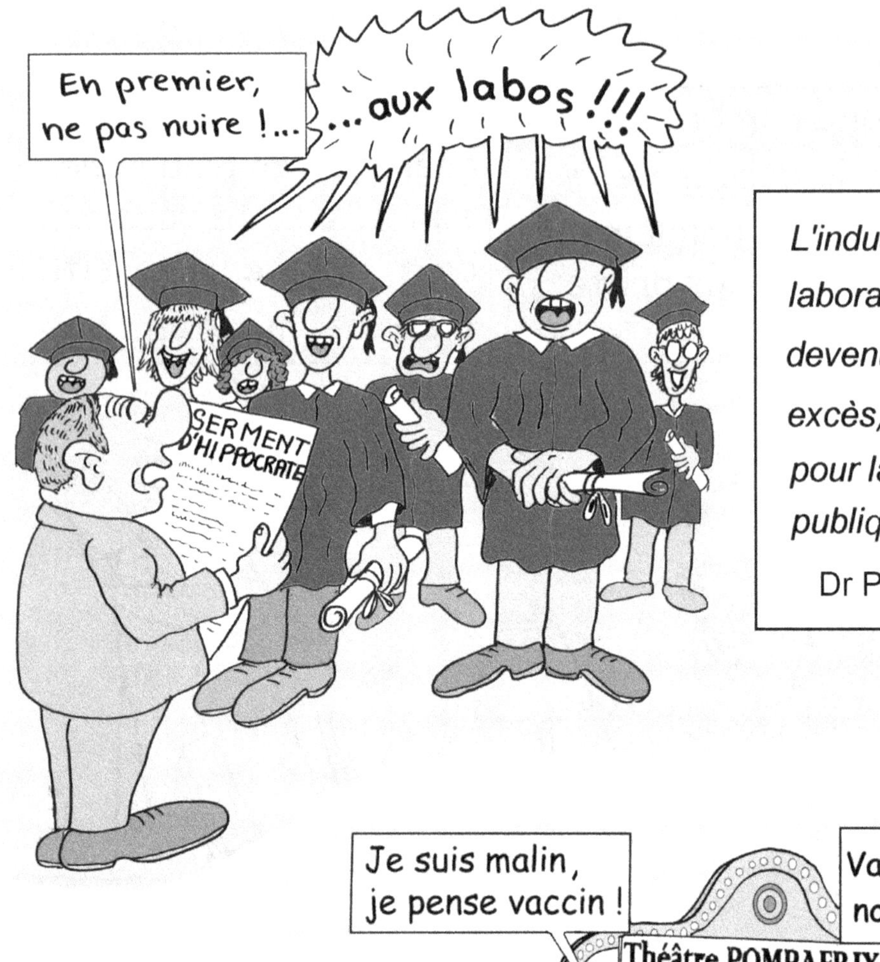

L'industrie des laboratoires est devenue, par ses excès, un fléau pour la santé publique.

Dr Paul Carton

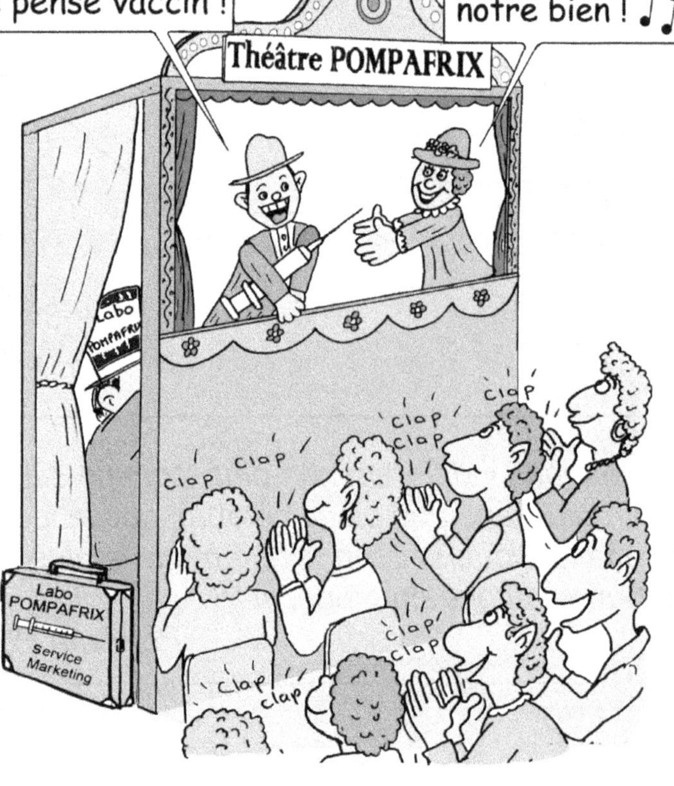

Les vaccinations, au terme d'une publicité bien conduite, sont devenues une sorte d'idole dont il ne convient pas de discuter les commandements.

Dr Jacques Kalmar

L'affolement aura eu au moins l'immense avantage de faire un acte obligatoire, imposé par la contrainte, un acte médical spontanément réclamé par le patient qui, sous l'influence d'une peur millénaire, en a compris tout soudain la valeur et l'intérêt. Le ministère de la Santé aurait peut-être intérêt, pour "lancer" de temps à autre telle ou telle vaccination, à créer fort astucieusement avec l'aide inconsciente de la grande presse de tels courants d'opinion.

Concours Médical (1955) (à propos de l'épidémie de Vannes)

Il reste un important stock de vaccin "méningite"
Pour le liquider nous débusquerons bien quelques cas isolés pour déclencher la psychose de l'épidémie !
La panique qui s'en suivra rendra les stocks insuffisants !

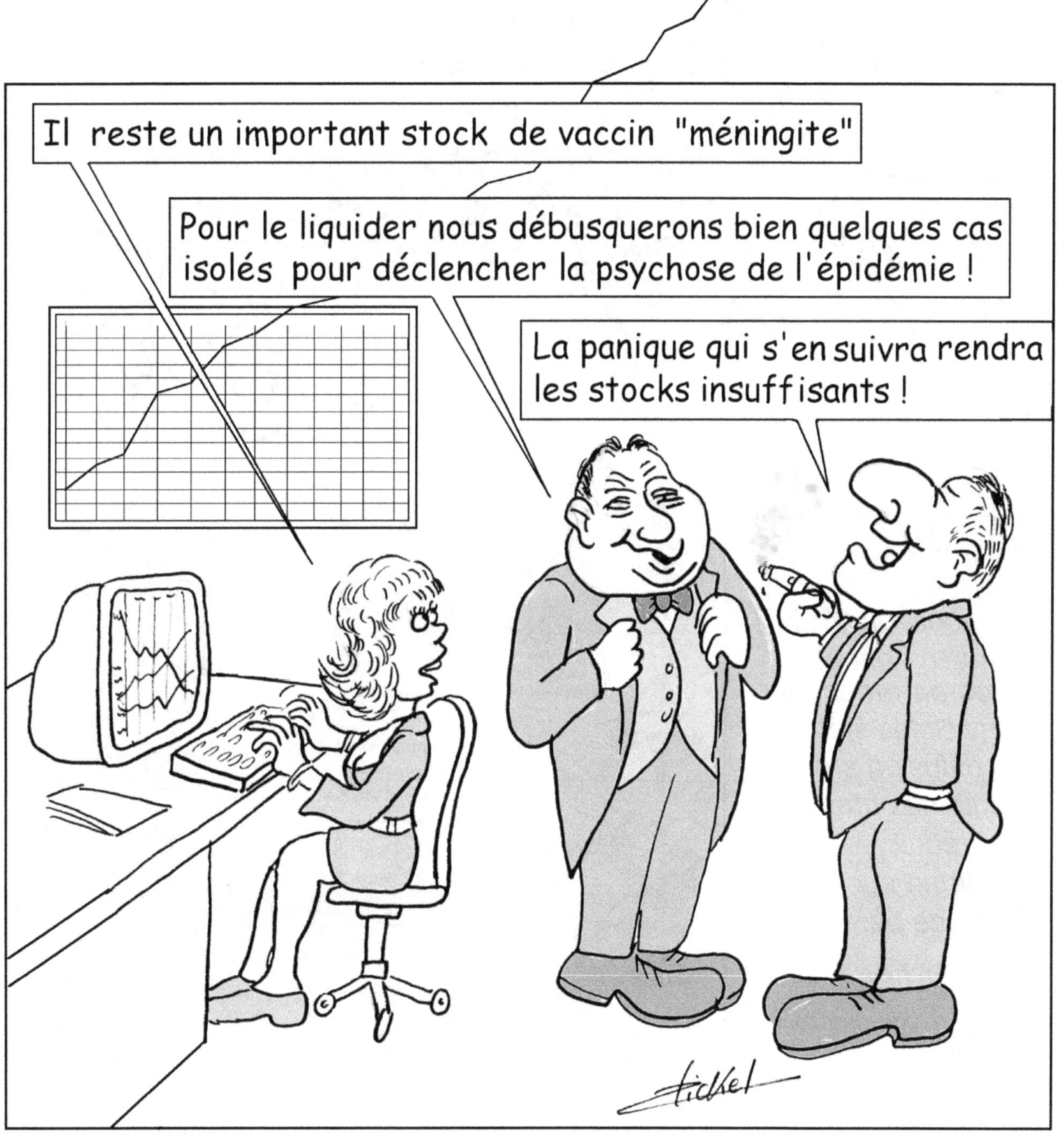

Le drame c'est que les hommes soient aveugles au point de ne plus être accessibles qu'à l'erreur. Et les hôpitaux, les cimetières sont pleins de gens qui ont accepté, avec satisfaction, de se laisser assassiner stupidement par la malveillance de la seule force qu'ils ont cultivée avec soin : la force de leur IGNORANCE.

Dr Jacques Kalmar

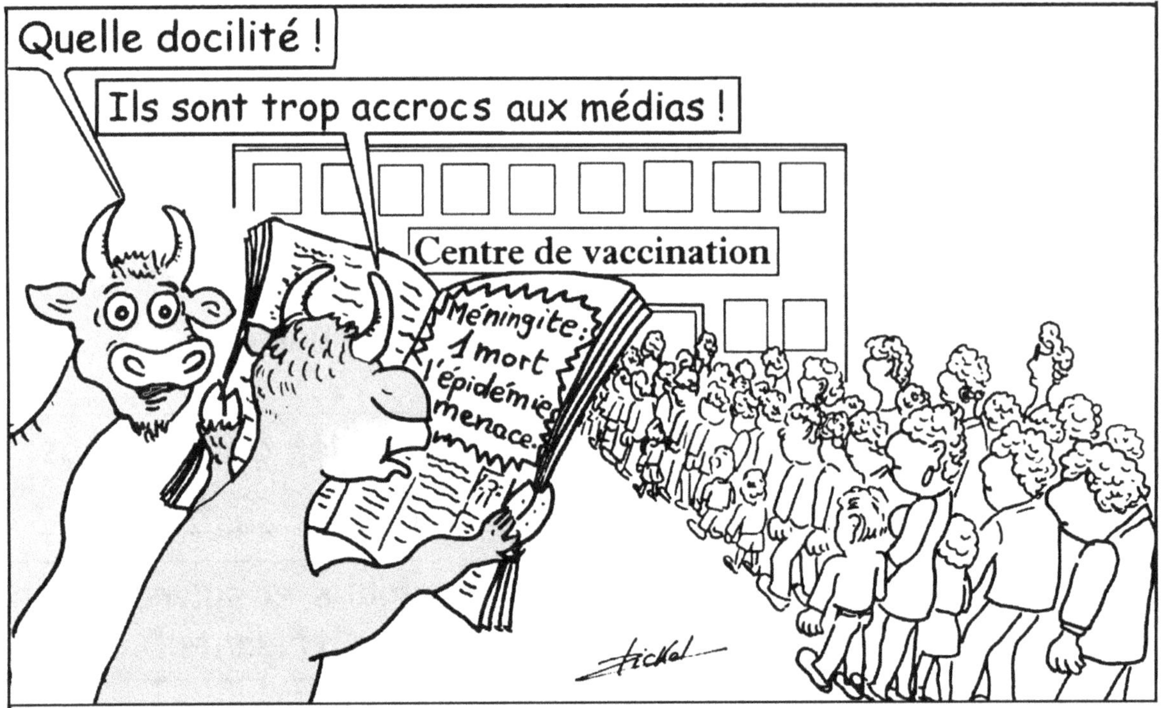

Il est affreux de voir combien d'énormes portions de l'océan humain ont été programmées par d'invisibles stations de diffusion sur une fréquence mentale qui réduit l'homme au statut de perroquet.

Andrew Thomas

(Sur le rivage des mondes infinis)

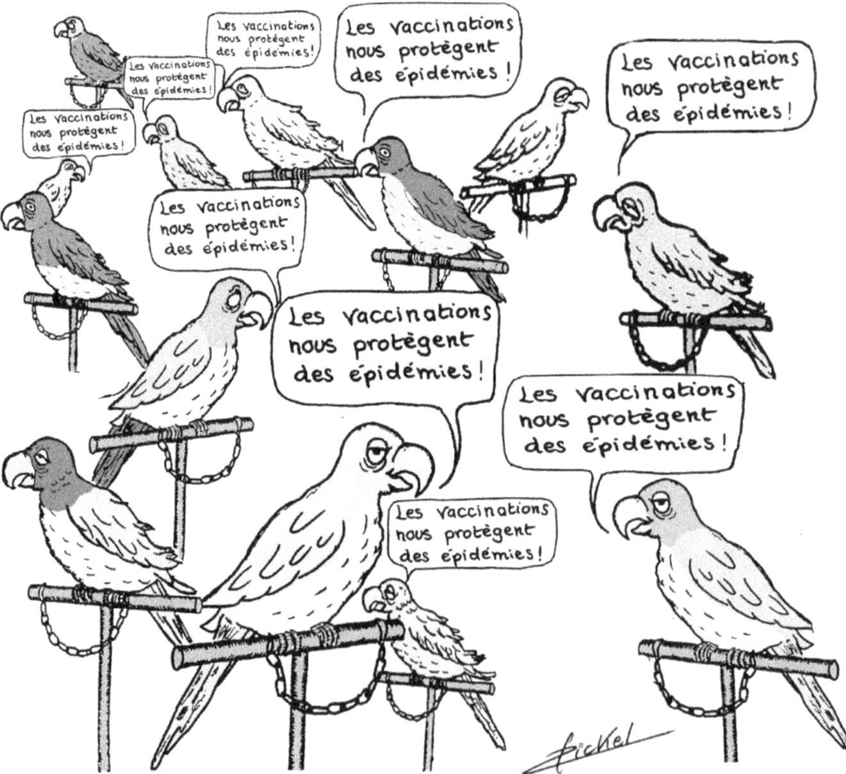

Du viol des consciences au viol physique

Vous n'avez pas le droit d'introduire dans mon corps des substances douteuses sans mon consentement !

Tu y passeras comme tout le monde !
Au viol !!!
? ? ?

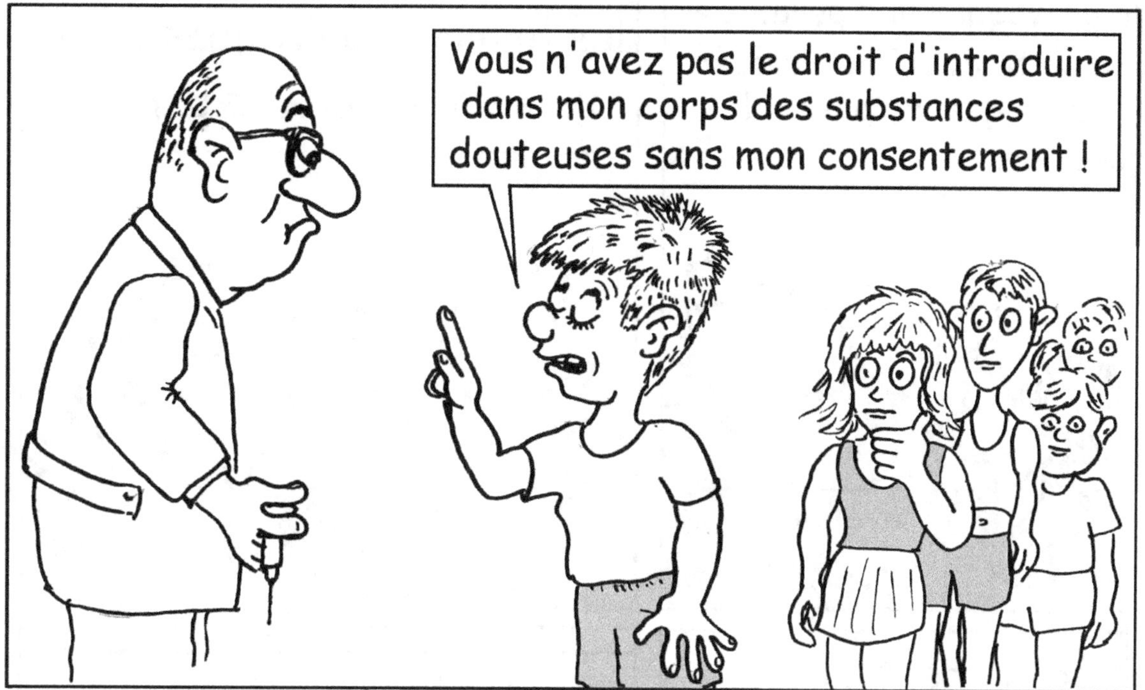

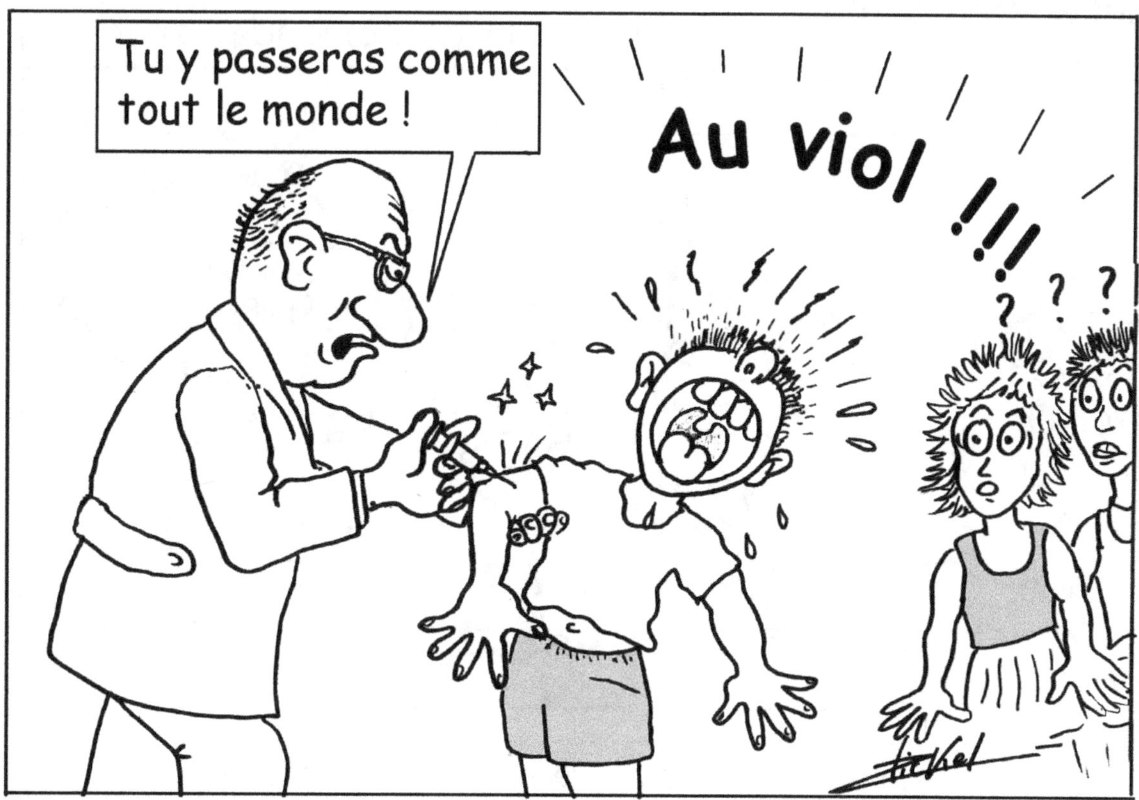

Que la vaccination soit obligatoire ou non obligatoire, vacciner de force, c'est violer, y collaborer est meurtrier.

Dr Guylaine Lanctôt (« La Mafia médicale »)

Quand un vaccin est capable de provoquer une paralysie complète et même de tuer, il y a de quoi se poser des questions !

Pour ce genre de questions les hommes politiques s'en remettent aux experts !

Et ces experts, ils dépendent de qui ? Ils travaillent pour qui ?

Alors là !
Vous m'en demandez trop !

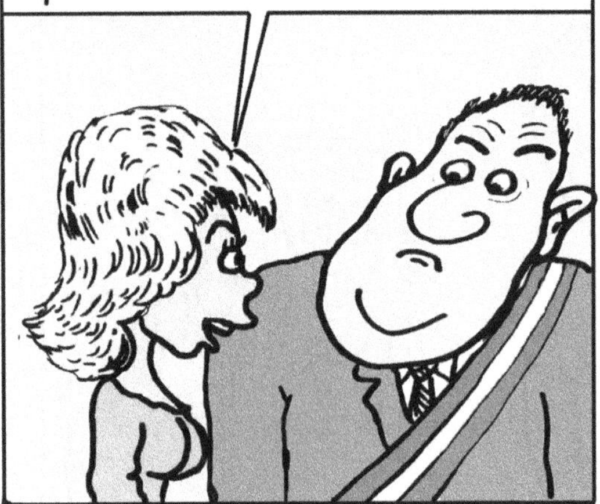

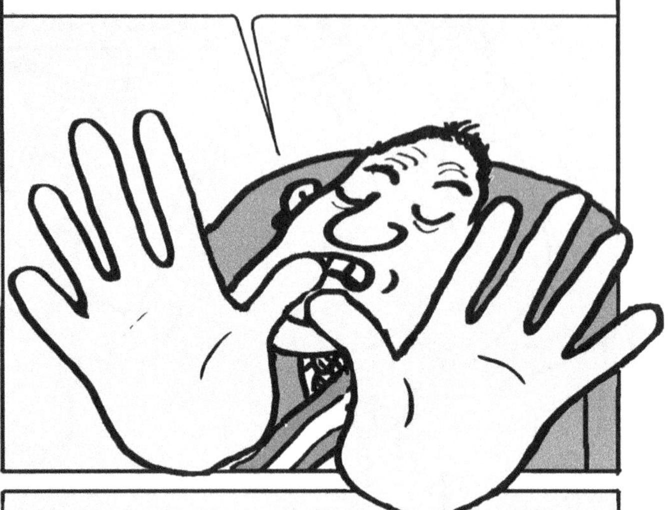

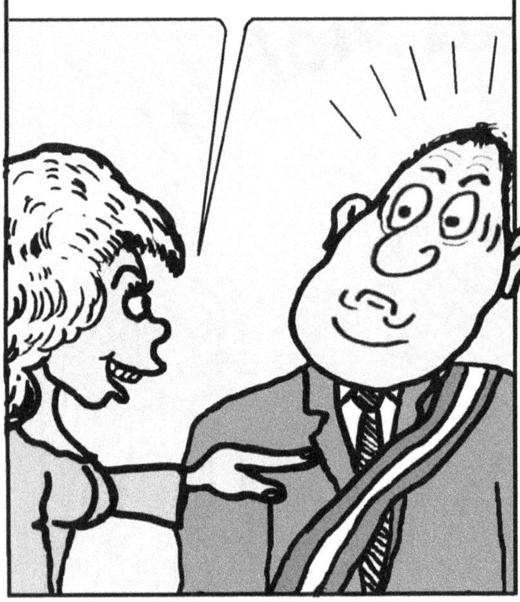

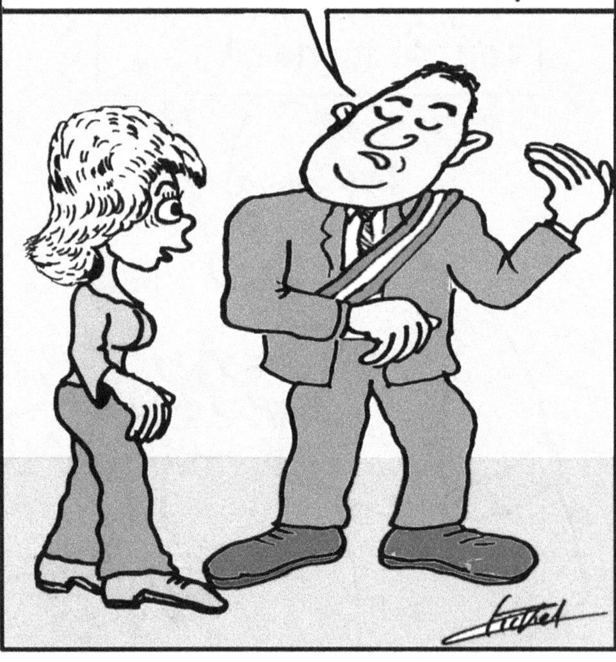

Les hommes politiques sont donc désormais responsables et coupables. Leur culpabilité repose sur le fait qu'ils ont en main toutes les informations sur le système actuel. Ils savent parfaitement que l'expertise fonctionne à sens unique. Ils connaissent la collusion entre les experts et les vendeurs. Ils acceptent cet état de choses. Les dirigeants politiques ont des comptes à rendre.

Dr Jacques Lacaze

Le lancement du B.C.G. est un modèle de gangstérisme économique, une gigantesque et malhonnête opération commerciale. Rien ne manque au scénario : un inventeur farfelu, des expériences de laboratoire truquées, un vernis pseudo-scientifique, des statistiques tronquées, une publicité éhontée, l'appui acheté des mandarins, et, suprême astuce, la gratuité du produit... financé par le contribuable !
Tout cela ne sort pas de l'ordinaire : le public français est habitué aux scandales. Mais ce qui est propre au B.C.G., et qui atteint les sommets du machiavélisme, c'est l'ultime manœuvre, réussie, de coercition diabolique imaginée par les promoteurs, le Conseil de la République, l'obligation vaccinale pour le B. C. G.

Dr Jean Elmiger (« La Médecine retrouvée »)

Il n'y a que la vaccination qui protèèèège ! L'obligation s'impooose !
Il se fait tard.
zzz
Par une manoeuvre intéressée de la part des magnats de l'Institut Pasteur et malgré une opposition d'une partie du corps médical, le BCG a été rendu obligatoire en France en 1950 !

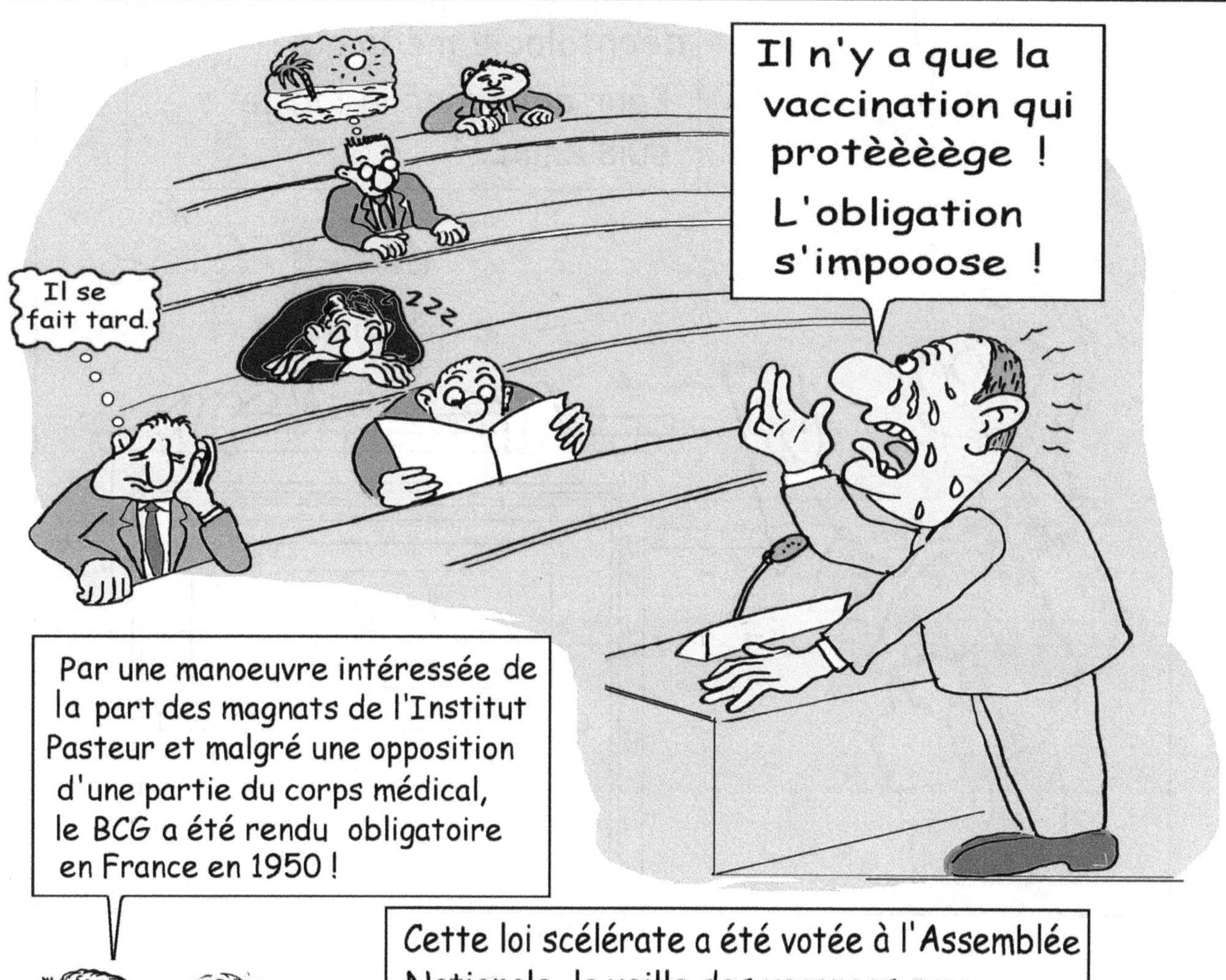

Cette loi scélérate a été votée à l'Assemblée Nationale, la veille des vacances avec seulement dix-sept députés en séance !

Quant au Sénat, son président était le PDG de l'Institut Pasteur !

Ce vaccin désuet et nuisible à la santé restera obligatoire durant 57 années.

Affaire suivante !
Refus de vaccinations obligatoires !
Houlààà !
Je suis contre ces saloperies de vaccins !
Les vaccinations obligatoires sont contraires aux droits de l'homme et même au code de déontologie médicale !
Pour appliquer la loi, je suis emm... !
Juge

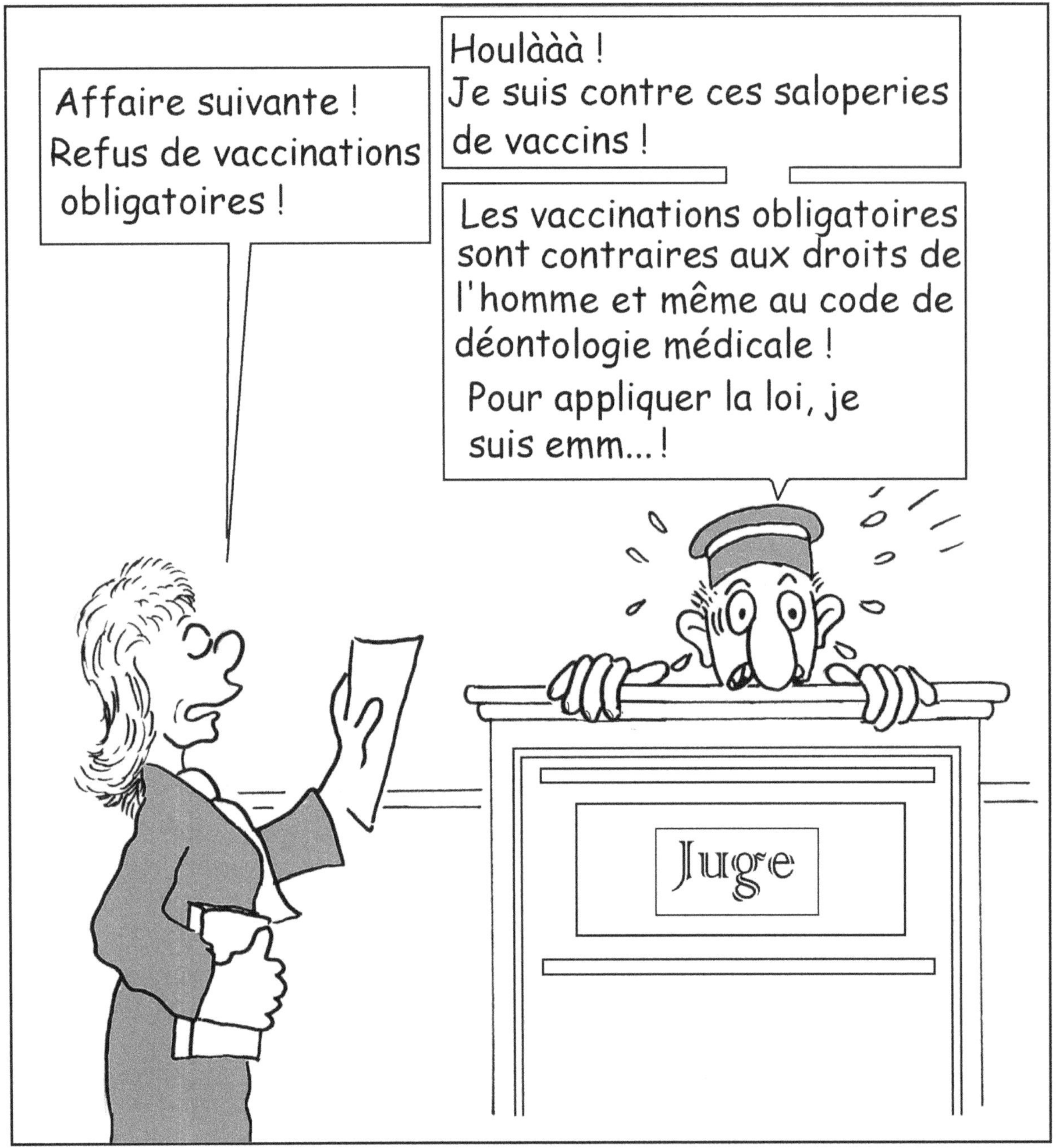

Ce n'est que par une lutte constante et en développant notre solidarité que nous avons des chances de retrouver une liberté que nous ravit impunément, grâce à l'ignorance du public, une dictature médicale qui n'a pas d'équivalent dans le monde.

Me Frédéric Hoffet (avocat au barreau de Strasbourg)

Alors que les vaccinations sont contestées par des scientifiques, la mesure minimale serait de nous laisser le libre choix !
Libre-choix signifie aussi libre-information, or cela n'existe pas !

Sachez que votre émission portant sur les vaccinations ne peut se faire qu'avec des gens qui sont pour !
A la limite, pour donner un peu de vie au débat, mettez un pantin qui fait semblant d'être contre !
ANTENINTOX
Votre tété à la télé
DIRECTION
Ici on ne conteste rien
La soumission ou la porte

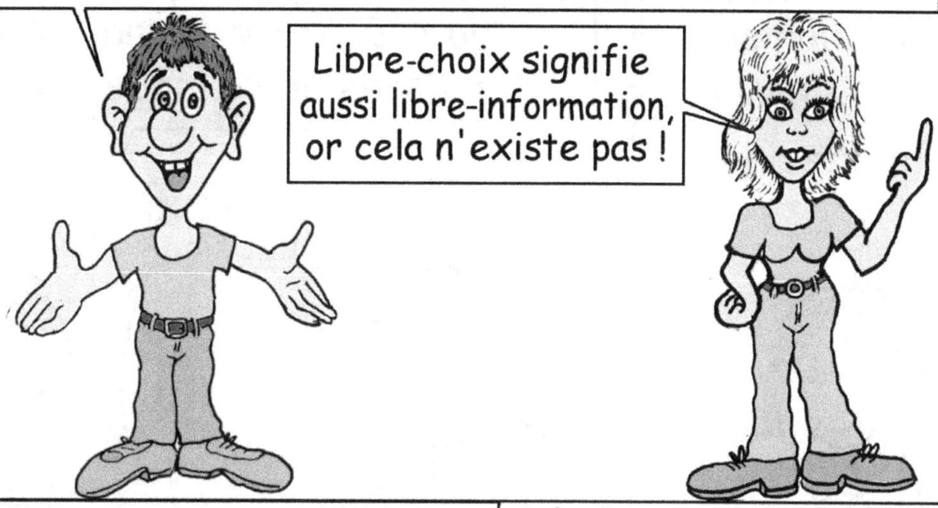

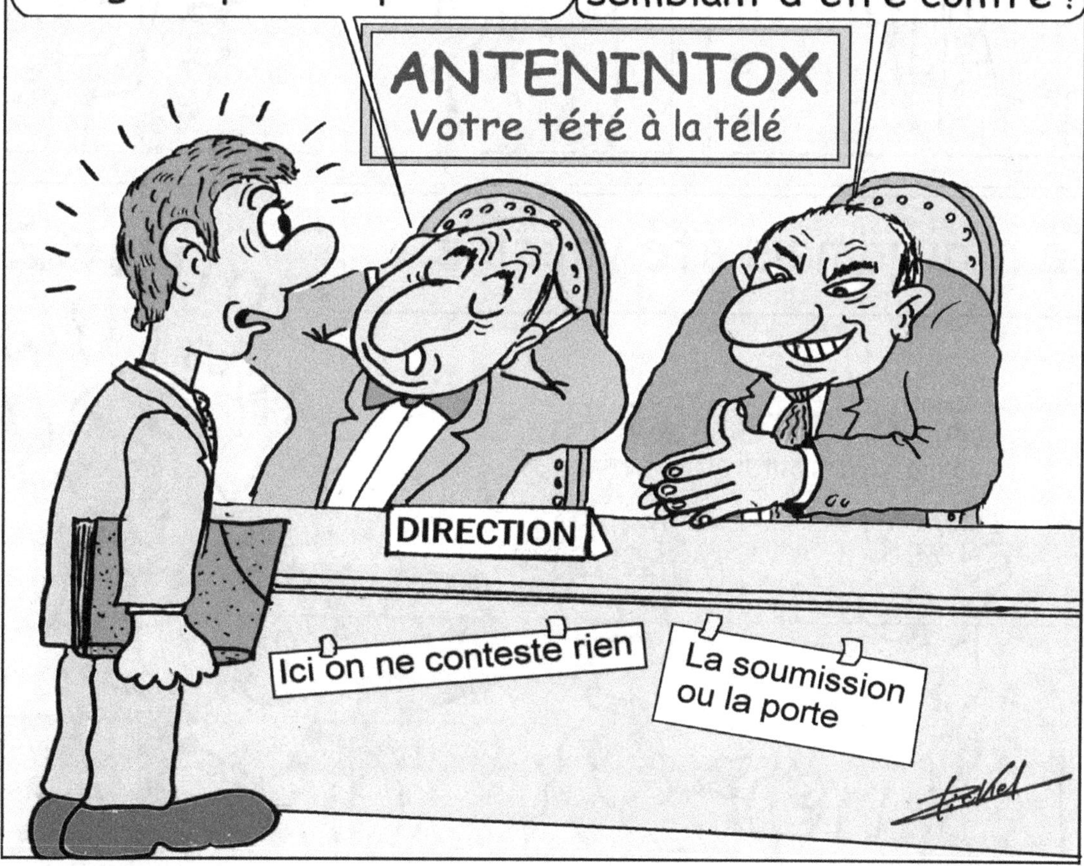

L'opinion actuelle se maintient par la presse, la propagande, les groupements organisés et les moyens financiers et politiques qui sont à sa disposition.

Dr Albert Schweitzer

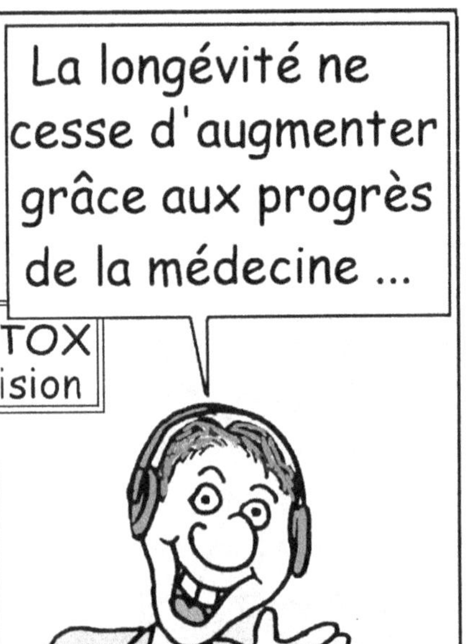
La longévité ne cesse d'augmenter grâce aux progrès de la médecine ...
TOX
ision

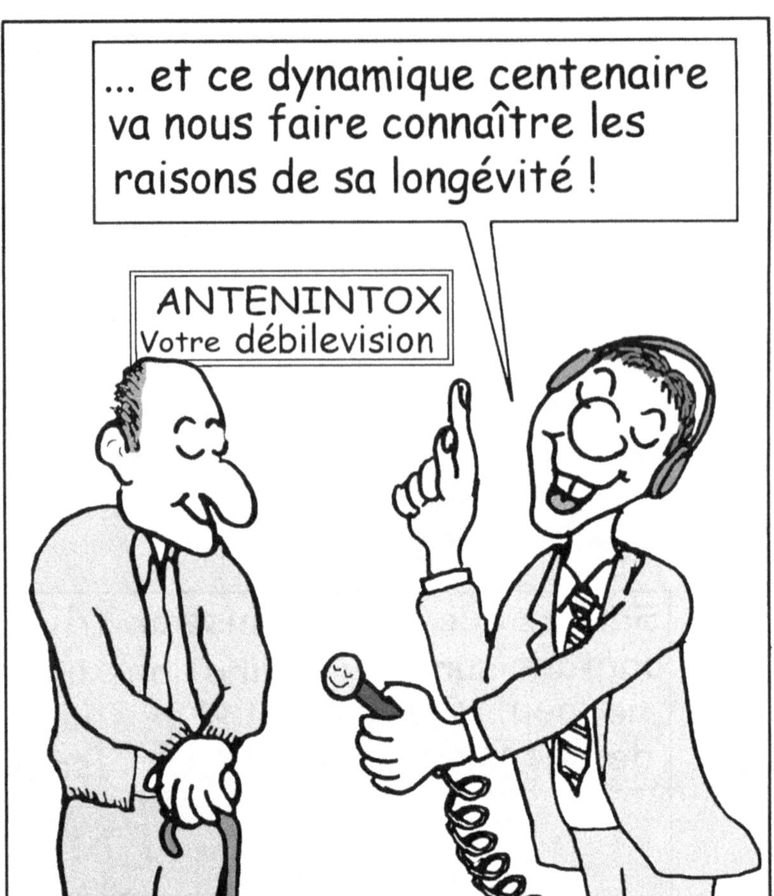
... et ce dynamique centenaire va nous faire connaître les raisons de sa longévité !
ANTENINTOX
Votre débilevision

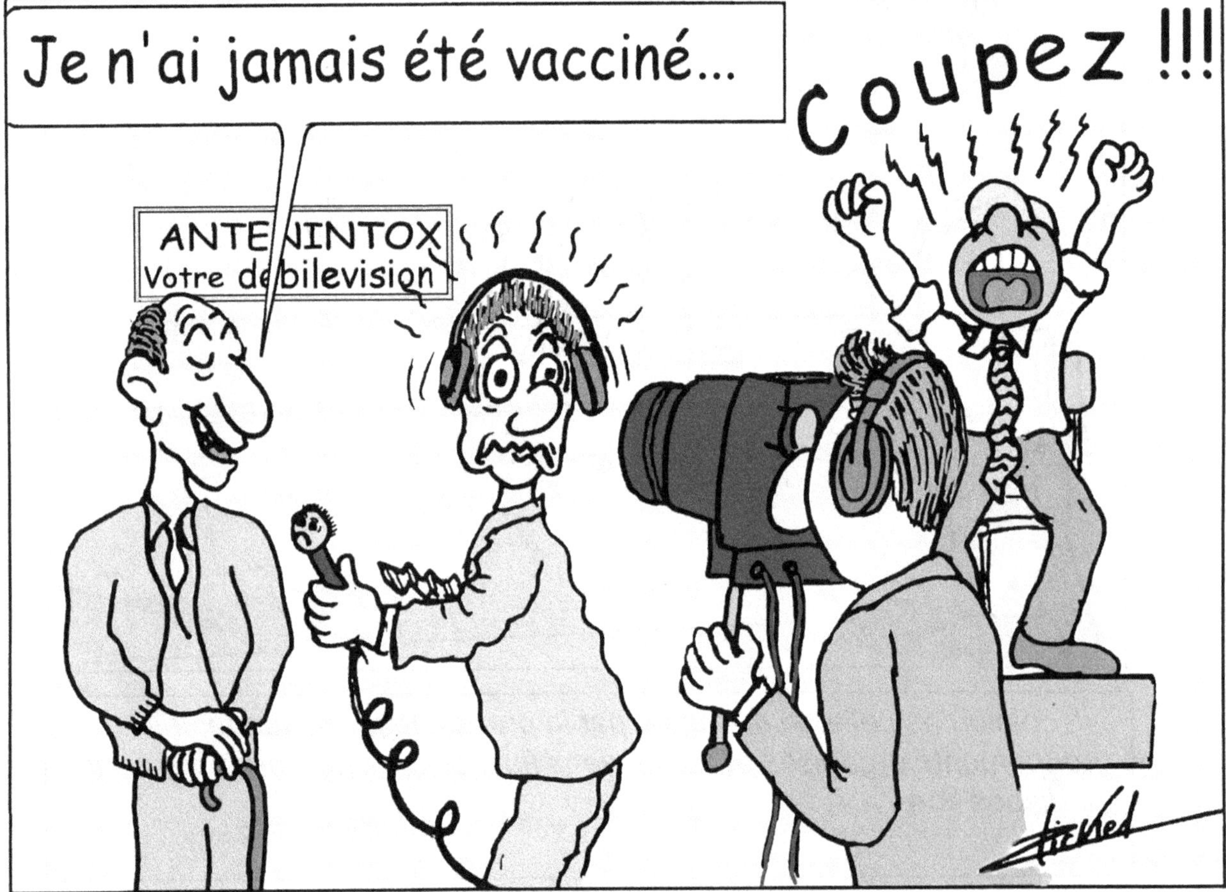
Je n'ai jamais été vacciné...
ANTENINTOX
Votre débilevision
Coupez !!!

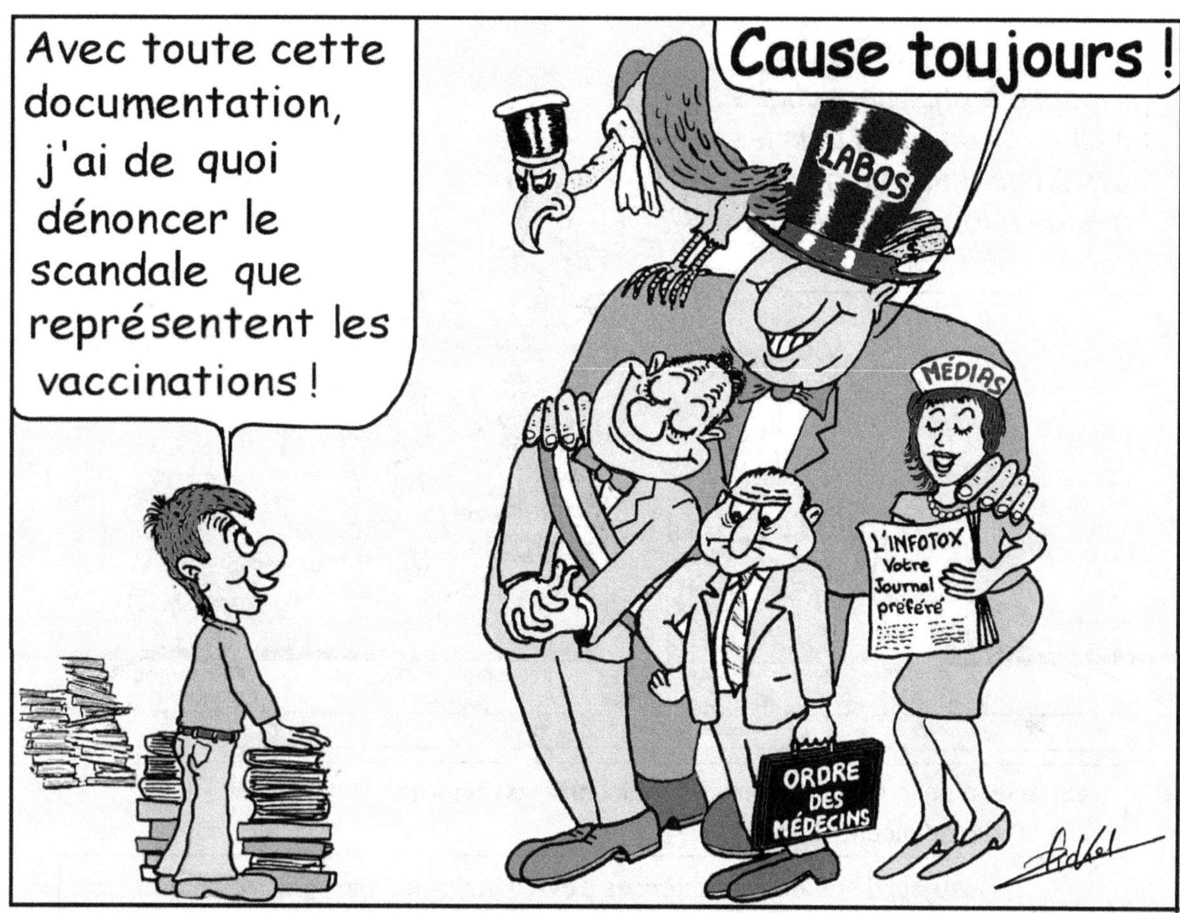
Avec toute cette documentation, j'ai de quoi dénoncer le scandale que représentent les vaccinations !
Cause toujours !
LABOS
MÉDIAS
L'INFOTOX Votre Journal préféré
ORDRE DES MÉDECINS

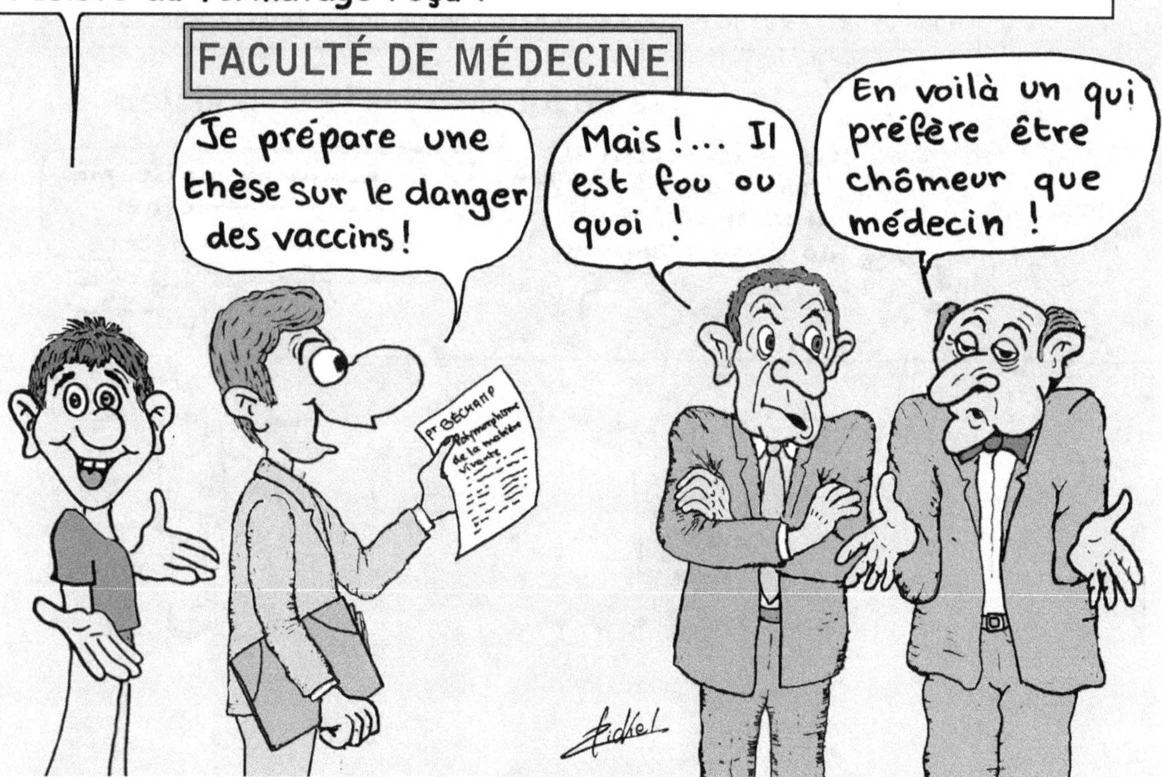
Exceptionnellement, il peut arriver qu'un étudiant en médecine résiste au formatage reçu !
FACULTÉ DE MÉDECINE
Je prépare une thèse sur le danger des vaccins !
Mais !... Il est fou ou quoi !
En voilà un qui préfère être chômeur que médecin !

L'industrie pharmaceutique a infiltré et corrompu tous les systèmes de santé dans le monde à tous les niveaux.
Pr Fernand Turcotte
Médias
Gouvernement
OMS
Ordre des médecins
Experts
Pharmaco-vigilance
A B C D E F G H

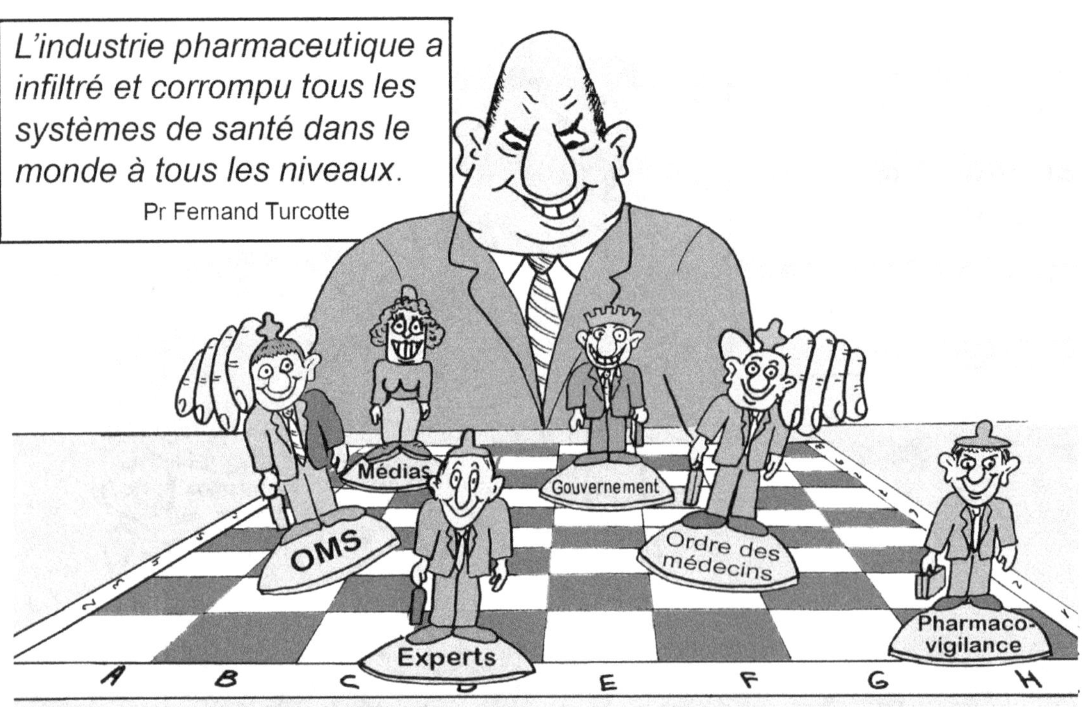

L'expérience que vit actuellement l'humanité est un « jeu » qui mène vers la décadence et la mort.

Aujourd'hui, des consciences s'éveillent, l'information circule en marge des médias. Ceux qui tirent les ficelles pour nous faire danser dans ce bal macabre, ne sont puissants qu'en apparence. Nos choix de vie et la pression populaire feront plier quelques-unes de leurs marionnettes et le reste s'écroulera comme un château de cartes !

Crise de foi chez les vaccinalistes

Les découvertes de l'immunologie moderne démontrent l'absurdité du dogme vaccinal !

Après avoir passé ma carrière à vacciner, c'est dur à admettre !

VACCINATOR n'a jamais tort

Libre chercheur

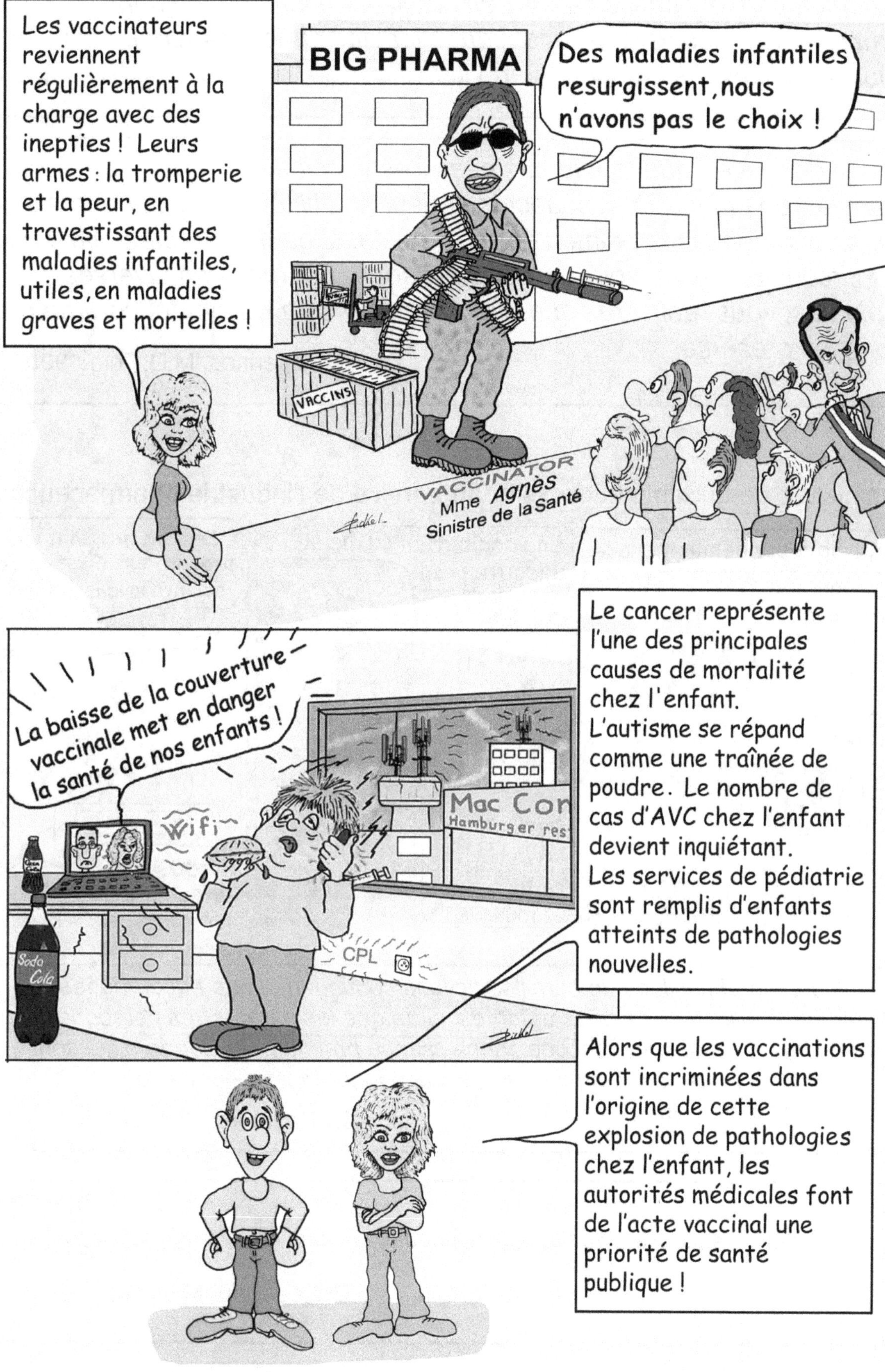
Les vaccinateurs reviennent régulièrement à la charge avec des inepties ! Leurs armes : la tromperie et la peur, en travestissant des maladies infantiles, utiles, en maladies graves et mortelles !
BIG PHARMA
Des maladies infantiles resurgissent, nous n'avons pas le choix !
VACCINS
VACCINATOR
Mme Agnès
Sinistre de la Santé
La baisse de la couverture vaccinale met en danger la santé de nos enfants !
Wifi
Mac Con
Hamburger res
CPL
Soda Cola
Le cancer représente l'une des principales causes de mortalité chez l'enfant. L'autisme se répand comme une traînée de poudre. Le nombre de cas d'AVC chez l'enfant devient inquiétant. Les services de pédiatrie sont remplis d'enfants atteints de pathologies nouvelles.
Alors que les vaccinations sont incriminées dans l'origine de cette explosion de pathologies chez l'enfant, les autorités médicales font de l'acte vaccinal une priorité de santé publique !

Le microbe n'est pas la cause de la maladie. Nous ne devrions pas être emportés par ces rêves allopathiques inactifs et des imaginations vaines, mais nous devons corriger l'Élan vital.

Dr James Tyler Kent

J'ai découvert que tout le business des vaccins était en fait un énorme canular. La plupart des médecins croient à l'utilité des vaccins, mais si vous vous donnez la peine d'étudier les statistiques correctes, ainsi que les circonstances au cours desquelles sont apparues les diverses maladies, vous réaliserez que les choses ne sont nullement comme on nous les présente.

Dr A. Kalokerinos, M.D., juin 1995

Nos ministres de la Santé successifs au service de l'industrie pharmaceutique

Une terrible pandémie menace !
94 millions de doses pour une pandémie bidon !
ROSY
Roselyne BACHELOT
La vaccination, ça ne se discute pas !
MST
Marisol TOURAINE
Les vaccins sont un produit sûr. C'est un fait scientifique avéré !
Vaccins !
Vaccins !
Vaccins !
Vaccins !
Agnès BUZYN
Hou, les menteuses !

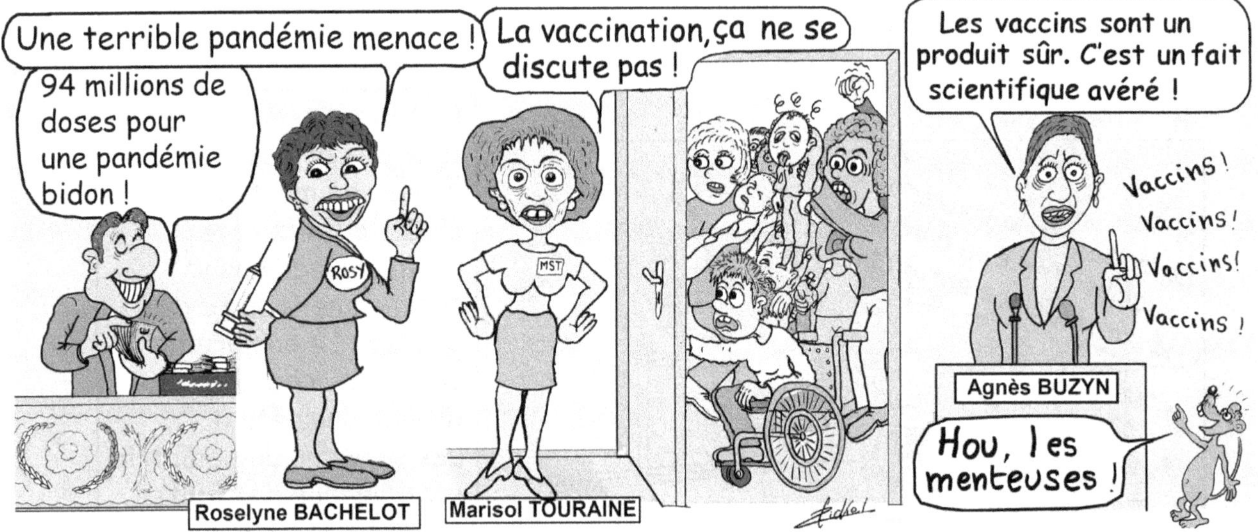

Il est répréhensible que pareilles actions continuent d'être encouragées ou rendues obligatoires par les autorités, alors que les parents, les personnels de santé ne possèdent aucune connaissance pratique des dangers qui sont pourtant connus et que prévaut encore une ignorance générale des conséquences à long terme.

Dr Raymond Obomsawin

L'hystérie vaccinale actuelle pourrait déclencher un cauchemar totalitaire.

Dr Lee Hieb, M.D.

Alors que le dogme vaccinal est de plus en plus contesté par un nombre croissant de scientifiques, une pression pour imposer des vaccinations de masse s'intensifie un peu partout dans le monde ! En 2017/2018, l'Italie et la France deviennent championnes dans le domaine des vaccinations obligatoires.

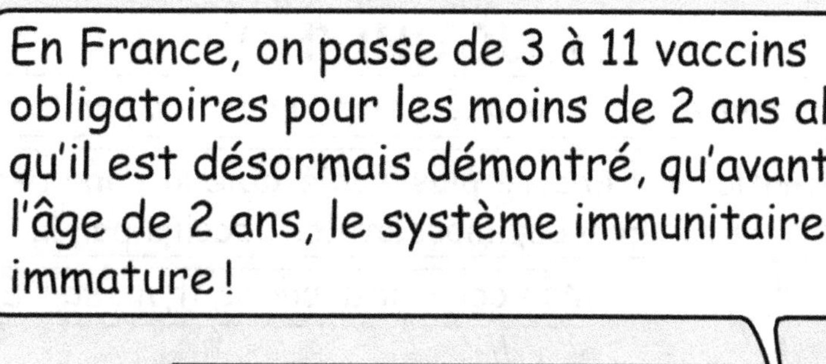

Comme d'habitude, c'est par des mensonges éhontés que le Premier ministre et le ministre de la Santé justifient ces obligations.

11 vaccins

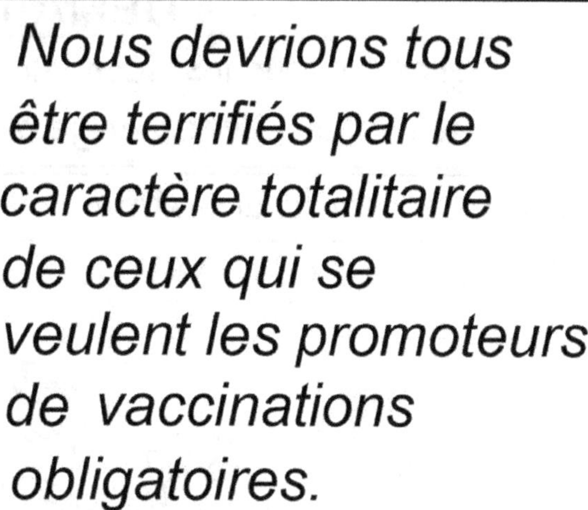

Il s'agit probablement de la découverte la plus importante qui ait jamais été réalisée au cours de toute l'histoire de la médecine si l'on considère l'énorme épidémie silencieuse que nous avons créée avec ces vaccinations « passe-partout » qui constituent l'acte le plus odieux qui ait jamais été perpétré au cours de l'histoire, et que nous avons fait pour le profit.

Dr Andrew Moulden

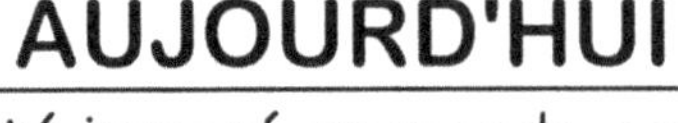

Cet acte barbare a été imposé au monde entier par le mensonge.

La situation est encore plus intolérable lorsque certains pays, notamment la France, imposent les vaccins par la loi.

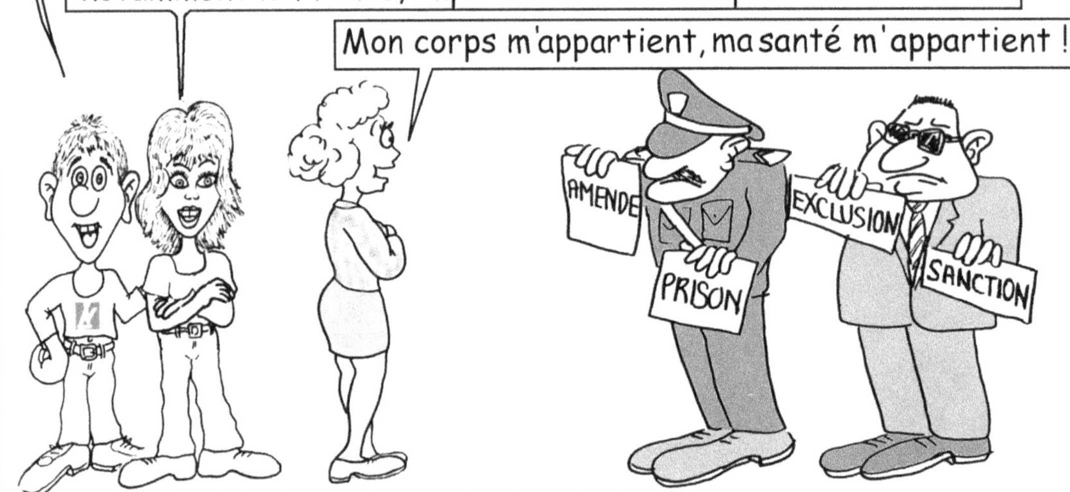

DEMAIN

Le plus gros de tous les scandales éclatera lorsque nous aurons fait tomber le mur du silence érigé autour des vaccinations !

Vous êtes en état d'arrestation pour crime contre l'humanité !

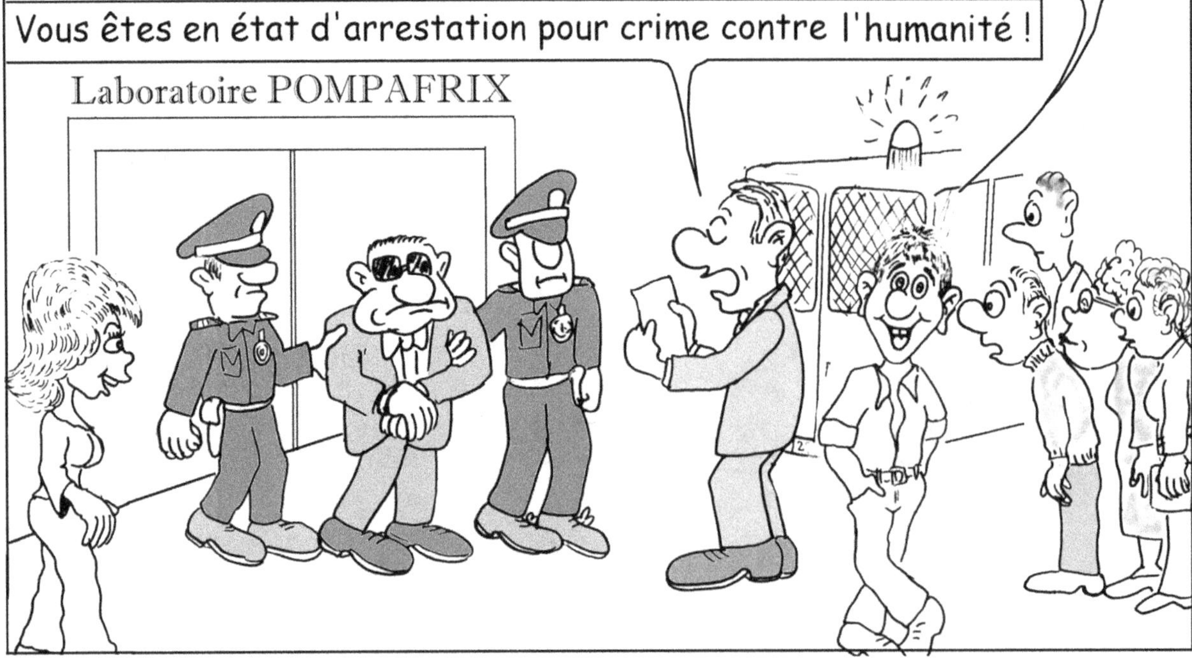

Donc, selon vous, il est mort avant d'avoir été atteint par la seringue !
Ben oui ! Sinon il ne serait pas mort !
Labos Pharmaceu-fric

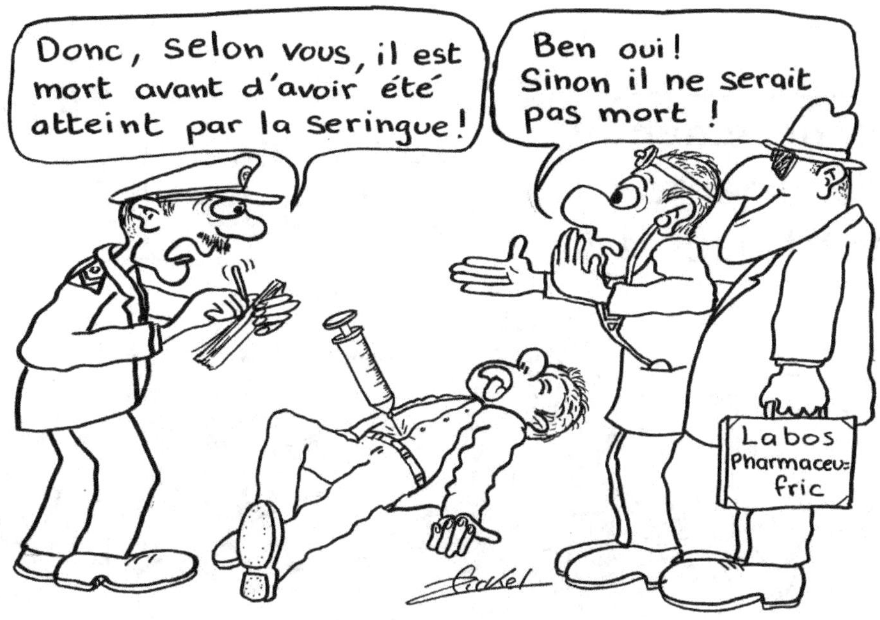

Il est plus facile de tromper les gens que de les convaincre qu'ils ont été trompés.

Mark Twain

Ce n'est pas l'incrédulité qui est dangereuse dans notre société, c'est la croyance.

George Bernard Shaw

Mafia pharmaceu fric

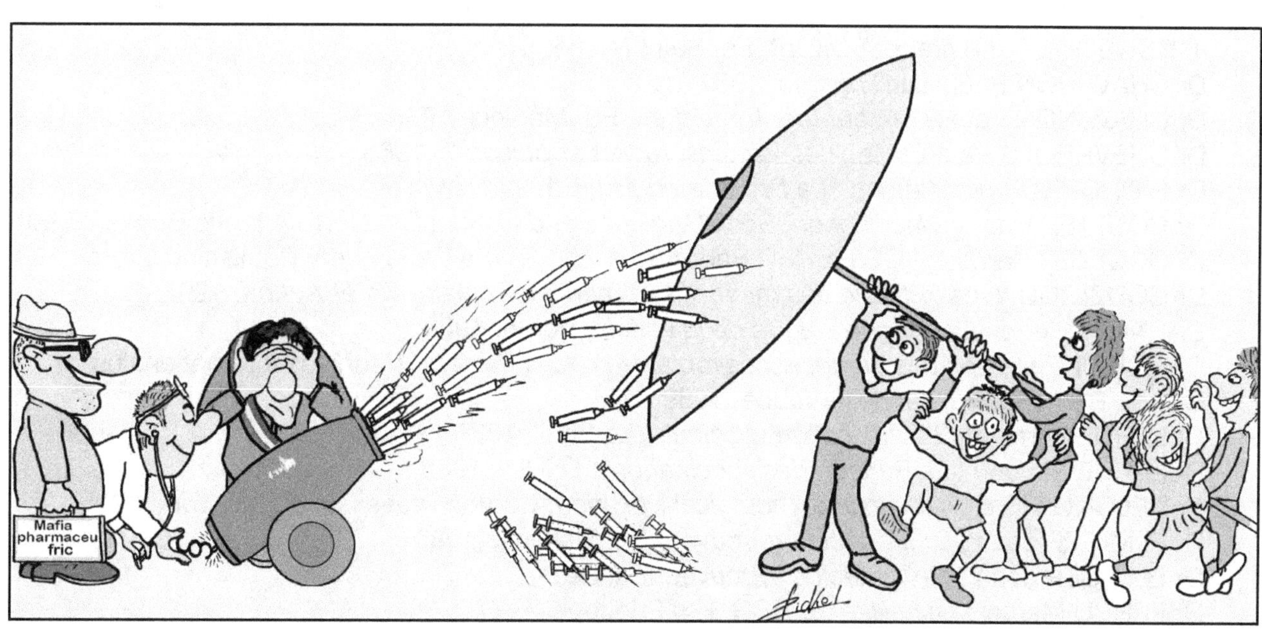

Bibliographie

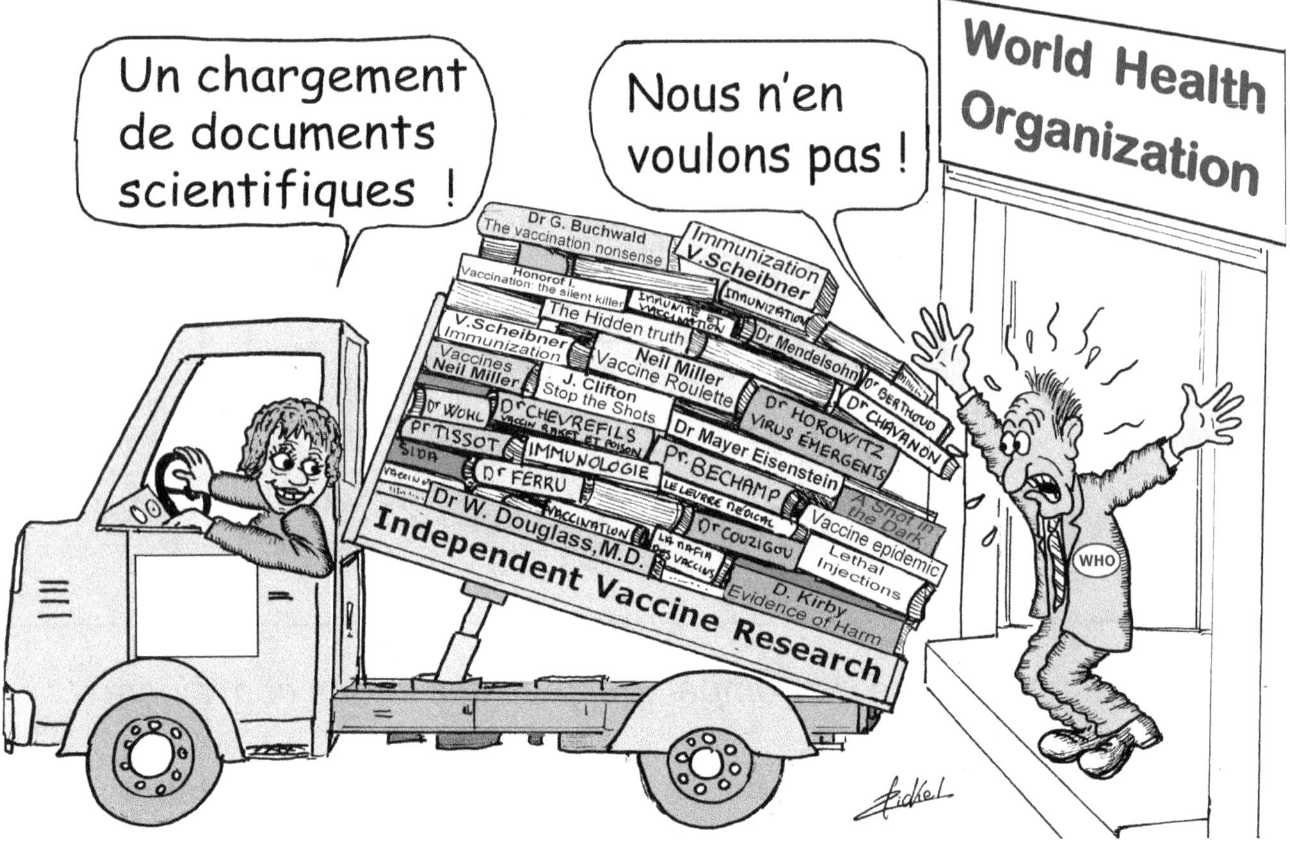

Dr ANCELET Eric : *Pour en finir avec Pasteur, un siècle de mystification scientifique*, Éd. Marco Pietteur, 1998
Pr BECHAMP Antoine : *Les Microzymas*
Dr BENSAID Norbert : *La Lumière médicale*, Le Seuil, 1981
Dr BERTHOUD Françoise : *Mon enfant et les vaccins*, Éd. Vivez Soleil, 1994
BICKEL René : *Le Malade enchaîné*
BICKEL René : *Les Chemins de la souveraineté individuelle*
Dr G. BUCHWALD, ALIS : *Vaccination, le marché de l'angoisse*
Dr De BROUWER Louis : *Vaccinations : erreur médicale du siècle*, Éd. Louise Courteau
J. BOUSQUET : *Au cœur du vivant*, Éd. Saint Michel
Dr CHAVANON Paul : *La Diphtérie*, 1932
Dr CHAVANON Paul : *On peut tuer ton enfant*, Éd. Médicis, 1938
Dr CHEVREFILS Paul-Émile : *Les Vaccins, racket et poison ?*, 1965
Dr F. CHOFFAT Vaccinations : *Le Droit de choisir*, Éd. Jouvence
Dr COULTER Harris : *Vaccination, Social Violence and Criminality*, North Atlantic Books, 1990
Dr COULTER Harris et LOE FISHER Barbara : *A Shot in the Dark*, Avery Publishing Group, 1991
Dr COUZIGOU Yves : *Phobie des microbes et manie vaccinale*, *Vie et Action*, 1992
DARMON Pierre : *La Longue Traque de la variole*, Perrin, 1986
DECOURT Philippe : *Les Vérités indésirables – Le Cas Pasteur*, (Archives internationales Claude Bernard), Éd. La Vieille Taupe, 1989
DELARUE Fernand : *L'Intoxication vaccinale*, Le Seuil, 1977
DELARUE Simone : *La Rançon des vaccinations*, LNPLV, 1988
Pr DELONG : *Live Viral Vaccine, Biological Pollution*, Cartlon Press Corp, New York, 1996
Dr ELMIGER Jean : *La Médecine retrouvée,* Éd. Maloines,1985
Dr ELMIGER Jean : *La Médecine retrouvée*, Éd. Léa
Dr FERRU Marcel : *La Faillite du BCG*, Éd. Princeps, 1977

GEORGET Michel : *Vaccinations : Les vérités indésirables*, Dangles, 2002
Pr GRIGORAKI Léon : *Tuberculose et vaccin B.C.G.*
JOET Françoise : *Tétanos : le mirage de la vaccination*, Alis, 1998
JOET Françoise et BERNARD Claude : *Hépatites : les vaccins catastrophes*, Alis, 1996
M° JOSEPH Jean Pierre : *Vaccins, mais alors, on nous aurait menti ?*, Éd. Vivez Soleil
Dr KALMAR Jacques : *Immunologie et vaccinations*, Éd. Les Bardes, 1972
Colette LEICK-WELTER, Ph.D, AEGIS : *La mort subite du nourrisson*, AEGIS
Dr LANCTOT Guylaine : *La Mafia médicale*, Éd. Voici la Clef
Dr LANCTOT Guylaine et SCHAFER Joachim : *Le Procès de la mafia médicale*, Voici la Clef
LANGLET Roger et TOPUZ Bernard : *Des lobbies contre la santé*, Éd. Syros, 1998
LOIR Adrien : *À l'ombre de Pasteur, souvenirs personnels*, Éd. Le Mouvement sanitaire, 1938
MACHELARD Yves : *Vacciner ou ne pas vacciner votre enfant*, Éd. Harmonie et Santé
Dr MENDELSOHN Robert : *Des enfants sains, même sans médecin*, Éd. Vivez Soleil
MILLER Neil : *Immunization, Theory Versus Reality*, New Atlantean press, 1996
NONCLERCQ Marie : *Antoine Béchamp, l'homme et le savant*, Maloine, 1982
Dr PILETTE Jean : *Nous te protègerons ! Vaccin Polio*, Éd. Marco Pietteur, 2001
Dr PILETTE Jean : *La poliomyélite, quel vaccin ? Quel risque ?* Éd. de l'Aronde
QUENTIN Marie-Thérèse : *Les Vaccinations, prévention ou agression*, Éd. Vivez Soleil, 1995
RADER Serge, MONTANARI Stefano, GATTI Antonietta : *Vaccins, oui ou non ?*, Talma Studios
Pr ROITT : *Immunologie fondamentale et appliquée*, Éd. Medsi, 1989
Dr SCHALLER Christian : *Vaccins, un génocide planétaire ?*, Éd. Testez
SCHEIBNER Viera : *Vaccination*, Australian Print Group, Maryborough
Dr SCOHY Alain : *Les Dessous des vaccinations*, Éd. Cheminement
SIMON Sylvie : *Vaccination, l'overdose*, Éd. Déjà, 1999
SIMON Sylvie : *La Dictature médico-scientifique*, Ed. Filipacchi
SIMON Sylvie, Dr VERCOUTÈRE Marc : *Hépatite B, les coulisses d'un scandale*, Éd. Marco Pietteur, 2001
SIMON Sylvie : *Vaccins, mensonges et propagande*, Éd. Thierry Souccar
Pr TISSOT Jules : *Constitution des organismes animaux et végétaux, causes des maladies qui les atteignent*, 3 volumes, Éd. du Laboratoire de Physiologie Générale, Paris
Pr TISSOT Jules : *La Catastrophe des vaccinations obligatoires*, Éd. de l'Ouest, 1950
VIE ET ACTION : *Le Pasteurisme dépassé : Béchamp et Tissot contre Pasteur*, n° 32.

Vous êtes le seul survivant de cette planète ?
Ouais ! ... Ils ont oublié de me Vacciner !

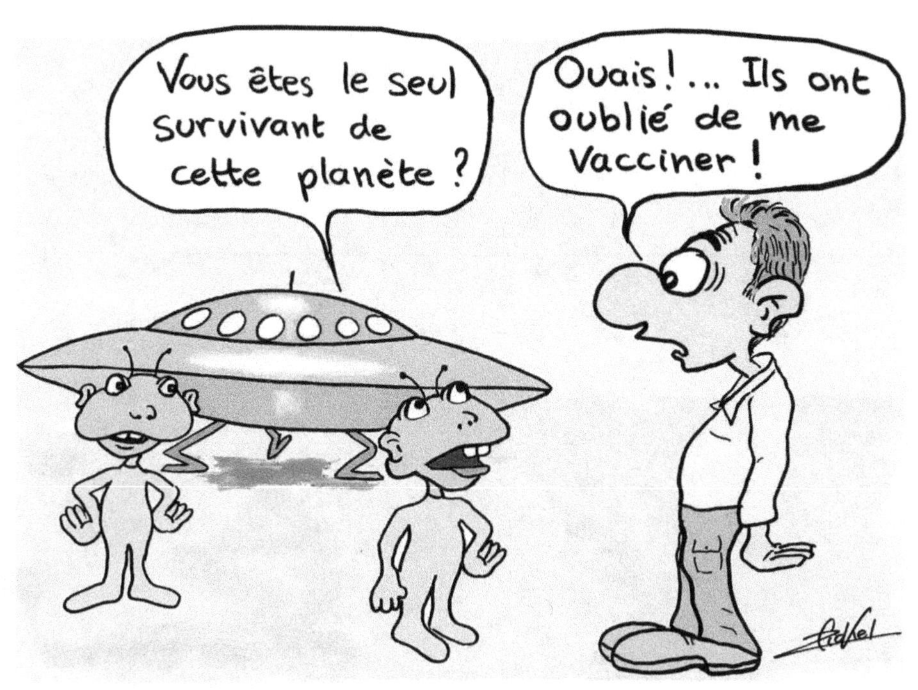

www.ingramcontent.com/pod-product-compliance
Lightning Source LLC
LaVergne TN
LVHW080958230826
846092LV00006B/1060
9791096132553